不整脈治療の
The Basics
臨床に役立つ電気生理学

監訳

山下 武志　(財)心臓血管研究所常務理事・研究本部長
野上 昭彦　横浜労災病院不整脈科 部長
髙橋 良英　横須賀共済病院循環器センター内科 医長

Electrophysiology
The Basics
A Companion Guide for the Cardiology
Fellow During the EP Rotation

Jonathan S. Steinberg, MD
Chief, Division of Cardiology
Al-Sabah Endowed Director of the Arrhythmia Institute
St. Luke's and Roosevelt Hospitals
Professor of Medicine
Columbia University College of Physicians and Surgeons
New York, New York

Suneet Mittal, MD
Director, Electrophysiology Laboratory
St. Luke's and Roosevelt Hospitals
Assosiate Professor of Medicine
Columbia University College of Physicians and Surgeons
New York, New York

メディカル・サイエンス・インターナショナル

Alice, Rachel, そして Josh へ
君たちの助力と励ましに感謝する
\-\-\-JSS

妻 Deepti, そして娘 Sonia と Priya へ
君たちの忍耐と励ましに感謝する
\-\-\-SM

Authorized translation of the original English edition,
"Electrophysiology : The Basics
 A Companion Guide for the Cardiology Fellow during the EP Rotation"
First edition
by Jonathan S. Steinberg MD, Suneet Mittal MD

Copyright © 2010 by Lippincott Williams & Wilkins
All rights reserved.

This translation is published by arrangement with
Lippincott Williams & Wilkins/Wolters Kluwer Health Inc.,
530 Walnut Street,
Philadelphia, PA 19106 U.S.A.
Lippincott Williams & Wilkins/Wolters Kluwer Health did not
participate in the translation of this title.

© First Japanese Edition 2011 by Medical Sciences International,
Ltd., Tokyo

Printed and bound in Japan

監訳者序文

　現在，循環器病学は，冠動脈疾患，心不全，不整脈という各専門領域複合体の様相を呈している。科学技術の進歩が各分野の一層の専門化を促した結果であり，時代の流れとして当然であろう。このなかで，もっともいかめしい名前をもち，取っつきようがなく感じられるのが，不整脈を対象とする「臨床電気生理学」かもしれない。臨床電気生理学には伝統がある。かつては座学として，また理論を重視する学問として発展してきた。これは，数多くのこれまでの教科書を紐解くと実感できるはずである。しかし，ここ10年の間にこの臨床電気生理学はこれまでとは形の違うものに大きく変貌した。それは実学として，あるいは現実を重視する医療への変化である。

　実はこのような変化は，臨床電気生理学の勉強を難しくさせてしまう。ある年齢以上の専門家はこのような変化を体感しながら on the job training で学んできたので，抵抗感が少ない。少しずつ新しい知識が加えられるという形をとり，実際には時間をかけて学ぶことができたからである。しかし，これから学ぼうという若手医師にとって，これまでの歴史ある学問をそのままの形で吸収することには大きな困難感が伴うはずである。さらにややこしいことに，不整脈のなかにも専門性が育ってきた。例えば，カテーテルアブレーションとデバイス——これらは異なるものとして発展しつつあり，両者でそれぞれ知識の標準的レベルがどこにあるのかがわかりにくくなってきた。

　そのようななか，本書はまさにこの困難感を一掃しようという意気込みが結集したものである。それは目次をみればわかると思う。これまでの臨床電気生理学に関する書物の目次とは大きく異なる。病棟で，あるいは外来で不整脈治療を行う観点から臨床電気生理学がまとめられている。スタート地点からゴールまでの距離が短く感じられることと思う。

　時代は専門家を求めている。この不整脈の分野でも近々「不整脈専門医」ともいうべき資格試験が予定されている。本書の特徴は，このような不整脈の専門家をめざす若手医師に，この不整脈という領域での標準的なレベルを呈示していることである。このことは，不整脈を専門とする者ばかりでなく，循環器内科で学ぶ前期・後期研修医にとっても，臨床電気生理学とは何か，不整脈の標準的な治療とは何かを身近に感じさせてくれることと思う。本書はそのような意味でまさに画期的な教科書である。不整脈に関心のあるすべての方々に役立つことを監訳者として願っている。

　　　　　　　　　　　　　　　　　　　　山下 武志，野上 昭彦，髙橋 良英

監訳者・訳者一覧

■監訳

山下　武志	(財)心臓血管研究所 常務理事・研究本部長
野上　昭彦	横浜労災病院不整脈科 部長
髙橋　良英	横須賀共済病院循環器センター内科 医長

■訳

里見　和浩	国立循環器病研究センター心臓血管内科部門不整脈科 医長　1, 9章
林　明聡	日本医科大学内科学講座循環器部門 助教　2章
髙橋　良英	横須賀共済病院循環器センター内科 医長　3章
副島　京子	川崎市立多摩病院循環器科 講師　4章
荻ノ沢泰司	産業医科大学第二内科 講師　5章
熊谷　浩司	群馬県立心臓血管センター循環器内科 第4部長　6章
山田　功	アラバマ大学バーミンガム校心血管病科 特任教授　7章
山﨑　浩	筑波大学大学院人間総合科学研究科循環器内科　8章
夛田　浩	筑波大学大学院人間総合科学研究科循環器内科 准教授　8章
横山　泰廣	国立病院機構災害医療センター循環器内科　10章
阿部　敦子	杏林大学第二内科学不整脈センター　11章
池田　隆徳	東邦大学医療センター大森病院循環器内科 教授　11章
石川　利之	横浜市立大学附属病院 循環器内科 准教授　12章
野上　昭彦	横浜労災病院不整脈科 部長　13章
増田　慶太	聖路加国際病院循環器内科　14章
渡部　裕	新潟大学第一内科 助教　15章

原著序文

　心臓電気生理学は，循環器診療のなかでも，高度に特殊化された複雑な領域である。そのため，標準的な循環器研修に加えてさらに 2 年間の集中的なトレーニングがしばしば必要となる。理由としては，複雑な電気生理学を解釈すること，デバイス植込みやカテーテルアブレーションに必要なスキルを習得すること，様々な不整脈に対する治療適応に精通する必要があること，などが挙げられる。心臓電気生理学はこのような膨大な知識とスキルを必要とするため，循環器研修医が電気生理を学ぶ際のゴールは，実際にはそれほど高いものではないのだが，とても困難なものと思われている。循環器研修医に必要なものは，不整脈の機序や臨床的病像の基礎的な理解，どのような患者がデバイス治療やカテーテルアブレーションに適するか，そしてなぜ適しているかを知ること，そして電気生理専門医のアドバイスを理解する能力である。現在の米国のトレーニング・ガイドラインでは電気生理を研修する期間はたった 2 カ月と定められていることもあり，循環器研修医の平易なゴールでさえ到達することは極めて困難な状況となっている。さらに，これまでの電気生理のテキストは，電気生理をはじめて学ぶ者や電気生理学を専攻するつもりのない者にとっては，極めて難解である。そこで，我々はとりわけこのような苦境に直面している循環器研修医，一般循環器もしくは循環器の電気生理以外の分野を専攻する若手医師に適した内容のテキストを作成した。トピックスは電気生理学のトレーニングに必要なものであり，専門医試験を受けなければならない者を読者として想定して書かれている。そのため循環器トレーニング中に電気生理をローテートしている医師，あるいは循環器・電気生理関連のコメディカルに適したものとなっている。それぞれの分野の世界中のエキスパートたちが，将来の優れた循環器医を育てたいという情熱をもって本書の作成に参加してくれたことに感謝する。

Jonathan S. Steinberg, MD
Suneet Mittal, MD

原著者一覧

Aysha Arshad, MD
Director, ECG Laboratory and Attending Physician
Al-Sabah Arrhythmia Institute
St. Luke's and Roosevelt Hospitals
Assistant Professor of Medicine
Columbia University College of Physicians and Surgeons
New York, New York

Nitish Badhwar, MBBS
Assistant Professor of Medicine
Department of Cardiac Electrophysiology
University of California
San Francisco, California

Deepak Bhakta, MD
Assistant Professor of Clinical Medicine
Department of Medicine
Indiana University School of Medicine
Staff Cardiac Electrophysiologist
Clarian Health System
Krannert Institute of Cardiology
Indianapolis, Indiana

Noel G. Boyle, MD, PhD
Professor of Medicine
Director, EP Labs
UCLA Cardiac Arrhythmia Center
David Geffen School of Medicine at UCLA
Los Angeles, California

Eric Buch, MD
Director, Specialized Program for Atrial Fibrillation
UCLA Cardiac Arrhythmia Center
David Geffen School of Medicine at UCLA
Los Angeles, California

David J. Callans, MD
Professor
Department of Medicine
University of Pennsylvania
Associate Director of Electrophysiology
University of Pennsylvania Health System
Department of Medicine
Hospital of the University of Pennsylvania
Electrophysiology, Founders 9129
Philadelphia, Pennsylvania

Aman Chugh, MD
Assistant Professor
Department of Internal Medicine—Electrophysiology
University of Michigan
Ann Arbor, Michigan

Andrea Corrado, MD
Cardiovascular Department
Dell'Angelo Hospital
Via Pallagnella
Mestre, Venezia, Italy

Iwona Cygankiewicz, MD, PhD
Visiting Assistant Professor
Heart Research Follow-up Program
Cardiology Division
University of Rochester Medical Center
Rochester, New York
Associate Professor in Medicine
Department of Electrocardiology
Medical University of Lodz, Poland

Marc Dubuc, MD
Associate Professor of Medicine
Université de Montréal
Montréal Heart Institute
Quebec, Canada

Katia Dyrda, MD, MSc, PEng
Electrophysiology Fellow
Montréal Heart Institute
Université de Montréal
Quebec, Canada

Kenneth Ellenbogen, MD
Kontos Professor of Medicine
Vice Chair, Division of Cardiology
Director, Cardiac Electrophysiology
Department of Internal Medicine
Virginia Commonwealth University
Richmond, Virginia

Gianni Gasparini, MD
Cardiovascular Department
Dell'Angelo Hospital
Via Pallagnella
Mestre, Venezia, Italy

Peter G. Guerra, MD
Assistant Professor of Clinical Medicine
Université de Montréal
Head of Clinical Electrophysiology
Montréal Heart Institute
Quebec, Canada

Lorne J. Gula, MD, MS
Professor
Division of Cardiology
University of Western Ontario
Cardiologist
London Health Sciences Center
London, Ontario, Canada

Gautham Kalahasty, MD
Assistant Professor of Medicine
Department of Internal Medicine
Virginia Commonwealth University
Staff Physician Department of Medicine
Medical College of Virginia Hospitals of Virginia Commonwealth University
Richmond, Virginia

Paul Khairy, MD, PhD
Associate Professor of Medicine
Université de Montréal
Montréal Heart Institute
Quebec, Canada

George J. Klein, MD
Professor
Division of Cardiology
University of Western Ontario
Cardiologist
London Health Sciences Center
London, Ontario, Canada

Andrew D. Krahn, MD
Professor
Division of Cardiology
University of Western Ontario
Cardiologist
London Health Sciences Center
London, Ontario, Canada

Shuaib Latif, MD
Electrophysiology Fellow
Hospital of the University of Pennsylvania
Philadelphia, Pennsylvania

Ken W. Lee, MD
Electrophysiologist
Department of Cardiac Electrophysiology
Mt Carmel Columbus Cardiology Consultants
Mt Carmel Hospital and Clinics
Columbus, Ohio

Charles J. Love, MD
Professor of Medicine
Director, Cardiac Rhythm Device Services
Division of Cardiovascular Medicine
The Ohio State University
President, International Board of Heart Rhythm
    Examiners, Inc. (Formerly NASPExAM, Inc.)
Columbus, Ohio

Laurent Macle, MD
Associate Professor of Clinical Medicine
Université de Montréal
Montréal Heart Institute
Quebec, Canada

Jaimie Manlucu, MD
Cardiology Fellow
Division of Cardiology
University of Western Ontario
London Health Sciences Center
London, Ontario, Canada

John M. Miller, MD
Professor of Medicine
Department of Medicine
Indiana University School of Medicine
Director, Clinical Cardiac Electrophysiology
Clarian Health System
Krannert Institute of Cardiology
Indianapolis, Indiana

Suneet Mittal, MD
Director, Electrophysiology Laboratory
St. Luke's and Roosevelt Hospitals
Associate Professor of Medicine
Columbia University College of Physicians and
    Surgeons
New York, New York

Fred Morady, MD
Professor of Internal Medicine
Department of Internal Medicine—Electrophysiology
University of Michigan
Ann Arbor, Michigan

Stanley Nattel, MD
Professor of Medicine
Université de Montréal
Head of Electrophysiology Research
Montréal Heart Institute
Quebec, Canada

Mark W. Preminger, MD, FACC
Director, Implantable Device Section
Al-Sabah Arrhythmia Institute
Division of Cardiology
St. Luke's and Roosevelt Hospitals
New York, New York

Antonio Raviele, MD
Chief Cardiovascular Department
Dell'Angelo Hospital
Via Pallagnella
Mestre, Venezia, Italy

Denis Roy, MD
Professor and Executive Vice-Dean of Medicine
Université de Montréal
Montréal Heart Institute
Quebec, Canada

Melvin M. Scheinman, MD
Professor of Medicine
Department of Cardiac Electrophysiology
University of California
San Francisco, California

John A. Scherschel, MD
Senior Fellow in Electrophysiology
Department of Medicine
Indiana University School of Medicine
Senior Cardiac Electrophysiology Fellow
Clarian Health System
Krannert Institute of Cardiology
Indianapolis, Indiana

Kalyanam Shivkumar, MD, PhD
Professor of Medicine and Radiology
Director, UCLA Cardiac Arrhythmia Center
David Geffen School of Medicine at UCLA
Los Angeles, California

Tina Sichrovsky, MD
Attending Physician
Al-Sabah Arrhythmia Institute
St. Luke's and Roosevelt Hospitals
Assistant Professor of Medicine
Columbia University College of Physicians and Surgeons
New York, New York

Allan C. Skanes, MD
Professor
Division of Cardiology
University of Western Ontario
Cardiologist
London Health Sciences Center
London, Ontario, Canada

Jonathan S. Steinberg, MD
Chief, Division of Cardiology
Al-Sabah Endowed Director of Arrhythmia Institute
St. Luke's and Roosevelt Hospitals
Professor of Medicine
Columbia University College of Physicians and Surgeons
New York, New York

Mario Talajic, MD
Professor and Chair of Medicine
Université de Montréal
Montréal Heart Institute
Quebec, Canada

Bernard Thibault, MD
Associate Professor of Clinical Medicine
Université de Montréal
Montreal Heart Institute
Quebec, Canada

Anil V. Yadav, MD
Assistant Professor of Clinical Medicine
Department of Medicine
Indiana University School of Medicine
Staff Cardiac Electrophysiologist
Clarian Health System
Krannert Institute of Cardiology
Indianapolis, Indiana

Raymond Yee, MD
Professor
Division of Cardiology
University of Western Ontario
Cardiologist
London Health Sciences Center
London, Ontario, Canada

Wojciech Zareba, MD, PhD
Professor of Medicine (Cardiology)
Director, Heart Research Follow-up Program
Cardiology Division
University of Rochester Medical Center
Rochester, New York

目　次

Section Ⅰ　不整脈の診断と治療
- 1章　徐　脈 …………………………………………………… 2
- 2章　上室頻拍：房室結節リエントリー性頻拍，
  　　　房室回帰性頻拍 ………………………………… 13
- 3章　心房性不整脈 …………………………………… 45
- 4章　心室頻拍 ………………………………………… 83
- 5章　失　神 …………………………………………… 95
- 6章　心臓突然死と心停止からの生存 ………………… 107

Section Ⅱ　心臓電気生理学的検査
- 7章　電気生理学的検査に必要な装備 ………………… 124
- 8章　電気生理学的検査の適応と限界 ………………… 143
- 9章　マッピングとアブレーションの基礎 …………… 163
- 10章　植込み型デバイスの適応 ……………………… 177
- 11章　不整脈関連の様々な検査法 …………………… 199

Section Ⅲ　ペースメーカとICD
- 12章　デバイスのインテロゲートと診断機能の活用 ………… 218

Section Ⅳ　知っておきたい不整脈の知識
- 13章　wide QRS 頻拍患者に対するアプローチ …………… 240
- 14章　抗不整脈薬 ……………………………………… 251
- 15章　チャネル病 ……………………………………… 273

索　引 ……………………………………………………… 292

略語一覧

ACE	アンジオテンシン変換酵素 angiotensin converting enzyme
ACT	活性凝固時間 activation clotting time
AF	心房細動 atrial fibrillation
AFL	心房粗動 atrial flutter
ARB	アンジオテンシンⅡ受容体拮抗薬 angiotensin Ⅱ receptor blocker
ARVC	催不整脈性右室心筋症 arrhythmogenic right ventricular cardiomyopathy
AT	心房頻拍 atrial tachycardia
AVNRT	房室結節リエントリー性頻拍 atrioventricular nodal reentrant tachycardia
AVRT	房室回帰性頻拍 atrioventricular reciprocating tachycardia
CPVT	カテコラミン誘発性多形性心室頻拍 catecholaminergic polymorphic ventricular tachycardia
CSNRT	修正洞結節回復時間 corrected sinus node recovery time
DAD	遅延後脱分極 delayed afterdepolarization
EAD	早期後脱分極 early afterdepolarization
EPS	電気生理学的検査 electrophysiological study
ICD	植込み型除細動器 implantable cardioverter/defibrillator
LBBB	左脚ブロック left bundle branch block
LQTS	QT延長症候群 long QT syndrome
LVEF	左室駆出率 left ventricular ejection fraction
PAC	心房期外収縮 premature atrial contraction
PAF	発作性心房細動 paroxysmal atrial fibrillation
PPI	ポストペーシング・インターバル post pacing interval
PSVT	発作性上室頻拍 paroxysmal supraventricular tachycardia
PVC	心室期外収縮 premature ventricular contraction
RBBB	右脚ブロック right bundle branch block
SACT	洞房伝導時間 sinoatrial conduction time
SAECG	加算平均心電図 signal-averaged electrocardiogram
SCD	心臓突然死 sudden cardiac death
SNRT	洞結節回復時間 sinus node recovery time
SVT	上室頻拍 supraventricular tachycardia

TCL	頻拍周期 tachycardia cycle length
TEE	経食道心エコー transesophageal echocardiography
TTE	経胸壁心エコー transthoracic echocardiography
VF	心室細動 ventricular fibrillation
VT	心室頻拍 ventricular tachycardia
WPW症候群	Wolff-Parkinson-White症候群

■ 大規模臨床試験

AMIOVIRT	Amiodarone vs. Implantable Cardiovener Defibrillator Trial
ATHENA	A Placebo-Controlled, Double-Blind, Parallel Arm Trial to Assess the Efficacy of Dronedarone 400 mg bid for the Prevention of Cardiovascular Hospitalization or Death from any Cause in Patients with Atrial Fibrillation/Atrial Flutter
ATRAMI	Autonomic Tone and Reflexes After MI
AVID	Antiarrhythmics versus Implantable Defibrillators
CARE-HF	Cardiac Resynchronization-Heart Failure
CASH	Cardiac Arrest Study Hamburg
CAT	Cardiomyopathy Trial
CIDS	Canadian Implantable Defibrillator Study
CTOPP	Canadian Trial of Physiologic Pacing
DEFINITE	Defibrillators in Nonischemic Cardiomyopathy Treatment Evaluation
DINAMIT	Defibrillator in Acute Myocardial Infarction Trial
MADIT II	Mulitcenter Automatic Defibrillator Implantation Trial
MOST	Mode Selection Trial in Sinus-Node Dysfunction
MUSTT	Mulitcenter Unsustained Tachycardia Trial
PAC-ATACH	Pacemaker Atrial Tachycardia
PASE	Pacemaker Selection in the Elderly
SAVE PACe	Search AV Extension and Managed Ventricular Pacing for Promoting Atrioventricular Conduction Trial
SCD-HeFT	Sudden Cardiac Death in Heart Failure Trial
UKPACE	United Kingdom Pacing and Cardiovascular Events

注 意

本書に記載した情報に関しては，正確を期し，一般臨床で広く受け入れられている方法を記載するよう注意を払った．しかしながら，監訳者，訳者ならびに出版社は，本書の情報を用いた結果生じたいかなる不都合に対しても責任を負うものではない．本書の内容の特定な状況への適用に関しての責任は，医師各自のうちにある．

　監訳者，訳者ならびに出版社は，本書に記載した薬物の選択，用量については，出版時の最新の推奨，および臨床状況に基づいていることを確認するよう努力を払っている．しかし，医学は日進月歩で進んでおり，政府の規制は変わり，薬物療法や薬物反応に関する情報は常に変化している．読者は，薬物の使用にあたっては個々の薬物の添付文書を参照し，適応，用量，付加された注意・警告に関する変化を常に確認することを怠ってはならない．これは，推奨された薬物が新しいものであったり，汎用されるものではない場合に，特に重要である．

* 　　* 　　*

本書では，わが国で承認されている薬物の投与量については，原文の記述を日本人に適した用量に変更して記載した（ただし，実際の処方にあたっては上記の通り）．また，日本で承認されていない薬物は欧文表記としている．

Section I

不整脈の診断と治療

1章 徐 脈

Andrea Corrado, Gianni Gasparini, and Antonio Raviele

洞調律

心臓の電気活動は自動能をもつ洞房結節〔sinoatrial node，すなわち洞結節(sinus node)〕細胞を起源とする興奮から始まる。洞結節は右房と上大静脈の接合部に存在し，60〜100/min の頻度で興奮している。そのため，正常の心臓興奮リズムは洞調律(sinus rhythm)と呼ばれる。心拍数が 60/min 以下ないし 100/min 以上の場合，それぞれ洞徐脈，洞頻脈とされる(図 1-1)。

洞徐脈

洞徐脈(sinus bradycardia)はしばしば生理的な現象で，迷走神経活動に伴い，特に運動選手に認められる。ときに，ジギタリス，β遮断薬，カルシウム拮抗薬などの薬物による二次的な反応としてみられることもあり，一部の患者では洞結節の障害による。後者の場合，徐脈はより顕著であり(<50/min)，その他の洞結節の障害，例えば洞房ブロックもしくは頻脈性心房性不整脈(心房細動や心房粗動)などの心電図所見を伴うことがある。

■ 自律神経ブロック

洞結節機能不全に伴う洞徐脈と迷走神経過緊張による洞徐脈を区別するには，いわゆる自律神経ブロックが有用である。これは，β遮断薬(プロプラノロール 0.2 mg/kg)とアトロピン(0.04 mg/kg)を同時に投与した際の心拍数を評価するもので，これにより自律神経(交感神経および副交感神経)の心拍数に対する影響を遮断し，洞結節の固有周波数を明らかにする。次の式で，自律神経ブロック中の洞結節の正常心拍数(X)を算出できる。

$$118.1 - (0.57 \times 年齢) = X \pm 14\% (正常心拍数)$$

45 歳以下で心拍数がこの値以下(また，45 歳以上では ±18%)の場合，洞結節機能不全と考えられる。

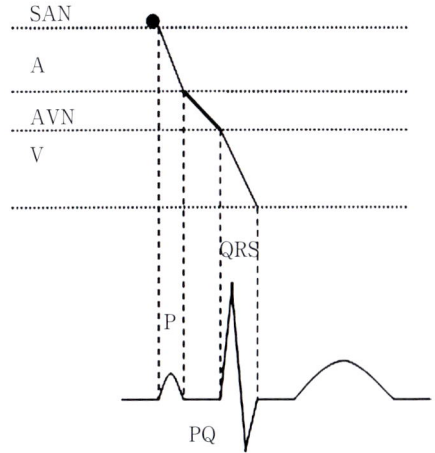

図 1-1　洞結節（SAN）から出た刺激は，特別な線維組織で形成される経路を介して心房（A），房室結節（AVN），His束，脚を伝導し，最終的に心室筋（V）に達する。この伝導時間は通常 200 ms 以下で，体表面心電図上に連続する P 波，PR 間隔，QRS 波を形成する。

洞房ブロック

　洞房ブロック（sinoatrial block）は，洞結節で生じた興奮が心房に伝達しないものと定義される。洞房ブロックにはいくつかの段階がある。

1度洞房ブロック：洞結節から心房への伝達遅延（この状態は体表面心電図では認識されない）。

2度洞房ブロック―Wenckebach 型（図 1-2）：典型例では，以下のような 3 つの現象が認められる。
- ポーズ（心室興奮の脱落）に先立って PP 間隔は次第に短縮する。
- ポーズは先行する心拍の PP 間隔の 2 倍以下である。
- ポーズ直後の PP 間隔は，ポーズ前の PP 間隔よりも延長する。

2度洞房ブロック―Mobitz 型（図 1-3）：Wenckebach 型とは異なり，
- ポーズに先立つ PP 間隔は変化しない。
- ポーズは先行する心拍の PP 間隔の 2 倍に等しい。
- ポーズ直後の PP 間隔は，ポーズ前の PP 間隔と同じである。

2：1 洞房ブロック（図 1-4）

3度洞房ブロック（図 1-5）

洞停止：洞結節からの興奮形成が消失することは，非常に稀である。実際，

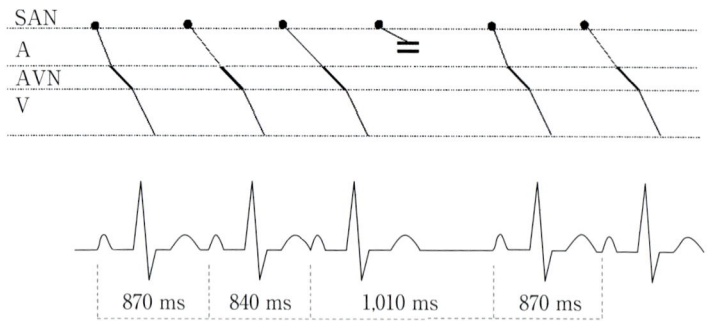

図 1-2　Wenckebach 型 2 度洞房ブロック。洞結節から心房への興奮の伝導は徐々に遅れ，最終的に 1 拍の興奮が途絶する。

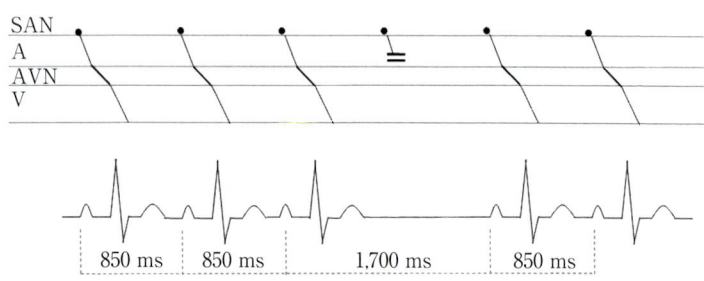

図 1-3　Mobitz 型 2 度洞房ブロック。洞結節の興奮は，伝導時間の延長を伴わずに突然 1 拍の興奮が途絶する。

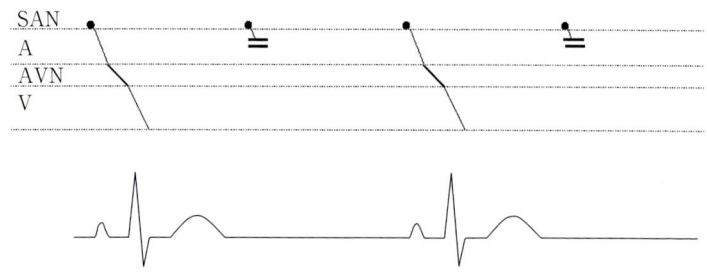

図 1-4　2：1 洞房ブロック。洞結節からの興奮は 1 拍おきに消失する。心電図上，洞結節の自動能の低下による徐脈と区別は不可能である。

洞結節を形成するすべての細胞が電気的興奮を失うということは，まず起こり得ない。心電図診断では，このような状態と 3 度洞房ブロックを区別することは不可能である。

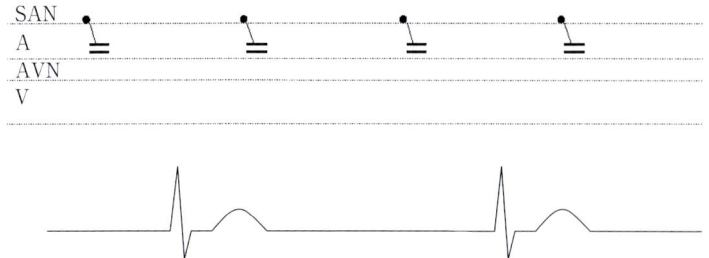

図 1-5　3 度洞房ブロック。洞結節から心房への伝導はない。この場合，通常は接合部補充調律が出現する。

■ 修正洞結節回復時間と洞房伝導時間

臨床的に，もしくは心電図診断で洞結節機能不全を疑われる患者においては，電気生理学的検査（electrophysiological study：EPS）により，修正洞結節回復時間（corrected sinus node recovery time：CSNRT）と洞房伝導時間（sinoatrial conduction time：SACT）を計測することが有用である。

CSNRT（図 1-6A）：ペーシング後のポーズは洞結節回復時間（sinus node recovery time：SNRT）を意味する。この時間は心拍数により以下の式で補正される。

　　SNRT −（洞調律中の PP 間隔）= CSNRT

図 1-6 の例では，1,470 − 870 = 600 ms となる。

CSNRT＞550 ms で洞結節機能不全が示唆され，＞1,000 ms はペースメーカの適応である。ペーシング後の最初の 10 心拍中にもポーズ（いわゆる二次性ポーズ）の有無を確認し，その所見があれば同様に洞結節機能不全が示唆される。

SACT（図 1-6B）：以下の式で算出される。

　　（ペーシング直後の PP 間隔 − 次の PP 間隔）/2 = SACT

図 1-6B の例では（950 − 800 ms）/2 = 75 ms となる。

SACT＞120 ms であれば，洞結節機能不全と考えられる。

CSNRT や SACT の異常が明らかでない場合，アジマリン（1 mg/kg）ないしフレカイニド（タンボコール®2 mg/kg[注1]）の投与により CSNRT もしくは SACT の 50％ 以上の延長がみられれば，洞結節機能不全と診断できる。

注1：わが国では一般的には行われていないが，フレカイニド（タンボコール®）1 mg/kg ないしピルジカイニド（サンリズム®）1 mg/kg 程度が適量と考えられる。

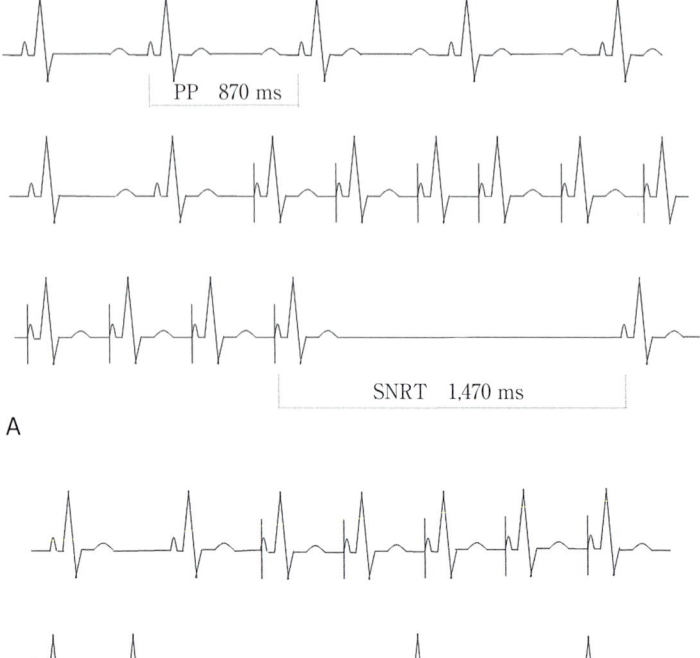

図 1-6　A：CSNRT の計測。60 秒間の心房ペーシング（最大 170/min まで）を施行する。B：SACT の計測。SACT の計測方法は複数あるが，我々の検討では，洞調律の心拍数より 10 心拍/min 高いレートで心房ペーシングを 8 心拍施行する方法が最も信頼性が高い。

房室接合部

　房室伝導を担うシステムは Todaro 索，三尖弁中隔尖，冠静脈洞に囲まれた，いわゆる Koch の三角に存在する。His 束は Koch の三角の頂点に存在する。房室結節（atrioventricular node：AVN）はこの三角の内部に位置する。

房室ブロック

房室ブロック(atrioventricular block)には以下のタイプがある。

1度房室ブロック：体表面心電図上のPR間隔＞0.20秒のものを指す。厳密に言えば，ブロックという言葉は適切でなく，伝導遅延(conduction delay)というべきものである。
2度房室ブロック—Wenckebach型(図1-7)
2度房室ブロック—Mobitz型(図1-8)
2：1房室ブロック(図1-9)
3度房室ブロック(図1-10)

■ 房室結節内ブロック，His束内・His束下ブロック

房室ブロックは房室結節内〔結節内ブロック(nodal block)，図1-11〕，あるいはHis束〔His束内ブロック(intra-His bundle block/intra-hisian block)，His束下ブロック(infra-hisian block)，図1-12)〕で起こり得る。この2つの

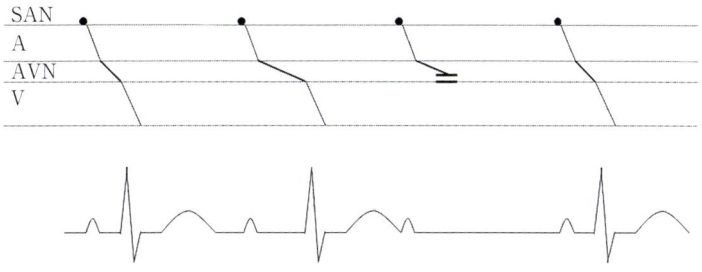

図1-7 Wenckebach型2度房室ブロック。PR間隔が徐々に延長した後，P波にQRSが追従せずポーズが起こる。ポーズ後の洞調律時のPR間隔は短縮する。

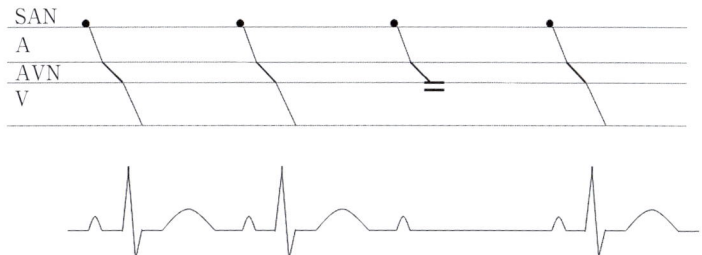

図1-8 Mobitz型2度房室ブロック。Wenckebach型ブロックと異なり，PR間隔の延長はなく，突然に房室ブロックが起こる。

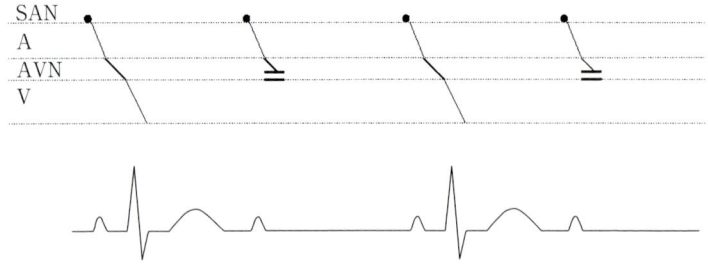

図 1-9　2：1 房室ブロック。洞結節の刺激は伝導とブロックを交互に繰り返し，2 回の P 波に 1 回の QRS が追従する。

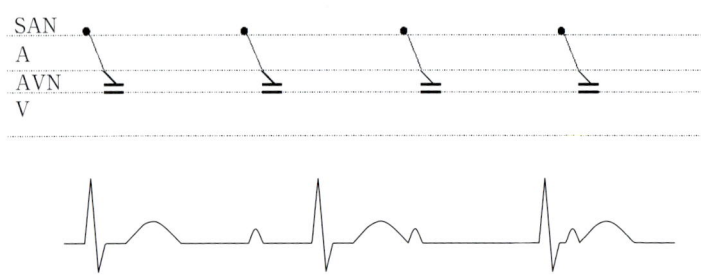

図 1-10　3 度房室ブロック。洞結節からの刺激はまったく心室に伝わらない。通常は房室接合部からの補充調律が出現する。

区別は非常に重要で，その違いにより予後や治療方法が異なる。体表面心電図の所見から，以下のように部位の推測が可能である。

房室結節内ブロック
- QRS 幅が狭い
- Wenckebach 型ブロック
- 頸動脈マッサージによりブロックが増悪する
- アトロピンや運動によりブロックが改善する

His 束内ブロック
- QRS 幅が 0.12 秒以上
- Mobitz 型ブロック
- 頸動脈マッサージによりブロックが改善する
- アトロピンや運動によりブロックが増悪する

　正確なブロック部位の同定には，EPS による His 束心電図の記録を要する（図 1-13）。

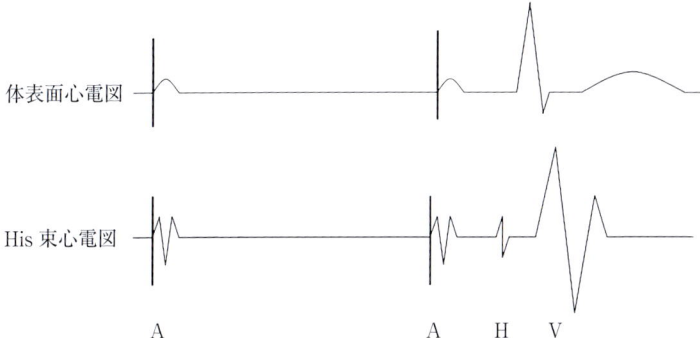

図 1-11　房室結節内ブロック

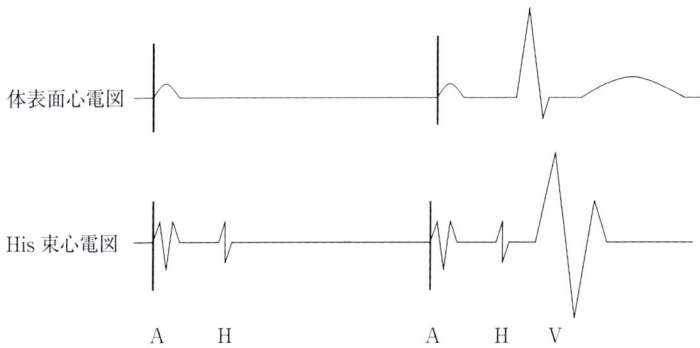

図 1-12　His 束内・His 束下ブロック

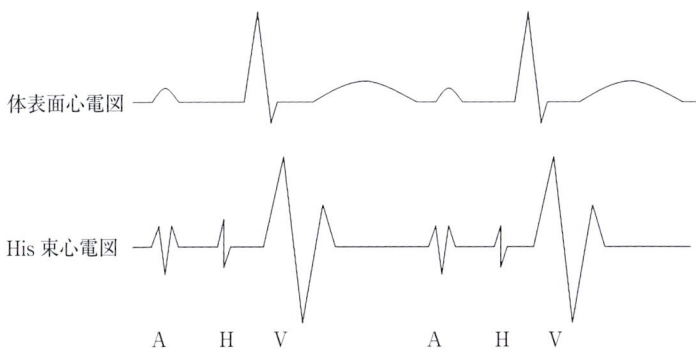

図 1-13　His 束心電図。His 束心電図の記録は心房波（A）と心室波（V）間の鋭い振れとして記録され，His 束の電気的興奮（H）を示している。正常値は以下の通りである：AH 時間＜130 ms，HH 間隔＜30 ms，HV 時間＜55 ms。

各伝導時間の正常値を挙げる．
- AH 時間＜130 ms
- HH 間隔＜30 ms
- HV 時間＜55 ms

HV 伝導が正常であっても，EPS 中に以下のような方法で検討を行う．
- 2：1 ブロックになるまで徐々に心房ペーシング周期を短縮
- アジマリン，フレカイニド（タンボコール®）の静注，もしくは他のⅠ群抗不整脈薬の投与による HV 時間の延長

病的な His 束内もしくは His 束下ブロックの所見は予後不良であり，治療適応となる．特に，HV 時間＞100 ms，ペーシング中またはⅠ群薬投与中の His 束内もしくは His 束下ブロックの出現は，ペースメーカの適応となる．

洞結節および房室結節の機能不全の診断と電気生理学的検査による予後予測

将来的な洞結節機能不全，房室伝導障害を EPS により予測可能かどうかは，いまだ結論が出ていない．

我々の検討では，将来的に重篤な洞結節機能不全をきたす患者の同定と，ペースメーカ植込みを要する患者を予測するうえで，アジマリンテスト[注2]の有用性が示されたが，平均 46 カ月の経過観察におけるアジマリンテストの陽性予測値は 93％ であった．

非生理的な His 束内もしくは His 束下ブロックが心房ペーシングやアジマリンテストで誘発される場合は，ペースメーカの適応を考慮するべきである．しかし，ブロックが誘発されなかった患者でも将来的に房室ブロックが進行しないとは言い切れない．

ペースメーカ植込みの適応についての詳細は 8 章と 10 章を参照のこと．

注2：わが国ではアジマリンではなく，ピルジカイニド（サンリズム® 1 mg/kg）を使用することが多い．

Key Point

1. 洞徐脈は，特に迷走神経活動に伴う生理的な現象として生じることが多い。
2. 迷走神経活動に由来する洞徐脈と洞機能不全に伴う徐脈を区別するため，自律神経ブロック（β遮断薬とアトロピンの同時投与）中の心拍数評価が有用である。
3. 不顕性の洞結節機能不全の診断には，EPSによるCSNRTとSACTの計測が有用である。
4. 洞房ブロックは洞結節から心房への興奮伝達がブロックされている状態であり，房室ブロックは房室間での伝導ブロックと定義される。また，それぞれいくつかのタイプに分類されている。
5. 房室ブロックは，房室結節内（結節内ブロック）あるいはHis束（His束内ブロック，His束下ブロック）で起こり，体表面心電図によりブロック部位が推測可能である。これを区別することは，予後と治療適応が異なるため極めて重要である。
6. 房室ブロック部位の正確な診断には，EPSによるHis束心電図の記録が必要である。HV時間≧100 msの場合は，ペースメーカの適応である。
7. HV時間が正常であっても，心房ペーシングやI群抗不整脈薬の投与によりHis束内もしくはHis束下ブロックが誘発される場合は，ペースメーカの適応である。

（里見 和浩）

文献

Bonow L, Zipes M. Braunwald's Heart Disease：A Textbook of Cardiovascular Medicine. 8th Ed. Saunders；2008.

Brignole M, Giada F, Raviele A, et al. Pacing for syncope：What role? Which perspective? Eur Heart J 2007；9：137-143.

Epstein AE, DiMarco JP, Ellenbogen KA, et al. ACC/AHA/HRS 2008 Guidelines for Device-based Therapy of Cardiac Rhythm Abnormalities：A report of the American College of Cardiology/American Heart Association Task Force on Practice Guidelines. J Am Coll Cardiol 2008；27；51(21)：e1-e62.

Fuster V, O'Rourke RA, Walsh RA, et al. Hurst's the Heart. 8th Ed. McGraw-Hill；2008.

Josephson ME. Clinical Cardiac Electrophysiology：Techniques and Interpreta-

tions. 6th Ed. Lippincott Williams & Wilkins ; 2008.
Narula OS. Cardiac Arrhythmias : Electrophysiology, Diagnosis and Management. Baltimore-London : Williams & Wilkins ; 1979.
Raviele A, D'Este D, Sartori F, et al. The reliability of Narula's technique for the evaluation of sino-atrial conduction time. Comparison with Strauss' technique and proposal of a new equation. G Ital Cardiol 1980 ; 10 : 290-300.
Raviele A, Di Pede F, Callegari E, et al. Ajmaline test for the evaluation of sinus node function in man. G Ital Cardiol 1981 ; 11 : 1669-1683.
Raviele A, Di Pede F, Zanocco A, et al. Predictive value of ajmaline test in sinus node dysfunctions. A four-year prospective follow-up of 77 cases. G Ital Cardiol 1985 ; 15 : 751-760.
Raviele A, Di Pede F, Zuin G, et al. Clinical significance of corrected sinus node recovery time and natural and unnatural history of sinus node dysfunctions. A four-year prospective follow-up of 101 cases. G Ital Cardiol 1982 ; 12 : 563-574.
Raviele A, Sartori F, D'Este D, et al. Clinical value of sino-atrial conduction time. G Ital Cardiol 1979 ; 9 : 344-357.

2章 上室頻拍：房室結節リエントリー性頻拍，房室回帰性頻拍

Nitish Badhwar, Ken W. Lee, and Melvin M. Scheinman

　上室頻拍(supraventricular tachycardia：SVT)とは，心室より上部の組織を起源とするか，そのような組織をリエントリー回路(reentrant circuit)の一部とする頻脈性不整脈の総称である。発作性上室頻拍(paroxysmal supraventricular tachycardia：PSVT)とは臨床症候群であり，突然発生し突然停止する速い頻拍という特徴を有している。これらの不整脈は，基礎心疾患がなく，不整脈があることを除けば健康な患者でしばしば認められる。患者にとって最適な治療戦略を立てるためには，各種SVTを認識し，見極め，鑑別することが非常に大切である。

　SVTについての初期の知見の多くは体表面心電図記録から得られていたが，これら不整脈の機序および治療に対する重要な見識はCoumel, Durrer, Josephson, Jackman, Scherlag, Wellensらによる記念碑的研究によりもたらされた。この領域における独創的発展の一部に，1960年代のHis束心電図記録とプログラム電気刺激の導入，1968年の副伝導路をもつ患者への外科的アブレーションの成功，1981年の人体における不整脈カテーテルアブレーションの成功，そして1986年の高周波カテーテルアブレーション(radiofrequency catheter ablation：RFCA)の開発が挙げられる。

　SVTを含む不整脈の大多数はリエントリー(reentry)を機序としているが，撃発活動(triggered activity)や異常自動能(abnormal automaticity)によるものもわずかに存在する。リエントリーの成立にはそれぞれ伝導速度(遅いものと速いもの)と回復時間(不応期)が異なる2つの伝導路が必要である。心房期外収縮(premature atrial contraction：PAC)または心室期外収縮(premature ventricular contraction：PVC)のような突発的な早期の興奮は通常の伝導路(伝導速度は速いが回復時間が遅い)を伝わることができず，回復時間は速いが伝導速度が遅い伝導路のみを利用することがある。2本の伝導路の遠位接合部位において，順行性に伝わってきた遅い興奮は，すでに興奮性を回復した正常の速伝導路を逆行性に戻っていく。これによりリエントリー回路が完成し，二重伝導路の両端に存在する心筋組織で興奮が継続する。高周波カテーテルアブレーションは熱エネルギーを用い，正常な伝導を温存しつつ余分な伝導路を除去する。

疫　学

　米国では 570,000 人が SVT に罹患しており，年間およそ 89,000 人が新たに SVT と診断されると推定されている。Marshfield 疫学研究地域（MESA）でのデータによると，SVT を発症する平均年齢は 57 歳（幼児から 90 歳まで）である。PSVT の原因として頻度の高いものを 3 つ挙げると，房室結節リエントリー性頻拍（AVNRT）（56%），房室回帰性頻拍（AVRT）（27%），そして心房頻拍（AT）（17%）となる。

　SVT の機序は年齢や性別によって異なる。小児では副伝導路を介した SVT が最多（73%）である。AVNRT の患者の症状初発時の年齢は，副伝導路を介した頻拍のそれよりもほぼ 10 年遅い。SVT の発生率と有病率は年齢とともに増加し，65 歳以上では症候性 SVT の発生が 65 歳未満に比べて 5 倍多いと報告されている。全年齢層でみると，女性は男性よりも 2 倍多く SVT を発症する。Wolff-Parkinson-White（WPW）症候群は女性より男性に多い傾向があるが，早期興奮が消失することにより，その差は年齢が上がるに従って小さくなる。心房細動，心室細動を合併する WPW 症候群は男性により多くみられることも知られている。対照的に，AVNRT と AT は，ともに男性より女性に多く認められる。

臨床所見

　SVT は一般に心拍数が 160〜200/min の規則正しい頻拍だが，心拍数は 80〜240/min となることもある。通常は致死的ではなく，突然死を起こして蘇生される率は 2〜4.5% である。しかし，これらの頻拍は動悸，呼吸困難，胸部痛，不安，失神などを含む多彩な症状の原因となる。心拍数 170/min 以上の SVT を有する患者では，前失神や失神を呈することが多い。ほとんどの SVT は基礎心疾患のない患者に起きるが，虚血性心疾患，心臓弁狭窄，心機能障害を有する患者にも発生し，このような場合，頻拍発作は心筋虚血や心不全を悪化させる可能性がある。稀ではあるが，たちの悪い頻脈性不整脈（ふつうは心房細動や心房粗動）が副伝導路を速く伝わり，発作性の SVT から心停止を引き起こすこともある。頻繁に発生するときには心筋症を惹起するかもしれないが，頻拍が迅速に治療されれば，この心筋症は回復可能である。発作性 SVT の症状はときに身体的または精神的ストレスにより起こる。閉経前の女性では，月経と不整脈発作が関連することがある。SVT 発作中には，速くて規則正しい脈となることが多い。

　安静時 12 誘導心電図では脈の不整，P 波の形態，上室性期外収縮の有無，

PR間隔の異常(非常に短い,あるいは上室性期外収縮時に突然延長するなど),デルタ(Δ)波の有無,ST部分やT波の異常,そして基礎心疾患を示唆する所見の有無を調べる。顕性早期興奮の存在(Δ波の存在)はAVRTが頻拍の原因である可能性を示唆する。SVT中の12誘導心電図は診断につながる重要な情報を提示してくれるので,血行動態が不安定でない限り記録するべきである。12誘導がとれないときは,モニター心電図でも役に立つ。ほとんどのSVTは120 ms以下の幅の狭いQRS波を呈するが,(i)機能的もしくはもともと存在する脚ブロックを伴うときや,(ii)頻拍とは無関係の早期興奮や逆方向性AVRTの患者で回路の一部に早期興奮があるときには,120 msより幅の広いQRS波を示す。頻拍中のQRS波の規則正しさ,およびQRS波の起始部とP波との関係はともに鑑別のための重要な情報である。図2-1はP波とQRS波の関係を表し,これはSVTの識別(RPの長いものと短いもの)に使われる。表2-1に頻拍の規則性,およびPRとRPの関係に基づいたSVTの分類を示す。

　病歴,身体所見,心電図などの評価法で診断に至るのは,動悸,前失神,失神などを有する患者のうち50%のみである。不整脈が常に運動によって起きるのであれば,脈拍の異常を誘発するために運動負荷試験が必要になるだろう。さらに診断価値のある情報を得るには,携帯型心電図記録と心臓電

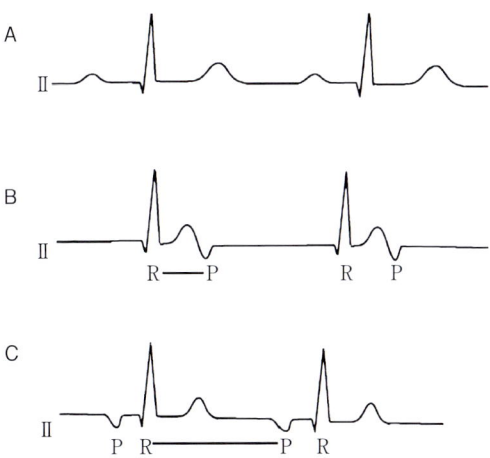

図2-1　Ⅱ誘導の模式図。上室頻拍を短いRP頻拍(B:RP<PR)と長いRP頻拍(C:RP>PR)に分類している。Aは正常洞調律を示す。〔Reprinted from Lee KW, Badhwar N, Scheinman MM. Supraventricular tachycardia-I. Curr Probl Cardiol, Sep 2008;33(9):467-546, Copyright(2008)〕

表 2-1 QRS 波の規則性と RP 時間対 PR 時間の関係に基づいた QRS 幅の狭い上室頻拍の分類

QRS 波が規則的	QRS 波が不規則
短い RP 時間 　通常型(slow-fast 型)AVNRT 　順方向性 AVRT 　非通常型(slow-slow 型)AVNRT(稀) 　房室接合部頻拍 　心房頻拍(稀) 長い RP 時間 　心房頻拍(より多い) 　非通常型(fast-slow 型)AVNRT 　永続性接合部回帰性頻拍 　洞頻脈	房室伝導比の不定な心房頻拍 多源性心房頻拍 房室伝導比の不定な心房粗動 心房細動

短い RP 時間とは RP が PR より短いもの,長い RP 時間とは RP が PR より長いものを指す.〔Source：Reprinted from Lee KW, Badhwar N, Scheinman MM. Supraventricular tachycardia-I. Curr Probl Cardiol, Sep 2008；33(9)：467-546, Copyright(2008)〕

気生理学的検査(electrophysiological study：EPS)が必要かもしれない.症状の頻度によっては,不整脈を捉えるために特殊な携帯型または植込み型心電図記録デバイスが使用される.頻繁に(週に 3～4 回)症状のある患者では,24 時間または 48 時間の Holter 心電図で観察可能である.症状の頻度がもっと低い(月に 3～4 回)患者では,持続型ループレコーダーを用いて観察することができる.さらに,症状が稀(年間数回)または予測不能である患者や,発作時に血行動態が不安定になる可能性がある者では,皮下植込み型ループレコーダーが使用されることがある.

房室結節リエントリー性頻拍

■ 電気生理

　房室結節リエントリー性頻拍(atrioventricular nodal reentrant tachycardia：AVNRT)は規則正しく QRS 幅の狭い頻拍のなかでは最もよく認められる.房室結節は長さが 5～7 mm,幅が 2～5 mm あり,Koch の三角(Todaro 索,三尖弁中隔尖,冠静脈洞入口部に囲まれる)の中に位置している.房室結節(compact node)の心房側には,房室結節と心房筋に挟まれた移行帯細胞(transitional cell)の領域が存在する.結節より遠位部には,線維組織〔中心線維体(central fibrous body)〕の隔離鞘(insulating sheath)で包まれた特殊な細胞の束である His 束と脚が続く.結節様組織(nodelike tissue)は後

方に延長し冠静脈洞の前方に至る〔右後方進展成分(right posterior extension)〕とともに左方向の僧帽弁輪へも伸びる〔左後方進展成分(left posterior extension)〕。房室結節の右後方進展成分が(遅伝導路として)頻拍回路に含まれていることを示唆するエビデンスもある。稀に，頻拍回路が左後方進展成分を含むことがあり，その場合は左心側でのアブレーションが必要となる。

　AVNRTの回路の電気生理学的性質を説明するために用いられてきたモデルには2つの伝導路が含まれる。1つはいわゆる速伝導路(fast pathway)であり，伝導速度が速く(PR間隔100〜150 ms)比較的長い不応期を有している。もう1つは遅伝導路(slow pathway)で，伝導速度はより遅く(PR間隔>200 ms)不応期は比較的短い。速伝導路は正常かつ生理的な房室伝導の性質をもつ。ほとんどの患者で，速伝導路はKochの三角の上方・前方に位置しており，遅伝導路は下方・後方に位置し冠静脈洞入口部に近い(右後方進展成分)(図2-2, 2-3)。二重伝導路は，電気生理学的検査において心房期外刺激を加えたときに，AH伝導曲線にジャンプ現象(期外刺激の連結期を10 ms短縮したときにAH時間が50 ms以上延長する)を起こすことで明らかになる。このジャンプ現象は，速伝導路に順行性ブロックが生じ，興奮が遅伝導路を通ることにより生じる(図2-4)。体表面心電図では，このジャン

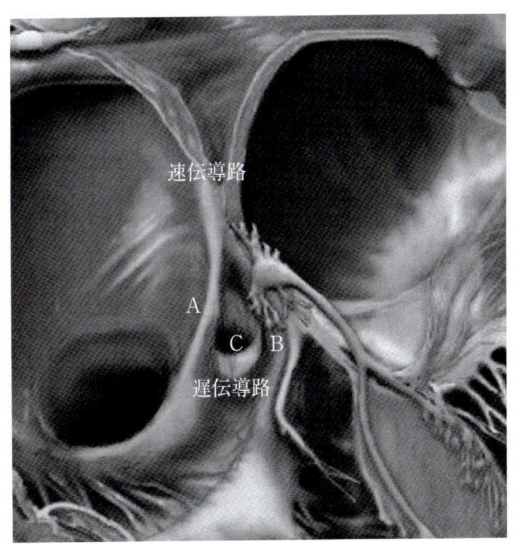

図2-2　房室接合部の解剖。Kochの三角の標識点〔Todaro索(A)，三尖弁中隔尖(B)，冠静脈洞入口部(C)で囲まれる〕も示す。速伝導路と遅伝導路の部位を記した。(Reproduced with permission from David Criley)

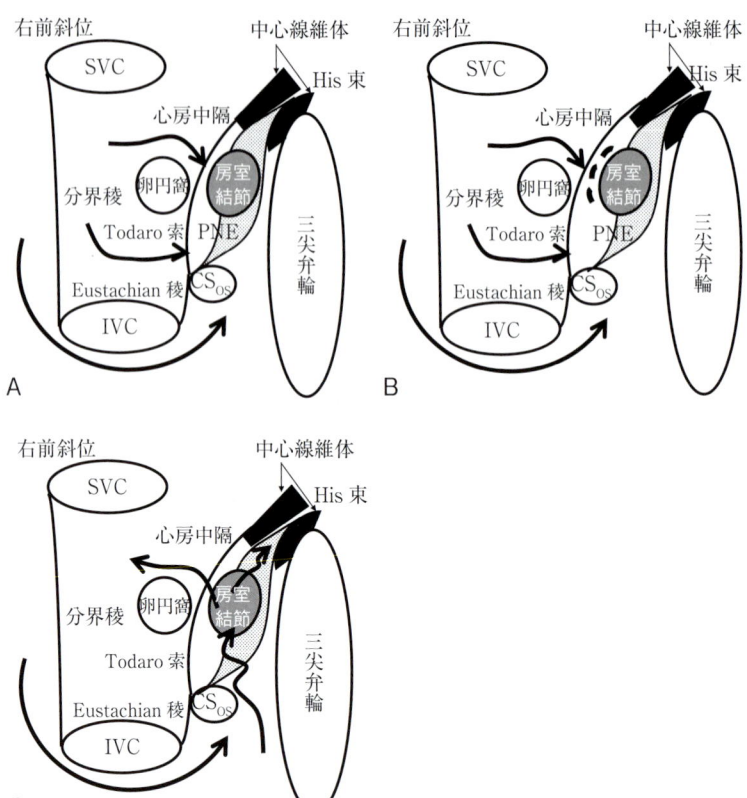

図2-3 A：洞結節興奮が速伝導路および遅伝導路を伝わっている。B：心房期外収縮が速伝導路でブロックされ，遅伝導路のみを伝導している。C：速伝導路を介した逆行伝導により心房エコーが発生している。SVC：上大静脈，IVC：下大静脈，PNE：房室結節後方進展成分，CSos：冠静脈洞入口部。〔Reprinted from Lee KW, Badhwar N, Scheinman MM. Supraventricular tachycardia-I. Curr Probl Cardiol, Sep 2008；33(9)：467-546, Copyright(2008)〕

プ現象はPR間隔の突然の延長として現れる。

　通常，AVNRTは通常型と非通常型に分類される。回路の逆行性伝導が速伝導路によるものは通常型とみなされ，遅伝導路によるのであれば非通常型とされる。通常型AVNRTはかなり頻度が高く(90%)，伝導の遅い順行路と，伝導の速い逆行路を含んでいる(slow-fast型)。対照的に，非通常型AVNRTはかなり稀であり(10%)，fast-slow型とslow-slow型がある。通常型AVNRTはふつう，PACが速伝導路を伝導できずに，遅伝導路を伝わることにより

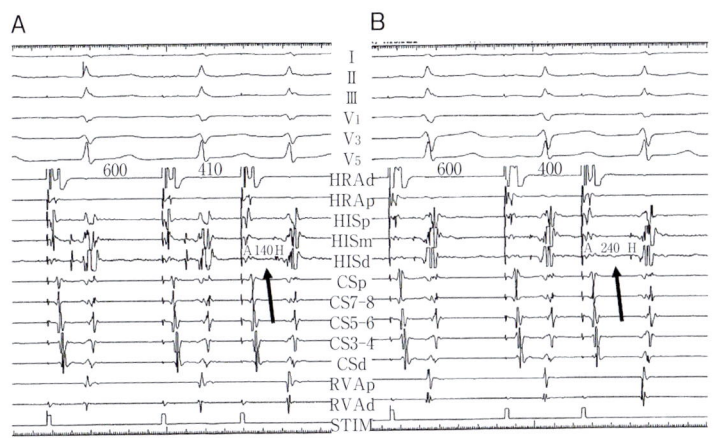

図2-4 高位右房からの単発心房期外刺激で明らかとなった二重房室伝導路。心房刺激の早期性を10 ms短縮することによりAH時間が50 ms以上延長した(140 msから240 msへ：A・B図中矢印)。体表面心電図および心内電位記録の配列−上から心電図Ⅰ, Ⅱ, Ⅲ, V_1, V_3, V_5誘導, 次いで心内双極電位で高位右房遠位(HRAd), 高位右房近位(HRAp), His束近位(HISp), His束中位(HISm), His束遠位(HISd), 冠静脈洞近位(CSp), 冠静脈洞7-8電極間(CS7-8), 冠静脈洞5-6電極間(CS5-6), 冠静脈洞3-4電極間(CS3-4), 冠静脈洞遠位(CSd), 右室心尖部近位(RVAp), 右室心尖部遠位(RVAd), 刺激チャネル(STIM)。〔Reprinted from Lee KW, Badhwar N, Scheinman MM. Supraventricular tachycardia-I. Curr Probl Cardiol, Sep 2008；33(9)：467-546, Copyright(2008)〕

発生する。もし速伝導路が興奮性を回復するのに十分な時間が経過しているなら，興奮は速伝導路を逆行性に伝わることが可能となり，エコーを生じる(図2-3)。興奮が再び遅伝導路に進入すれば，AVNRTが始まる(図2-5, 2-6)。頻拍中は心房と心室が同時に興奮するので，逆行性P波はQRS波の中に隠れてしまうか，QRS波の終末部に重なる。その結果，RP間隔はPR間隔より短くなり，V_1誘導で偽性r′波を(図2-7)，下壁誘導で偽性s′波を認める。ほとんどの症例では，通常型AVNRTは単発または複数のPACにより開始されるが，稀に頻拍が単発または複数のPVCから始まることもある。通常型AVNRTではふつう逆行性心房最早期興奮部位がHis束電位記録部位で認められるが，速伝導路が後方に位置しているためにこれが冠静脈洞入口部で記録されることがある(症例の8%)ということを知っておくのも大切である。そのような遅伝導路と速伝導路の解剖学的部位の偏位は，遅伝導路のアブレーションを行う際に重要な意味をもつ。

非通常型AVNRTは，PACが遅伝導路を伝導できず，速伝導路を順行性

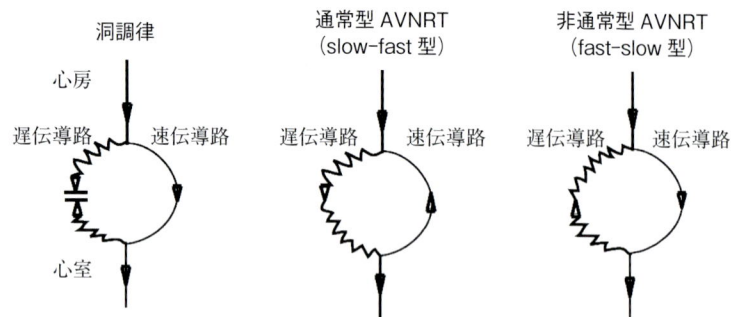

図 2-5 AVNRT のリエントリー回路の模式図。洞調律の間(左図)は，興奮は順行性に速伝導路を伝導した後に逆行性に遅伝導路に進入し，遅伝導路の順行性伝導は心室に伝導しない。通常型 AVNRT(中図)では，速伝導路が不応期の間に興奮が遅伝導路を伝導する。速伝導路が興奮性を回復したときに，興奮は速伝導路を素早く上行性に伝導することができ，また下方へも伝導して心室を興奮させる。したがって心房と心室は同時に興奮する。非通常型 AVNRT(右図)では，興奮は速伝導路を下方へ伝導し遅伝導路を上行する。この場合には，心房は心室より遅れて興奮する。〔Reprinted from Lee KW, Badhwar N, Scheinman MM. Supraventricular tachycardia-I. Curr Probl Cardiol, Sep 2008；33(9)：467-546, Copyright(2008)〕

に伝わってから遅伝導路を逆行性に伝導することで発生し得る(fast-slow 型，図 2-5)。しかし，より多いのは，速伝導路でブロックされた PVC により fast-slow 型の非通常型 AVNRT が生じる場合で，興奮はその後遅伝導路を通って心房に伝わり，速伝導路を通って心室に戻ってくる。心房が心室より遅れて興奮するため，RP 間隔は PR 間隔よりも長い。通常は逆行性 P 波を認識でき，V_1 誘導では陽性，下壁誘導では常に陰性である(図 2-8)。非通常型 AVNRT では，逆行性心房最早期興奮部位はふつう遅伝導路のある領域(後中隔)に認められる。しかしながら，非通常型 AVNRT で逆行性心房最早期興奮部位が前中隔や中中隔(中央部)で記録されためずらしい症例報告もある。

　EPS において，プログラム刺激のみでは頻拍がすぐに誘発されず，薬物による自律神経緊張の亢進が必要な場合がある。このようなときによく使われる薬として，イソプロテレノール，アトロピン，フェニレフリンがある。イソプロテレノールは順行性遅伝導路の伝導を延長させると同時に，逆行性速伝導路の不応期を短縮することにより AVNRT を誘発しやすくする。イソプロテレノールは非薬物下では室房伝導がない患者において頻拍を誘発する場合に特に有用である。

　AVNRT の機序を検討した初期の研究では，リエントリー回路は房室結節

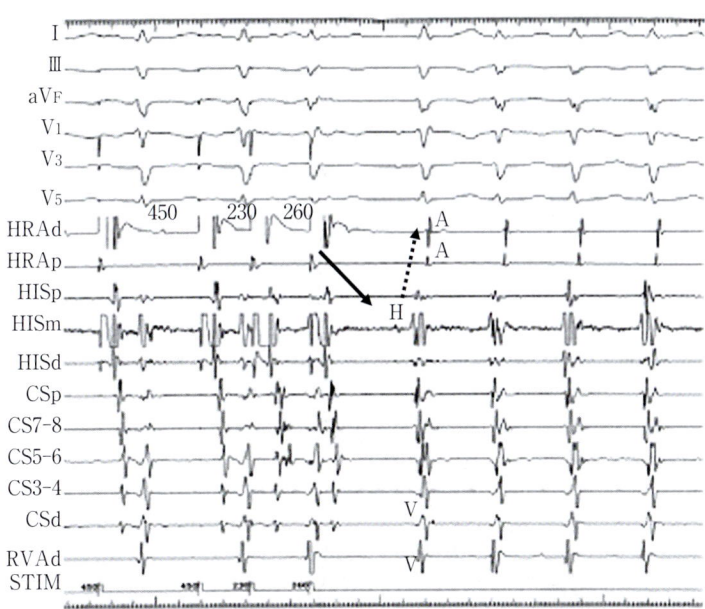

図 2-6 高位右房遠位（HRAd）からの心房二連続期外刺激（450-230-260 ms）により誘発された通常型 AVNRT（slow-fast 型）で，遅伝導路を下方へ順行伝導し（実線矢印），速伝導路を上方へ逆行伝導している（破線矢印）。頻拍中は心房と心室が同時に興奮し，その結果 "A on V" 頻拍となる。体表面心電図および心内電位記録の配列は図 2-4 と同じ。〔Reprinted from Lee KW, Badhwar N, Scheinman MM. Supraventricular tachycardia-I. Curr Probl Cardiol, Sep 2008：33(9)：467-546, Copyright (2008)〕

内にあるとされた。ヒトおよび動物の研究データでは，回路が上部共通路（回路と心房の間にある）と下部共通路（回路と His 束の間にある）に挟まれている患者もおり，いずれの共通路も房室結節の特性を有していることが示唆されている。また，これらの共通路は，回路に入り込もうとする心房および心室の興奮に対して門番のように働くと考えられている。このことから，心房内各所からペーシングを行ったときに AVNRT の回路がエントレインメントされたりされなかったりする現象や，稀ではあるが心房からも心室からも興奮や期外刺激がリエントリー回路に入り込むことができないという現象を説明できるかもしれない。最近になって，リエントリー回路における左房の関与の重要性を示唆する臨床データが複数の研究者により示された。AVNRT は通常型でも非通常型でも順行伝導は右方成分を介するようだが，稀にリエントリー回路がすべて左房に存在する症例があるらしく，この場合は冠静脈

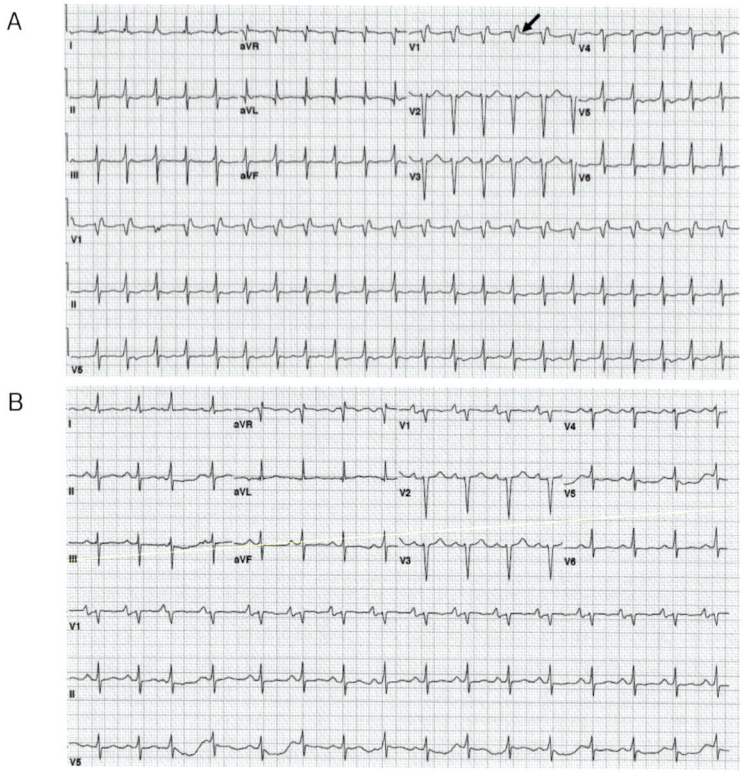

図 2-7　通常型 AVNRT の患者の心電図。A：頻拍中の逆行性 P 波は V₁ の偽性 r'波として認められる(矢印)。B：洞調律中の心電図。

洞内や僧帽弁輪部のみのアブレーションで治療可能である。

■ 薬物療法

　血行動態が悪化している患者には速やかに電気的カルディオバージョンを施行すべきだが，AVNRT が重篤な血行動態的異常をきたすことはほとんどない。迷走神経刺激法を用いて，安全かつ速やかに頻拍を停止させることができる。この手技は一過性に房室結節の不応期を延ばし伝導速度を低下させるので，通常型 AVNRT では順行性遅伝導路内で，非通常型 AVNRT では順行性または逆行性遅伝導路内で，頻拍の停止をもたらす。迷走神経刺激法には，嘔吐反射(gag reflex：のどに指を入れる)，潜水反射(dive reflex：冷水に顔を浸す)，さかさ体位(upside down position：逆立ちで足を壁にたて

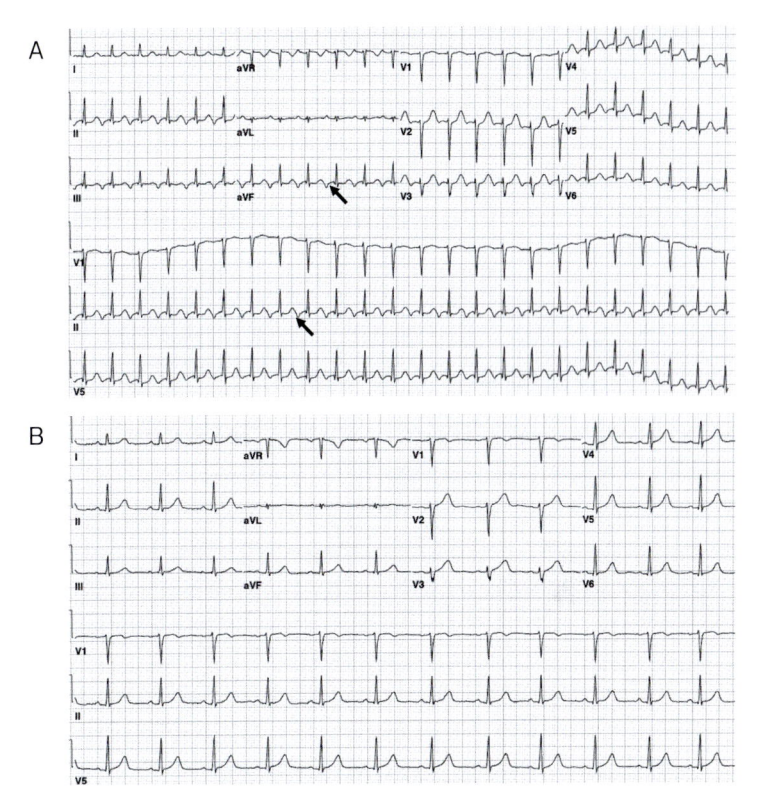

図 2-8 非通常型 AVNRT（fast-slow 型）の患者の心電図。A：頻拍中の逆行性 P 波は V₁，Ⅱ，Ⅲ，aVF 誘導で認められる（矢印）。P 波は V₁ で陽性，下壁誘導で陰性であることに注意。B：洞調律中の心電図。

かける），Valsalva 手技，Müller 手技，頸動脈洞マッサージなどがある。これらの方法は患者に指導することができる。高齢者および頸動脈病変が疑われる患者では，頸動脈洞マッサージは注意して行うか，避けるべきである。

　迷走神経刺激法が無効な場合には，AVNRT 回路の順行性伝導路の不応期を延長する薬物を用いることができる。この目的で使用できる薬物には，静注のカルシウム拮抗薬（ベラパミル，ジルチアゼム），β 遮断薬（メトプロロール，アテノロール，プロプラノロール，エスモロール），アデノシンがある。これらは持続心電図モニター下に投与すべきである。静注アデノシンは効果の発現が速やかで半減期が極端に短く（1〜10 秒），頻拍の停止に非常に効果的である。アデノシンはその高い有効性と短い作用時間より，左室機能障害のある患者の頻拍停止の際によい。ベラパミルを左心機能障害がある患者

や，QRS幅が広く心室頻拍の可能性がある不整脈を呈する患者に静注する場合には，注意を要する．アデノシンは通常は持続時間の短い（30秒未満）軽度の副作用を起こすのみだが，重症の反応性気道病変をもつ患者では注意して使用する．SVTの急性期治療にジゴキシンを使用する場面は非常に限定される．すでにSVTを発症して交感神経が緊張状態にあるため効果が低いばかりでなく，ジゴキシンは作用発現が遅く，治療域が狭く，他の抗不整脈薬と相互作用を示すことから，あまり有用ではない．

　AVNRTの患者に長期間にわたって薬物治療を行うときには，患者個々の特性を考慮すべきである．症状の軽い初回発作の患者では薬物療法を先延ばしにしてもいいだろう．一方，症状が強い，冠動脈疾患や失神（稀であっても）を伴う，救急外来の受診や入院が必要となるなどの患者では，薬物療法を考慮する．通常型AVNRTの症例では抗不整脈薬治療の標的は順行性伝導路（遅伝導路），逆行性伝導路（速伝導路），またはその両方となる．おもに順行性伝導路に作用する薬にはカルシウム拮抗薬，β遮断薬，ジゴキシン（あまり使われない）があり，おもに逆行性伝導路に作用する薬にはフレカイニド，プロパフェノン，プロカインアミド，ジソピラミド，キニジンがある．Ⅲ群薬であるアミオダロンとソタロールはどちらにも作用する．頻拍出現が稀で症状も軽い患者では，ジルチアゼムまたはプロプラノロール1回量が有用であったとする"pill in the pocketアプローチ（発作時の頓服）"も報告されている．

■ カテーテルアブレーション

　カテーテルアブレーションの効果と安全性に比較して，AVNRTの長期薬物療法ではコスト，有害な催不整脈作用の可能性，不便さなどがあり，AVNRTの患者に根治的アブレーションを行う例が増えている．カテーテルアブレーションが第1選択となる患者もいる．イソプロテレノールやアトロピンを投与しても，臨床的に認められるSVTがEPSで誘発されないことは稀ではない．臨床的に確認されているSVTがEPSで誘発されないものの二重房室伝導路（dual AV nodal pathway）や単発の房室結節エコーを認める場合には，AVNRTに対するカテーテルアブレーションがSVTの根治に非常に有効である（1年超の経過観察で95%を超える成功率）．

　前述のAVNRTの回路についてのディスカッションから，速伝導路か遅伝導路のどちらかにアブレーションを行うことで回路が途絶し不整脈が根治すると考えられる．高周波カテーテルアブレーションがAVNRTの治療に最初に用いられたときには，速伝導路がターゲットであり，その成功率は80～90%であったが，房室ブロックを生じるリスクも20%近かった．今日，

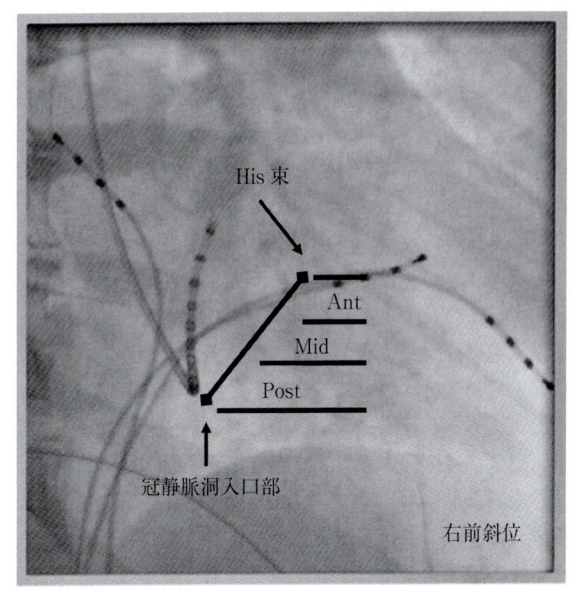

図 2-9 AVNRT のアブレーションにおける遅伝導路への解剖学的アプローチ。三尖弁輪中隔側の冠静脈洞入口部から His 束までを，後部(Post)，中部(Mid)，前部(Ant)に分割する(右前斜位)。最初は後部にアブレーションカテーテルを置き，ここから焼灼を開始する。アブレーション成功のためにはカテーテルを段階的に中部，さらには前部へと進める必要があるかもしれないが，前方・上方へ行くに従って房室ブロックのリスクも上昇する。〔Reprinted from Lee KW, Badhwar N, Scheinman MM. Supraventricular tachycardia–I. Curr Probl Cardiol, Sep 2008；33(9)：467-546, Copyright(2008)〕

速伝導路のアブレーション(いわゆる前方アプローチ)はもはや手技の選択肢とはならず，成功率が非常に高く房室ブロックのリスクが非常に低い遅伝導路アブレーション(いわゆる後方アプローチ)に取って代わられた。経験豊富な施設では，急性期成功率は約 99％ であり，ペースメーカ植込みを要する房室ブロックのリスクは 0.4 〜 1％ である。

　遅伝導路アブレーションでは，ふつう冠静脈洞入口部近傍の右房後中隔で高周波通電が行われる。解剖学的アプローチと電位アプローチを合わせたものが最も安全かつ効果的な方法と思われ，高周波通電は遅伝導路電位が記録される後中隔部位で行われる(図 2-9)。AVNRT のアブレーションでは頻拍の誘発不能が急性期治療のエンドポイントとされている。遅伝導路アブレーションのゴールは必ずしも遅伝導路の伝導を根絶させることではなく，不整脈がもはや誘発されないように遅伝導路を修飾することである。したがって，

AVNRT が誘発不能になっていれば，順行性の二重房室伝導および単発の房室結節エコーが残存しても，治療のエンドポイントとして許容できるだろう。遅伝導路部位に高周波エネルギーが効果的に加えられると，通常は房室結節細胞に及んだ熱が内因性ペースメーカ活動を亢進させることにより，接合部異所性調律が出現する。接合部異所性興奮の出現する時間によりアブレーションの成功が予測されるが，速い接合部興奮は房室結節が障害されて房室ブロックが切迫していることの指標とも考えられている。房室伝導の Wenckebach 周期が一貫して増加していることは，遅伝導路の消失と AVNRT に対するアブレーションが成功したことを強く示唆する。

稀に，AVNRT の房室結節を明らかにうまく修飾したにもかかわらず，患者が頻拍症状の再発を訴えることもある。その症状は，術後早期にはアブレーション前より悪化しているかもしれない。これは AVNRT の再発のためかもしれないが，不適切洞頻脈(inappropriate sinus tachycardia)のこともある。このような場合には，携帯型心電図記録が診断確定に有用かもしれない。不適切洞頻脈は副伝導路アブレーション後にも発生すると報告されている。この頻脈は臨床的に重篤なものとはならず，通常 1～2 カ月で自然に改善するが，稀に頻脈症状がより長期間持続して β 遮断薬による治療を要することもある。

術前の PR 間隔が正常な AVNRT 患者では，遅伝導路をアブレーションで選択的に修飾した場合の房室ブロックの発生リスクは非常に低いが，もともと PR 間隔が延長している患者，特に(i)著明な PR 間隔延長例(>300 ms)，(ii)最初から明らかに速伝導路の順行性伝導がない例，また(iii)高齢者(>70歳)では，そのリスクが高い可能性があると報告されている。もともと AH 時間が延長している患者での AVNRT のアブレーションも研究されている。そのような患者における，二重房室伝導を有する場合の遅伝導路アブレーションや，二重房室伝導がない場合の逆行性速伝導路アブレーションが有効で，多くの場合安全であるらしい。稀ではあるが，遅発性の症候性房室ブロックも生じ得るので，リスクのある患者では注意深い経過観察が必要であろう。AVNRT の遅伝導路アブレーション後に PR 間隔が延長した患者(3～4%)の長期経過観察では，それ以上の PR 間隔延長は認められなかったと報告されている。

技術の進歩により，患者にとっても術者にとっても AVNRT のアブレーションの安全性は向上している。リアルタイム三次元マッピングシステムの進歩により，術者も患者も透視被曝がかなり軽減したほか，アブレーション標的部位のみならず房室結節周囲の重要な場所(His 束など)を正確に同定(タグ付け)できるようになり，これらの部位にうっかり高周波傷害や物理的

傷害を起こすリスクが減少した。それ以外にもクライオマッピング（cryo mapping 凍結マッピング）とクライオアブレーション（cryoablation 凍結アブレーション）の開発がある。クライオマッピングによる電気生理学的効果は数分で完全に元に戻るので，アブレーション中に予期せず房室ブロックを起こしてしまうような患者においても房室伝導の回復が可能である。クライオアブレーションのもう1つの魅力的な特色は，アブレーション中にカテーテル先端が組織に固定されることである。これによりカテーテル先端の安定性が向上し，アブレーション中に遅伝導路の伝導を評価するための心房ペーシングが可能となる。クライオアブレーション中は接合部異所性興奮は出現しないが，再加温の際には認められることもある。ただし，クライオアブレーションは高周波アブレーションに比べると再発率が高い。

　磁気誘導システムの開発により，術者がカテーテルを遠隔操作により正確に操作することができるようになり，SVT を効果的に焼灼できるようになった。この方法ではカテーテルの安定性が向上するため，高周波エネルギー通電時間が短くなる傾向が示されている。遠隔操作アブレーションシステムでは，アブレーション手技中に放射線防御衣を長時間着ることに伴う，術者の整形外科的負担も小さくなる。

Wolff-Parkinson-White 症候群，房室回帰性頻拍

　1930年に，Wolff と Parkinson，White らは PR 間隔の短縮と脚ブロックを伴う特殊な心電図所見を呈する11人の若く健康な患者について報告した。これらの患者は発作性の SVT に罹患しており，後に Wolff-Parkinson-White（WPW）症候群と呼ばれるようになった。この心室の早期興奮でみられる幅の広い QRS 波は，当初は PR 短縮と脚ブロックに関連すると考えられた。房室結節以外の房室伝導路が心室の早期興奮を起こしていることは，最初に Kent により提唱され，その後 Wood と Wolferth により確認された。Durrer と Wellens はこれらの患者に最初に EPS を行い，PAC や PVC が（順方向性または逆方向性の）頻拍を起こすこと，さらに適切なタイミングで心房または心室期外刺激を加えると頻拍が停止することを示した。

■ 疫　学

　WPW 症候群と房室回帰性頻拍（atrioventricular reciprocating tachycardia：AVRT）が長年にわたり関心の対象となっている大きな理由は，その合併症発生率と死亡率にある。症状の存在と突然死のリスクとの間には確立した関係がある。無症候性 WPW 症候群の患者では突然死率は低く，1年当た

り1,000人に1人程度と見積もられているが，症候性の若いWPW症候群患者が一生のうちで突然死をきたす確率はほぼ3〜4%とみられる。心室細動が初発症状の患者もいる。

症候性WPW症候群の患者に対するEPSと副伝導路アブレーションの有用性は確立されているが，無症候性の患者にいかに対処するかについてはあまり明らかではない。EPSおよびカテーテルアブレーションの安全性が向上して，副伝導路アブレーションを予防的に行う方向へとはずみがついている。これを支持するように，不整脈発症リスクが高いと判断された無症候性患者への予防的副伝導路アブレーションは，経験豊富な施設で行うのであれば，その後の致死性不整脈発症リスクを低下させることが無作為化試験で報告されている。この予防的アプローチをすべての無症候性患者，および幅広くEPS施設に適応できるかどうかは不明である。2003年のACC/AHA/ESC施行ガイドラインの推奨では，無症候性早期興奮症候群へのカテーテルアブレーションはクラスIIaの適応となっている。

WPW症候群は様々な先天性心疾患を含む多くの病態と関連している。Ebstein奇形とWPW症候群の関連については多くの報告があり，両方の病態をもつ割合は5%に及ぶとする報告もある。

■ 電気生理

WPW型心電図は短いPR間隔と，緩やかな立ち上がりのデルタ(Δ)波を伴うQRS波を示すが，まったく不整脈が起きない患者もいる。WPW症候群とは，WPW型心電図だけでなく発作性頻脈性不整脈を認める場合に用いられる。詳細な臨床病理学的研究から，副伝導路は形態学的に正常な心筋の微細組織からなり，弁輪部または中隔に存在することが示されている(図2-10)。副伝導路は50%以上が左側自由壁，20〜30%が後中隔，10〜20%が右側自由壁，5〜10%が前中隔に存在する。

副伝導路はその伝導特性により異なる型に分類される。顕性副伝導路 (manifest accessory pathway) とは，房室結節に比べて順行性の伝導が速く，そのため体表面心電図でΔ波が認められるものをいう。潜在性副伝導路 (concealed accessory pathway) とは逆行性にのみ伝導するものである。副伝導路が潜在性である場合，普段の心電図ではΔ波はみられず，心房漸減ペーシングや期外刺激，迷走神経刺激法を行っても同様である。潜伏性副伝導路 (latent accessory pathway) は順行性に伝導する機能を有し，房室結節への伝導時間が副伝導路への伝導時間よりはるかに短くなるような左側側壁の離れた部位に多く存在する。副伝導路近傍からペーシングすれば早期興奮を明らかにできる。

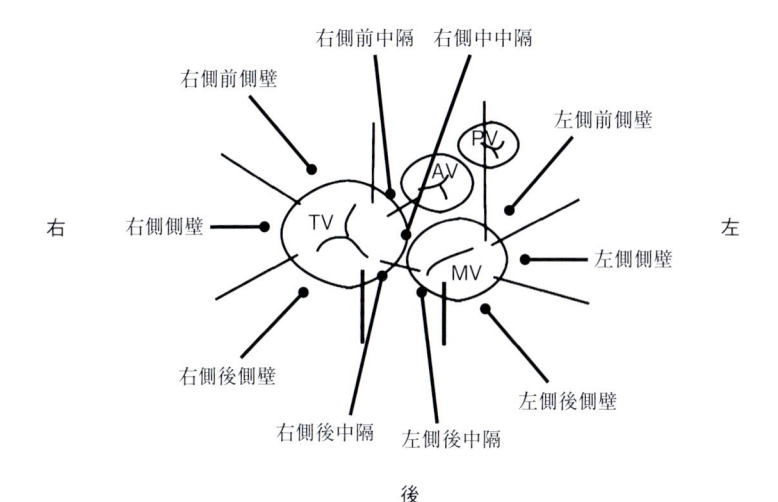

図2-10 僧帽弁輪および三尖弁輪周囲の副伝導路の部位。AV：大動脈弁，MV：僧帽弁，PV：肺動脈弁，TV：三尖弁。〔Reprinted from Arruda MS, McClelland JH, Wang X, et al. Development and validation of an ECG algorithm for identifying accessory pathway ablation site in Wolff-Parkinson-White syndrome. J Cardiovasc Electrophysiol, Jan 1998；9(1)：2-12, Copyright(2008)〕

 おそらく安静時の交感神経緊張度が低いために，副伝導路を介した逆行性伝導が認められない患者がいる。イソプロテレノールの使用により逆行性伝導が再開することはめずらしくなく，臨床でみられるSVTが運動と関連している患者でよく認められる。アデノシンは有用な診断ツールになり得る。早期興奮の程度が弱い患者では，アデノシンを利用することで心室早期興奮を明確にできる。
 副伝導路の部位を体表面心電図から判別するためのアルゴリズムが数多く開発されている。図2-11はArrudaら(1998年)により提唱されたもので，Δ波の極性をもとに副伝導路の場所を特定するものである。図2-12はFitzpatrickら(1994年)により提唱されたアルゴリズムで，Δ波の振幅と極性の和，R波/S波の比，および前胸部誘導でのQRS波の移行帯をもとに部位を割り出す。図2-13は左側後側壁に副伝導路を有するWPW症候群患者の12誘導心電図である。
 心電図から副伝導路の部位を特定するアルゴリズムの多くは，Δ波の極性，またはR波とS波の関係のどちらか，あるいはその両方に基づいており，

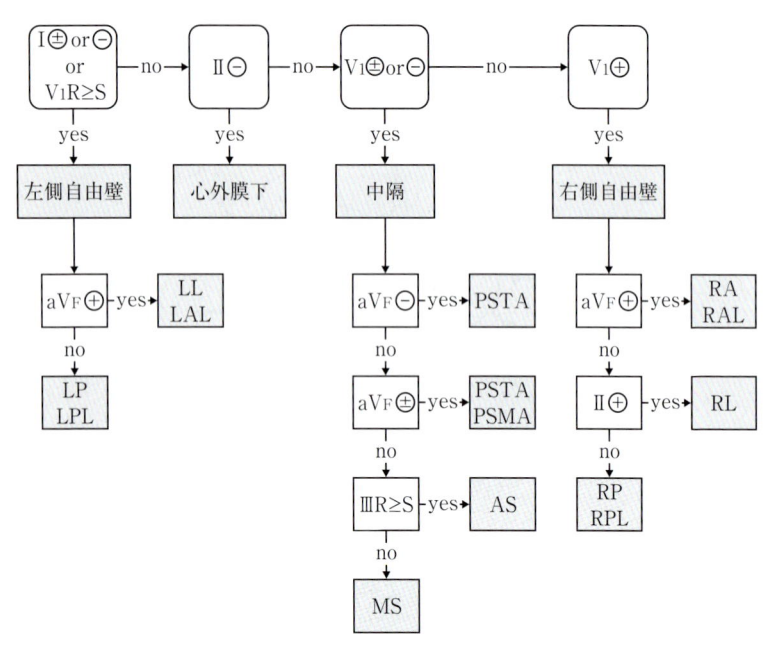

図2-11 心電図上のΔ波の極性に基づいた副伝導路部位特定のアルゴリズム。Δ波の極性は，肢誘導および胸部誘導でΔ波起始部から20 msの部位を調べて決定し，＋，－，±に分類されている。LL：左側側壁，LAL：左側前側壁，LP：左側後壁，LPL：左側後側壁，RA：右側前壁，RAL：右側前側壁，RL：右側側壁，RP：右側後壁，RPL：右側後側壁，PSTA：三尖弁輪後中隔，PSMA：僧帽弁輪後中隔，AS：前中隔，MS：中中隔。〔Reprinted from Arruda MS, McClelland JH, Wang X, et al. Development and validation of an ECG algorithm for identifying accessory pathway ablation site in Wolff-Parkinson-White syndrome. J Cardiovasc Electrophysiol, Jan 1998；9(1)：2-12, Copyright(2008)〕

　これら構成要素のいずれかが不明確な場合には副伝導路部位特定の精度が劣ってくる。副伝導路部位同定の失敗は通常，(ⅰ)体表面心電図上の早期興奮が極めて小さい，(ⅱ)副伝導路が複数存在する(患者の2～20％でみられる)，(ⅲ)胸郭の変形や先天性心疾患を有する，などの理由による。これらのアルゴリズムは，副伝導路の心室付着部位に関する極めて有用な情報を与えてくれる。副伝導路のアブレーションを成功させるためには，さらに心内での詳細なマッピングが必要となる。
　AVRTはリエントリー性不整脈で，順方向性と逆方向性に分類される(図2-14)。順方向性頻拍の最中は，順行性伝導路は房室結節-His-Purkinje系であり，逆行性伝導路は副伝導路である。副伝導路を順行路とし，正常伝導

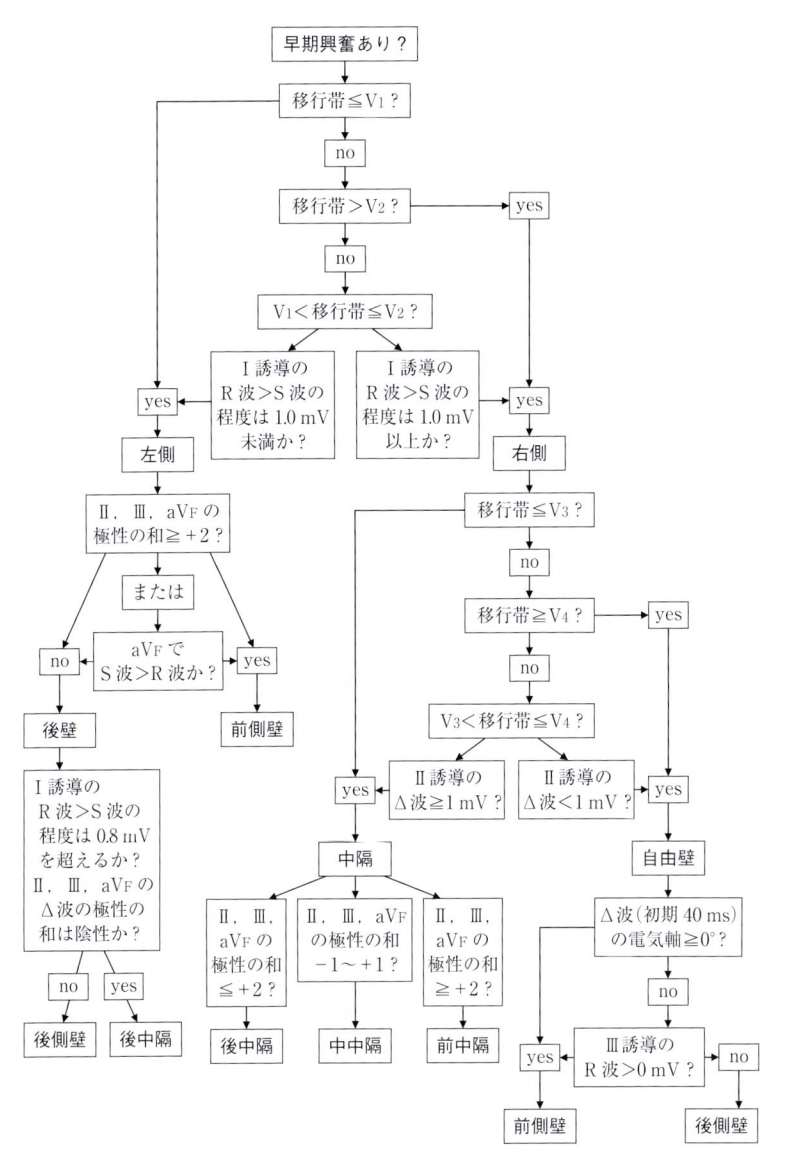

2章 上室頻拍：房室結節リエントリー性頻拍，房室回帰性頻拍 31

```
                            早期興奮あり？
                                 │
                            移行帯≦V₁？
                                 │
                                no
                                 │
                            移行帯>V₂？ ──────────────── yes
                                 │                        │
                                no                        │
                                 │                        │
                        V₁<移行帯≦V₂？                   │
                   ┌─────────┴─────────┐                  │
                I誘導の              I誘導の              │
                R波>S波の            R波>S波の            │
                程度は1.0mV          程度は1.0mV          │
                未満か？             以上か？             │
         yes ────┘                      └──── yes ──────┤
          │                                              │
         左側                                            右側
          │                                              │
     II, III, aVFの                                 移行帯≦V₃？
     極性の和≧+2？                                       │
          │                                              no
        または                                           │
          │                                        移行帯≧V₄？ ── yes
        aVFで                                            │
        S波>R波か？                                     no
    ┌─────┴─────┐                                       │
   no          yes                              V₃<移行帯≦V₄？
    │           │                            ┌──────┴──────┐
   後壁        前側壁                       II誘導の        II誘導の
    │                                        Δ波≧1mV？     Δ波<1mV？
I誘導の                                   yes┘                └yes
R波>S波の                                   │                   │
程度は0.8mV                               中隔                 自由壁
を超えるか？                         ┌──────┼──────┐            │
II, III, aVFの                   II, III,  II, III, aVF  II, III,   Δ波(初期40ms)
Δ波の極性の                      aVFの    の極性の和    aVFの     の電気軸≧0°？
和は陰性か？                     極性の和   -1～+1？    極性の和         │
  ┌───┴───┐                     ≦+2？                ≧+2？           no
 no      yes                      │          │          │              │
  │       │                     後中隔    中中隔    前中隔       III誘導の
後側壁   後中隔                                                   R波>0mV？
                                                              ┌────┴────┐
                                                             yes        no
                                                              │          │
                                                            前側壁    後側壁
```

図2-12 心電図上のΔ波の振幅と極性の和，R波/S波の比，および前胸部誘導でのQRS波移行帯に基づいた副伝導路部位同定のアルゴリズム。Δ波の振幅は肢誘導および胸部誘導で早期興奮しているQRS波の初期40msの部分から計算され，＋，－，0に分類される。〔Reprinted Fitzpatrick AP, Gonzales RP, Lesh MD, et al. New algorithm for the localization of accessory atrioventricular connections using a baseline electrocardiogram. J Am Coll Cardiol, Jan 1994；23(1)：107-116, Copyright(1994)〕

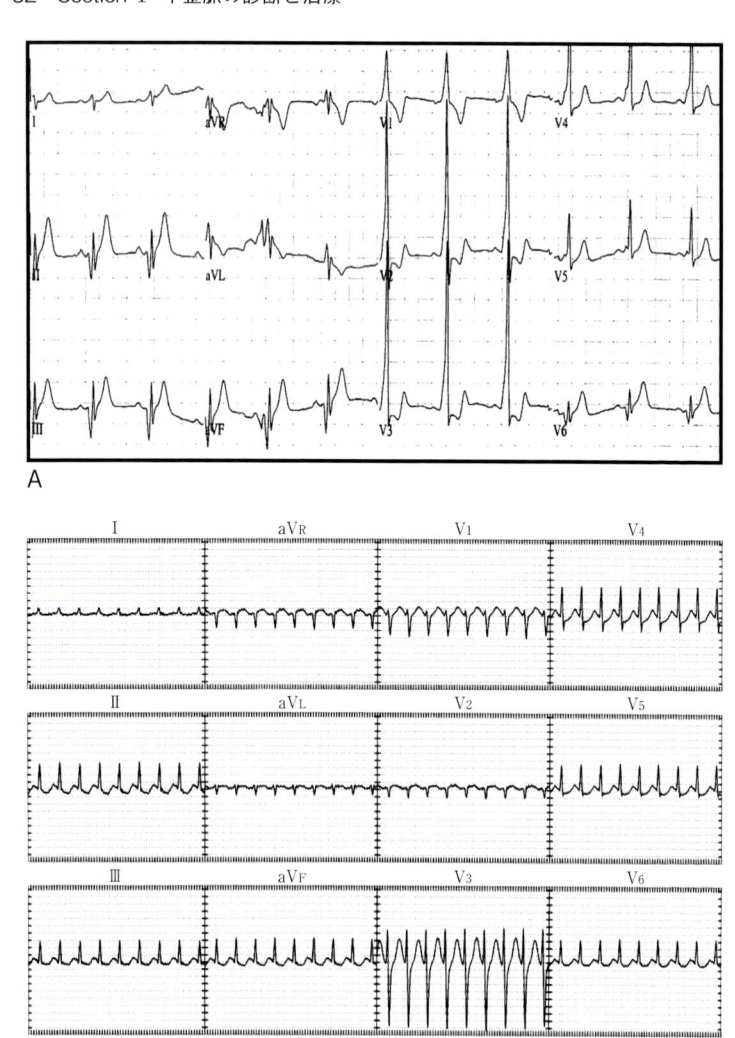

図 2-13　A：左側後側壁副伝導路を有する患者の 12 誘導心電図。洞調律の興奮が心室を早期興奮させるには長い距離を伝わらねばならないため，この患者では Δ 波は目立たないかもしれない。B：副伝導路を逆行路とする順方向性 AVRT。(続く)

系を逆行路とするリエントリー回路，すなわち順方向性(orthodromic)とは逆向きに伝導するものを記述する際に，Fontaine がはじめて逆方向性(antidromic)という用語を用いた。順方向性 AVRT は正常伝導系を順行路に使用するので，QRS 幅の狭い頻拍となる(図 2-13B)(ただし変行伝導がない場

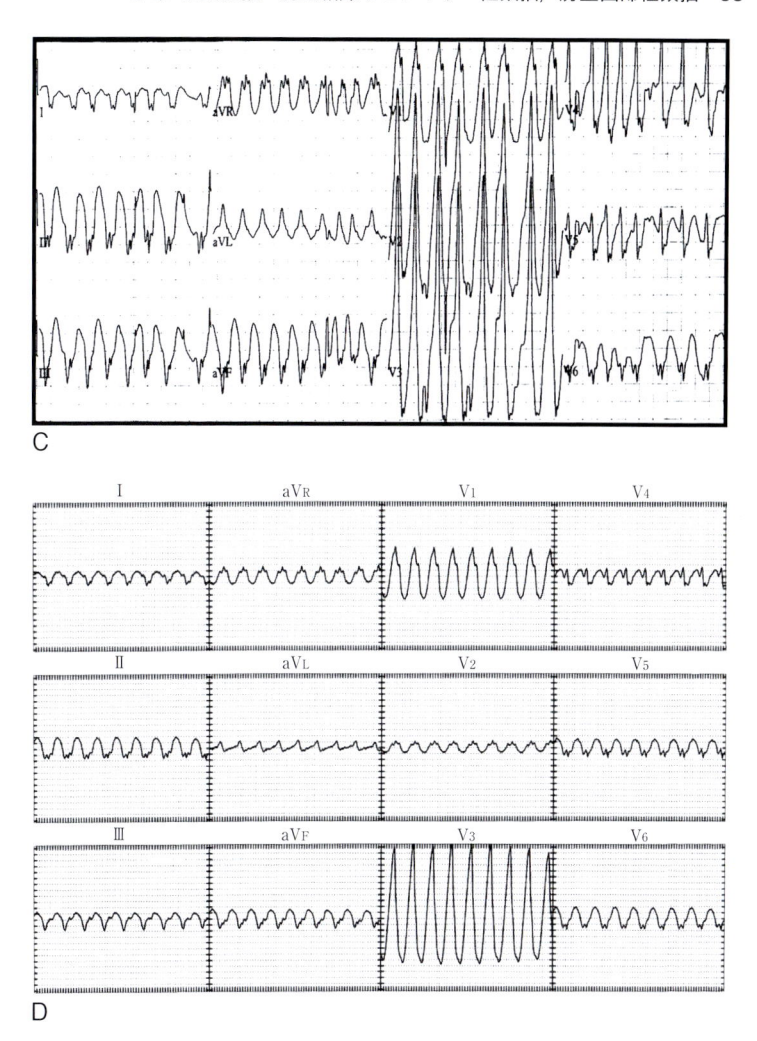

図 2-13（続き） C：心房細動中には，副伝導路を通る非常に速い順行性伝導が明らかである。D：副伝導路を順行路，房室結節を逆行路とする逆方向性 AVRT。

合）。反対に，逆方向性 AVRT は早期興奮のみによる QRS 幅の広い頻拍となる（図 2-13D，図 2-15B）。

　順方向性 AVRT は，臨床的および EPS で誘発される AVRT の約 95% を占める。頻拍誘発時には，自然発生またはペーシングによる PAC が副伝導路でブロックされ，房室結節 -His-Purkinje 系を伝わる（図 2-14）。興奮は

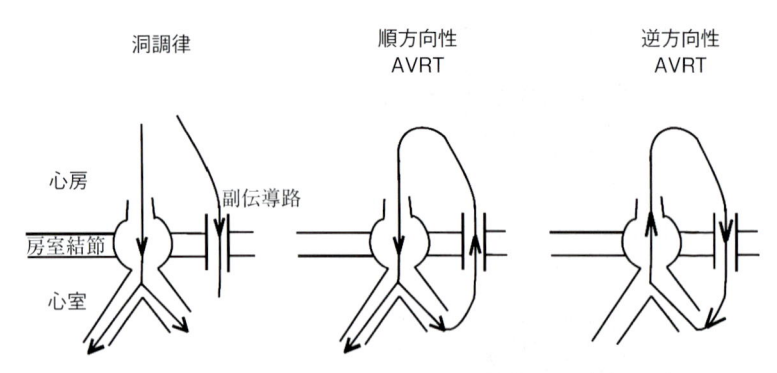

図 2-14　AVRTのリエントリー回路のシェーマ。左図：洞調律中，興奮は房室結節と副伝導路を伝導する。中図：順方向性 AVRT では興奮は房室結節を順行性に，副伝導路を逆行性に伝わる。右図：逆方向性 AVRT では興奮は副伝導路を順行性に，房室結節を逆行性に伝わる。〔Reprinted from Lee KW, Badhwar N, Scheinman MM. Supraventricular tachycardia-I. Curr Probl Cardiol, Sep 2008；33(9)：467-546, Copyright(2008)〕

　心室に到達した後，すでに興奮性を回復した副伝導路を介して上方の心房に戻っていく。そして房室結節-His-Purkinje系に再度進入して頻拍を持続させる。順方向性頻拍はPVCによっても起こすことができる。この場合にはPVCはHis-Purkinje系（または房室結節）でブロックされるが，副伝導路を介して心房へ伝導する。もし房室結節-His-Purkinje系が興奮性を回復していれば，興奮はその後，房室結節を伝わって心室に再進入し順方向性頻拍が始まる。PVCやPACが副伝導路付着部位に近ければ近いほど，順方向性頻拍が起こりやすくなる。

　頻拍中のP波の極性は副伝導路の部位を特定する助けになることがある。Ⅰ誘導の陰性P波は副伝導路の心房付着部位が左側の自由壁であることを示唆する。一方，下壁誘導の陰性P波はそれが後中隔か，右側または左側の下壁にあることを示唆する。

　中隔と自由壁の副伝導路を鑑別することは，アブレーションを進めていくうえで大きな助けになる。順方向性 AVRT 中の脚ブロックも，自然発生であれ誘発したものであれ，診断上の重要な手がかりを与えてくれることがある。AVRTでは，自由壁の副伝導路と同側の脚ブロックが起きた場合，頻拍周期の延長がみられる。このとき，興奮は His-Purkinje 系の心室進入部位から副伝導路の心室端までより長い距離を伝わらねばならず，その結果 VA 間隔が少なくとも 35 ms 延長する。前中隔副伝導路の場合は，順方向性 AVRT 中の右脚ブロックにより軽度のVA間隔延長（15〜20 ms）が起こり，

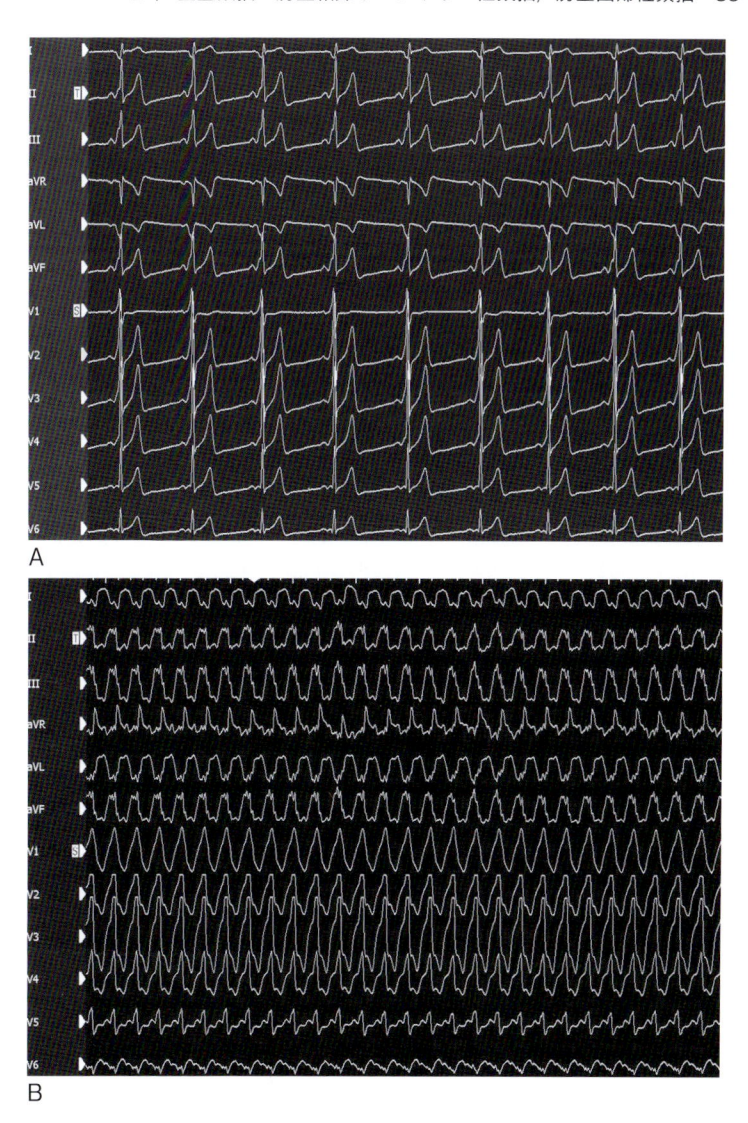

図 2-15　左側側壁副伝導路を有する患者。A：基本となる早期興奮の心電図。B：逆方向性 AVRT 中の 12 誘導心電図。(続く)

後中隔副伝導路では，左脚ブロックにより同様の VA 間隔変化(15 〜 20 ms)が生じる。

　AVRT を診断するその他の方法として，SVT の拡張期後期で His 束が脱

C

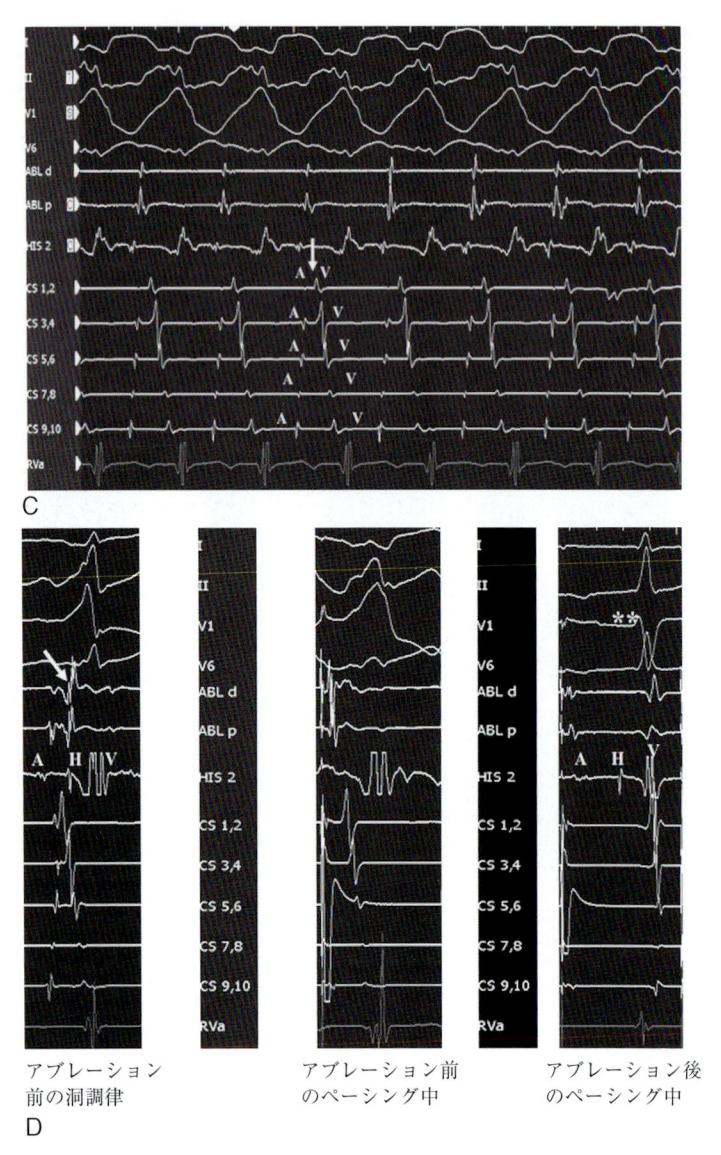

D

アブレーション　　　アブレーション前　　　アブレーション後
前の洞調律　　　　　のペーシング中　　　　のペーシング中

図2-15(続き)　C：逆方向性AVRT中の体表面心電図および心内電位。最早期順行性心室興奮は冠静脈洞遠位の双極電極で認められる（矢印）。D：僧帽弁輪側壁のアブレーション成功部位の電位，アブレーション後の早期興奮の消失とHV間隔の正常化（＊＊）を示す（矢印は心房波と心室波の融合を指す）。ABLp：アブレーションカテーテルの近位双極電位，ABLd：アブレーションカテーテルの遠位双極電位。

分極しているときにタイミングよく PVC を入れ，これにより頻拍中と同じ逆行性の心房興奮を得る方法がある。もし頻拍がリセットあるいは停止するなら，副伝導路が存在し，それが頻拍回路に組み込まれている可能性が示唆される。この場合，His 束は不応期に入っているので，逆行性伝導は副伝導路を介してのみ起こり得る。AVRT の自然停止は，ほとんどが房室結節で起き，心房電位（または逆行性 P 波）の後に His 束波が続かない。

逆方向性 AVRT は頻度は低く，臨床的および EPS で誘発される AVRT の 3 ～ 6% である。頻拍の開始と停止は順方向性のものとは反対の機序で起きる（図 2-14）。図 2-15 に，順行性にのみ伝導する左側側壁副伝導路をもつ例を提示している。この患者の副伝導路は，心房細動中の最短 RR 間隔が 250 ms 未満であったことから突然死のリスクがあると考えられる。

バイスタンダーの副伝導路（bystander accessory pathway）とは，順行性または逆行性に伝導するが，AVRT の回路を形成していないものをいう。WPW 症候群の患者は二重房室伝導路を有する率が高く，頻拍回路に副伝導路が関与しているかどうかは EPS で確認する必要がある。バイスタンダーの副伝導路が短い順行性不応期を有している場合，心房細動の際に速い心室応答を引き起こす可能性があることにも注意すべきである。

WPW 症候群患者の 32 ～ 58% で，心房細動（頻度は少ないが心房粗動も）が自然発生するか，検査室で誘発されると報告されている。いくつかの機序が実証または提唱されており，(i)PAC により発生した AVRT から心房細動への移行，(ii)PVC により心房脱分極が心房受攻期に生じることによる心房細動の誘発，(iii)心房付着部位における副伝導路線維分枝内のリエントリー回路，などが挙げられる。基礎心疾患をもたない患者では，副伝導路のアブレーションに成功すれば，その後心房細動が発生する確率は低い（6 ～ 10%）。しかし，アブレーションに成功したにもかかわらず心房細動が再発する患者もいる。そのような患者の特徴として，(i)高齢（>50 歳），(ii)発作性心房細動の既往があり基礎心疾患を有する，(iii)副伝導路が順行性伝導しない，(iv)心房細動中の心室応答が遅い，(v)副伝導路アブレーション後も心房細動が誘発される，などが挙げられる。

■ リスク層別化

WPW 症候群患者で低リスク例を予測する基準も報告されている。時間とともに副伝導路の順行性伝導が消失する患者は死亡リスクが小さい。副伝導路の順行性不応期の長さを評価する非侵襲的手技も用いられている。間欠性に早期興奮が消失するのは副伝導路の伝導が不安定なためであり（不応期が長い），これは心房細動が起こっても予後が良好なことを示唆するものかも

しれない。しかしながら，間欠性に早期興奮がなくなる患者であっても，特に交感神経系が活性化しているような状況下ではAVRTが発生し，強い症状を呈してしまうことがある。

　副伝導路の順行性伝導の強固さや危険度を評価するために，トレッドミル運動負荷試験が用いられている。この基礎となる仮説は，副伝導路の有効不応期(effective refractory period：ERP)が正常房室伝導よりも長い患者では運動とともにΔ波が消失し，一方，副伝導路の有効不応期が正常房室伝導よりも短ければΔ波は持続して認められる，というものである。運動負荷中の体表面心電図でのΔ波消失は，悪性度の低い副伝導路を示唆するという報告もある。この所見が長期的な突然死リスク低下の予測因子となるか否かは不明であり，大きな患者集団での体系的検討はなされていない。運動中のΔ波消失は，副伝導路と房室結節の不応期に対する交感神経刺激効果の相対的なバランスによるものであり，おそらく副伝導路の順行性伝導の強固さそのものを反映するものでも，速い心房細動中の有効不応期の短さを示すものでもないだろう。つまり，交感神経緊張が高まると房室結節-His-Purkinje系の伝導が促進されるために，副伝導路の順行性伝導がマスクされてしまい，その伝導性について安全だと誤って認識させてしまうのである。

　副伝導路の順行性不応期を評価するために静注薬も使用される。プロカインアミドまたはアジマリンの静注で副伝導路の完全伝導ブロックが起きなければ，その副伝導路は短い順行性有効不応期(<270 ms)をもつことが示唆される。しかし，プロカインアミド静注の効果は他の研究で検証されていない。要するに，副伝導路のMobitz II型ブロック自然発生以外は，非侵襲的手法では危険度の判断は難しい。

　WPW症候群患者の突然死の機序は通常，心房細動が副伝導路を介して速く伝導することにより起こる心室細動である。心臓突然死のリスクをもつ無症候性患者の同定には，心内または経食道でのEPSが用いられる。高リスクの予測指標には，(i)複数の副伝導路の存在，(ii)有効不応期の短い副伝導路(<270 ms)，(iii)誘発された心房細動中のRR間隔が極めて短い(<250 ms)，(iv)AVRTまたは心房細動の誘発，(v)中隔にある副伝導路，などがある。無症候性の小児WPW症候群患者での最近の研究では，AVRTまたは心房細動が誘発されること，複数の副伝導路がみられることが予後不良の予測因子であった。

　WPW症候群患者における失神が突然死の前兆となり得るかについても研究されており，ある患者集団においては，失神の存在は必ずしも危険な副伝導路を発見することにつながらない。成人における失神の既往は，心房細動中の極めて短いRR間隔や副伝導路の順行性有効不応期に比べて，突然死発

生を予測するうえでの正確性と信頼性に劣る。しかし若い患者（＜25歳）では，EPS中の速い心室応答を伴う心房細動の発生は失神歴とよく関連する。

一般的に，症候性WPW症候群の患者には副伝導路のアブレーションを行うべきである。WPW型を示す無症候性の患者における予後評価目的の侵襲的EPSの適応に関しては意見が分かれている。特定の患者集団（職業上大きな責任を有する者，アスリート，突然死の既往歴を有する者）ではおそらく正当化されるだろう。なお，経験豊富な施設ではカテーテルアブレーションによる合併症発生率は非常に低いが，無症候性の患者では重大なイベントである突然死のリスク自体がとても低いため，副伝導路アブレーションの是非に関しては結論は出ていない。

■ 薬物療法

AVRTの薬物治療の標的は，(i)頻拍を引き起こす要因（例えば，期外収縮や心房細動）と，(ii)AVRT回路の弱点である連結部（すなわち，房室結節または副伝導路）である。順方向性AVRTの回路では房室結節が弱点であり，房室結節の不応期を延長したり伝導を抑制したりする薬物により，結節中でブロックを起こして頻拍を停止させることができる。迷走神経刺激も房室結節でブロックを起こすことにより頻拍を停止させる。順方向性AVRTの急性期停止に有効な第1選択薬には，静注のアデノシン，ベラパミル，ジルチアゼム，β遮断薬がある。静注ジゴキシンは効果の発現が遅いのでやや有効性に劣る。静注プロカインアミドも広範な心筋組織（心房，心室，His-Purkinje系）で伝導抑制と不応期延長をきたし，代替薬物として用いることができる。プロカインアミドは副伝導路の伝導をブロックすることでも効果を発揮する。

経口Ⅰc群薬は副伝導路の伝導をブロックするという点ではⅠa群薬より効果が強いが，器質的心疾患を有する患者では避ける。アミオダロンは多様な電気生理学的効果を有するが，Ⅰc群薬単独またはⅠc群薬とβ遮断薬の併用以上に効果的というわけではない。一般的にアミオダロンは，他剤無効，高齢，またアブレーションが適応にならない患者に用いる。ソタロールは頻拍の予防に効果的かもしれないが，torsade de pointesのリスクが4%あり，特に明らかな器質的心疾患とうっ血性心不全を有する患者ではリスクが高い。経口ジゴキシンは順方向性AVRTの単剤治療としては有効でなく，非常に重要なこととして，副伝導路への直接作用により，実は心房細動中に副伝導路を介する伝導を促進する可能性がある。したがって，ジゴキシンは早期興奮を有する患者の治療に使用してはならない。

逆方向性AVRTでは逆行性房室結節伝導が弱点になるだろう。その頻拍

が逆方向性 AVRT とわかっているなら，静注カルシウムチャネル遮断薬，β遮断薬，アデノシンを急性期頻拍停止に用いることができる．しかしながら，副伝導路の存在とその短い順行性不応期のため，心房細動になった場合には速い心室応答が起こり得ることも念頭におかねばならない．早期興奮を伴う頻拍の患者では，順行性伝導は１つの副伝導路を介し，逆行性伝導も（房室結節ではなく）別の副伝導路を介していることがある．アデノシン静注は頻拍を心房細動に移行させる可能性があり，副伝導路の順行性不応期が短い場合には心室細動が生じ得るので，慎重に使用すべきである．静注プロカインアミドは逆方向性 AVRT の急性期治療には良い選択肢であり，たとえ頻拍を停止させなくても，レートを下げることができる．禁忌がなければ，Ⅰc群薬は逆方向性 AVRT に対する長期経口薬治療時の良い選択肢である．

■ カテーテルアブレーション

カテーテルアブレーションは薬物治療に反応しない症候性 WPW 症候群患者における選択肢であり，経験豊富な施設では，成功率 95 ～ 97%，再発率 6% である．

アブレーションの成否は，副伝導路部位同定の正確さに決定的に左右される．心電図上のΔ波と QRS 波形から，副伝導路部位を想定することができる．早期興奮が最大でない場合には，心房頻回ペーシングやアデノシン静注を使用することで完全な早期興奮が得られ，部位特定の正確性が向上する．これは特に左側自由壁の副伝導路の場合に有用であり，（冠静脈洞内カテーテルからの）左房ペーシングで早期興奮が増強する．アブレーションを成功させるには，心房電位および心室電位の詳細な検討が必要である．顕性副伝導路のアブレーションでは，適切な標的部位を同定するための心内電位の規準には，(ⅰ)副伝導路電位の存在（図 2-15D），(ⅱ)Δ波の立ち上がりと比較した心室局所興奮の早期性，(ⅲ)電位の安定性，(ⅳ)順行性の連続電位（例：心房電位と心室電位の融合），などが含まれる．潜在性副伝導路のアブレーション時に適切な標的部位を同定するための電位の規準もあり，これには(ⅰ)逆行性副伝導路電位，(ⅱ)心室ペーシングまたは頻拍時の逆行性の連続電位，(ⅲ)電位の安定性，などがある．

左側自由壁副伝導路は副伝導路の過半数を占め，アブレーションを成功させるために僧帽弁輪側壁の詳細なマッピングを要する．アブレーションは冠静脈洞内カテーテルをガイドに行うことができ，これを用いて副伝導路部位をある程度絞り込む．左側自由壁副伝導路は術者の経験や好みにより経中隔的アプローチでも逆行性経動脈的アプローチでも焼灼でき，カテーテルアブレーションの成功率は非常に高い．右側自由壁の副伝導路のアブレーション

を成功させるには，三尖弁輪側壁の詳細なマッピングが必要である。右側自由壁副伝導路のアブレーション成功率は他のどの部位の副伝導路よりも低く，平均で90%，再発率は14%である。成功率が低い理由は，カテーテル先端が不安定になることと，三尖弁輪に平行に存在してマッピングの助けとなる冠静脈洞のような構造物が右側にはないことによる。安定性向上のために屈曲可能なシースを用いたり，副伝導路部位特定のために右冠動脈に多極電極つきマイクロカテーテルを留置したりすることにより，成功率は向上する。

前中隔および中中隔の副伝導路のアブレーションは，房室結節とHis束から近いため難しい手技となる。His束部のカテーテルとアブレーションカテーテルの位置関係を絶えず監視すべきで，なるべくならこれらカテーテルの位置を常に表示できる三次元マッピングシステムを用いることが望ましい。AVNRTのアブレーションにおける遅伝導路修飾時と同様に，前中隔および中中隔の副伝導路に高周波アブレーションを行う際は，体表面心電図や心内電位で房室ブロックが起こる徴候がないか十分に注意する必要がある。クライオアブレーションではクライオマッピングおよびカテーテル先端の固定が可能なので，難しい症例では高周波アブレーションよりも望ましい。通常のアプローチが不成功の例や房室ブロックのリスクが高い例のなかには，前中隔副伝導路への高周波アブレーションを大動脈洞無冠尖側から安全に施行できる症例もある。前中隔および中中隔の副伝導路では詳細なマッピング中にカテーテル外傷が起きやすく，そのために手技時間が延長し，成功率が低下する。マッピングシステムでは大事な部位に"タグ"をつけることができるので，とても役立つ。これらの副伝導路のアブレーション成功率は95〜98%，永続性房室ブロックをきたすリスクは1〜3%である。

後中隔副伝導路のアブレーションは，同部位の複雑な解剖のために困難なことがある。後中隔副伝導路の多くは右側から焼灼可能だが，約20%は左側からのアプローチが必要となる。左側アプローチの必要性を示唆する心電図および電気生理学的所見は，(i) V_1 誘導での陽性Δ波または上向きのQRS波，(ii)冠静脈洞入口部での逆行性最早期心房興奮，(iii)順方向性頻拍中の左脚ブロック発生に伴う室房間隔の延長，などがある。後中隔および左側後壁の副伝導路の5〜17%は心外膜側に位置しており，冠静脈洞内でのアブレーション(中心静脈が最多)を要する。II誘導の陰性Δ波は，冠静脈洞内での焼灼が必要となるかもしれない顕性副伝導路を暗示する。また，冠静脈洞内憩室は潜在性の後中隔副伝導路を伴う傾向があり，実際に副伝導路が憩室頸部の一部を構成していることを示唆する非常に多くの症例報告がある。冠静脈洞内での高周波アブレーションは，穿孔や隣接する冠動脈への傷害のリスク

を最小とするよう，低いパワーで始めるなど注意して行うべきである．低いパワーでの通常の高周波アブレーションが奏効しないときは，先端冷却型アブレーションカテーテル（Chilli）が必要かもしれない．クライオアブレーションは冠静脈洞内では安全で有効な治療戦略である．後中隔副伝導路のアブレーションは成功率 93～98％，再発率 3～6％で，永続性房室ブロックのリスクは 1％ である．

極めて少数の患者で心外膜側の副伝導路がみられる．これは心内膜でのマッピング中には副伝導路電位が記録されないか，かなり小さく，冠静脈洞内で大きな副伝導路電位が記録されることにより示唆される．左側副伝導路は，冠静脈洞内の副伝導路電位が大きい場所でうまく焼灼できる．しかし，他部位の心外膜側副伝導路のアブレーションを成功させるためには，外科手術の代替としての経皮的心外膜アプローチが必要な場合もある．不整脈専門の施設では，以前に副伝導路のアブレーションに失敗して紹介された患者のうち，経皮的心外膜アプローチを要するものが 18％ に及ぶ．

副伝導路のアブレーション全体では，合併症発生率が 1～4％，手技関連死亡率は約 0.2％ である．完全房室ブロックは患者の約 1％ に起こり，中隔副伝導路のアブレーション例で多い．自律神経機能障害や不適切洞頻脈は副伝導路の高周波アブレーションでは稀な合併症で，AVNRT に対する遅伝導路アブレーション時にみられるものより頻度は低い．

まとめ

SVT はいまだに重篤な病的状態を引き起こす原因疾患であるが，その機序と解剖への理解が進んだことで，非常に有効な薬物治療あるいは非薬物治療が可能となった．カテーテルアブレーションは，重篤な症状の SVT 発作を有する多数の患者に根治をもたらし，また WPW 症候群患者の死亡リスクを低下させる．カテーテルの種類，エネルギー供給システム，マッピングシステム，および遠隔操作システムの進歩により，カテーテルアブレーションは現在，大多数の SVT 患者において考慮すべき治療選択肢となっている．

Key Point

1. PSVT では，AVNRT と AVRT が最も多く，特に基礎心疾患をもたない患者で多く認められる．AVNRT は女性に多く，AVRT は男性

2. それらの機序はリエントリーである。リエントリーの成立には伝導速度が違い(速いものと遅いもの)回復時間も異なる2つの伝導路を要する。
3. 通常型AVNRTは遅伝導路を順行路，速伝導路を逆行路として利用し，非通常型AVNRTではその逆になる。
4. 順方向性AVRTはWPW症候群の患者で最もよくみられる頻拍である。房室結節は順行路として，副伝導路は逆行路として機能する。
5. AVNRT中の12誘導心電図は通常，規則正しくQRS幅の狭い頻拍であり，V1誘導に偽性r′波，下壁誘導に偽性s′波を伴う。AVRT中の12誘導心電図は，ふつうは短いRP間隔の頻拍となる。
6. 12誘導心電図上の△波の極性とR波/S波の比で，副伝導路の部位を正確に同定することができる。
7. カテーテルアブレーションは非常に有効であり，AVNRTおよびAVRTの患者では第1選択の治療法として勧められる。

(林　明聡)

文 献

Anderson RH, Ho SY. The architecture of the sinus node, the atrioventricular conduction axis, and the internodal atrial myocardium. J Cardiovasc Electrophysiol, Nov 1998；9(11)：1233-1248.

Arruda MS, McClelland JH, Wang X, et al. Development and validation of an ECG algorithm for identifying accessory pathway ablation site in Wolff-Parkinson-White syndrome. J Cardiovasc Electrophysiol, Jan 1998；9(1)：2-12.

Blomstrom-Lundqvist C, Scheinman MM, Aliot EM, et al. ACC/AHA/ESC guidelines for the management of patients with supraventricular arrhythmias—executive summary. A report of the American college of cardiology/American heart association task force on practice guidelines and the European society of cardiology committee for practice guidelines(writing committee to develop guidelines for the management of patients with supraventricular arrhythmias) developed in collaboration with NASPE-Heart Rhythm Society. J Am Coll Cardiol, Oct 15, 2003；42(8)：1493-1531.

Calkins H, Kim YN, Schmaltz S, et al. Electrogram criteria for identification of appropriate target sites for radiofrequency catheter ablation of accessory atrioventricular connections. Circulation, Feb 1992；85(2)：565-573.

Fitzpatrick AP, Gonzales RP, Lesh MD, et al. New algorithm for the localization of accessory atrioventricular connections using a baseline electrocardiogram. J Am Coll Cardiol, Jan 1994；23(1)：107-116.

Friedman PL, Dubuc M, Green MS, et al. Catheter cryoablation of supraventricular tachycardia : Results of the multicenter prospective "frosty" trial. Heart Rhythm, July 2004 ; 1 (2) : 129-138.

Jackman WM, Beckman KJ, McCleland JH, et al. Treatment of supraventricular tachycardia due to atrioventricular nodal reentry by radiofrequency catheter ablation of slow-pathway. N Engl J Med, July 1992 ; 327 (5) : 313-318.

Jackman WM, Wang XZ, Friday KJ, et al. Catheter ablation of accessory atrioventricular pathways (Wolff-Parkinson-White syndrome) by radiofrequency current. N Engl J Med, June 6, 1991 ; 324 (23) : 1605-1611.

Lee KW, Badhwar N, Scheinman MM. Supraventricular tachycardia- I. Curr Probl Cardiol, Sep 2008 ; 33 (9) : 467-546.

Lee KW, Badhwar N, Scheinman MM. Supraventricular tachycardia- II. Curr Probl Cardiol, Oct 2008 ; 33 (10) : 557-622.

Lee MA, Morady F, Kadish A, et al. Catheter modification of the atrioventricular junction with radiofrequency energy for control of atrioventricular nodal reentry tachycardia. Circulation, Mar 1991 ; 83 (3) : 827-835.

Lockwood D, Otomo K, Wang Z, et al. Electrophysiologic characteristics of atrioventricular nodal reentrant tachycardia : Implications for the reentrant circuits. In : Zipes DP, Jalife J, eds. Cardiac Electrophysiology : From Cell to Bedside. 3rd Ed. Philadelphia, PA : W. B. Saunders ; 2004 : 537-557.

Orejarena LA, Vidaillet H Jr, DeStefano F, et al. Paroxysmal supraventricular tachycardia in the general population. J Am Coll Cardiol, Jan 1998 ; 31 (1) : 150-157.

Rosen KM, Mehta A, Miller RA. Demonstration of dual atrioventricular nodal pathways in man. Am J Cardiol, Feb 1974 ; 33 (2) : 291-294.

Scheinman MM, Huang S. The 1998 NASPE prospective catheter ablation registry. Pacing Clin Electrophysiol, June 2000 ; 23 (6) : 1020-1028.

Scheinman MM, Morady F, Hess DS, et al. Catheter-induced ablation of the atrioventricular junction to control refractory supraventricular arrhythmias. JAMA, Aug 20, 1982 ; 248 (7) : 851-855.

Sun Y, Arruda M, Otomo K, et al. Coronary sinus-ventricular accessory connections producing posteroseptal and left posterior accessory pathways : Incidence and electrophysiological identification. Circulation, Sep 10, 2002 ; 106 (11) : 1362-1367.

Wellens HJJ. The electrophysiologic properties of the accessory pathway in the Wolff-Parkinson-White syndrome. In : Wellens HJJ, Kie KI, Janse MJ, eds. The Conduction System of the Heart. Leiden, The Netherlands : HE Stenfert Kroese B.V. ; 1976 : 567-588.

Wood KA, Drew BJ, Scheinman MM. Frequency of disabling symptoms in supraventricular tachycardia. Am J Cardiol, Jan 1997 ; 79 (2) : 145-149.

Wu D, Denes P, Amat YLF, et al. An unusual variety of atrioventricular nodal re-entry due to retrograde dual atrioventricular nodal pathways. Circulation, July 1977 ; 56 (1) : 50-59.

3章 心房性不整脈

Jonathan S. Steinberg, Aysha Arshad, and Tina Sichrovsky

心房細動

■ 診断と疫学

　心房細動(atrial fibrillation：AF)は，日常診療で最も多く認められる持続性不整脈であり，一般外来患者，救急外来患者，入院患者など，あらゆる状況で遭遇する。また，単独で生じることもあるが，急性の可逆的原因により生じたり，慢性心血管疾患あるいは非心血管疾患に合併することもある。現在，米国では250万人に近い患者がいると考えられている。

　AFの心電図では波のようにうねる，あるいは振動する心房興奮を認めるが，その興奮パターンには一貫性がなく無秩序で，心室興奮の間隔はまったく不規則(irregularly irregular)である。規則的で一貫性のある心房興奮は認められない。心房粗動(AFL)や心房頻拍(AT)も心室興奮間隔が不規則となる心房性不整脈であるが，これらの不整脈とAFの鑑別には心電図の下壁誘導(Ⅱ，Ⅲ，aVF)が有用なことが多い。AFの絶対的な特徴は，規則的な心房興奮が認められないことである。

　AFは加齢と強く関連している。50歳もしくは60歳以下では珍しく，80歳以上では極めて高頻度(約10人に1人)に認められる。疫学的調査により，心血管疾患の有無にかかわらず，AFは年齢との相関があることが証明されている(図3-1)。加齢による心房組織の変化が，AFの罹患率を増加させる原因となっていると考えられている。さらに，高血圧や冠動脈疾患など慢性心血管疾患の治療の進歩が，高齢者のAF発症を招いている。また，疫学的調査から，男性は女性の約2倍AFを発症しやすいこともわかっている。

　疫学的調査では，AFは死亡リスクを増大させる独立した因子であることが示されている。しかし，その詳細な機序についてはわかっていない。AFに合併する脳卒中や心不全が，死亡リスク増大と関係している可能性が考えられている。また，心筋虚血，血栓塞栓症，薬物の副作用，基礎となる心疾患などの関与も考えられる。

　ほとんどのAF患者は心血管疾患を合併しているが，明らかなAFの原因がなく，心血管疾患の合併も認めない患者もおり，そのような場合はlone

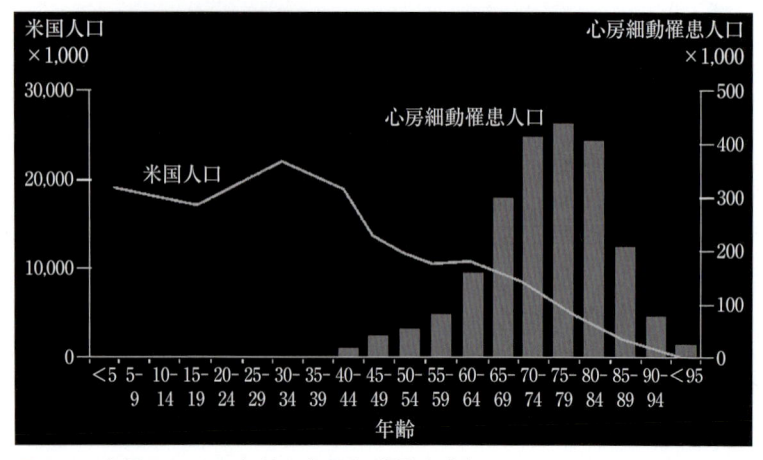

図 3-1 米国における年齢と心房細動罹病率(Reprinted from Feinberg WM, Blackshear JL, Laupacis A, et al. Prevalence, age distribution, and gender of patients with atrial fibrillation. Arch Intern Med 1995；155：469-473, with permission)

AF(孤立性心房細動)または特発性 AF と呼ばれる。状況により若干異なるが，AF 患者の 5〜30% が lone AF とされている。lone AF は心血管疾患を合併していないため，長期的にも心血管疾患を合併するリスクは低いと考えられている。ただし，lone AF においても加齢は重要なリスク増大因子であり，特に脳卒中発症における加齢の役割はよく知られている。

AF に関連する心血管疾患で欧米で最も多いのは高血圧であり，ほとんどの研究で約 40% の患者に認められる。その他の原因としては，冠動脈疾患，急性心筋梗塞，弁膜症，心不全，心筋症，心臓や弁の手術，心外膜疾患が挙げられる(表 3-1)。さらに，甲状腺機能亢進症，急性および慢性呼吸器疾患，薬物曝露，特に過剰なアルコール摂取などの心血管疾患以外の因子も AF を引き起こすことがある。

現在では，リウマチ性心疾患は非常に少なくなったが，僧帽弁疾患は AF 発症の強力な危険因子である。僧帽弁狭窄は最も強く関連する疾患であり，それよりやや劣るが僧帽弁閉鎖不全も多く関連する。長期的にみて，冠動脈疾患患者に新たに AF が発症するリスクは比較的小さいが，その頻度から冠動脈疾患も AF の重要な危険因子であると考えられている。さらに，急性心筋梗塞発症後の急性期には 10% の患者に AF を認める。多くの場合，広範な心筋障害を伴う不安定な患者に心房筋の障害も生じたときにみられる。このような状況で生じた AF は，しばしば一過性で終わる。

表 3-1 心房細動に関連する因子

心血管因子	非心血管因子
高血圧	肺疾患
弁膜症	敗血症
冠動脈疾患,心筋梗塞	中枢神経
心外膜疾患	自律神経(迷走神経,交感神経)
先天性心疾患	甲状腺機能亢進
心筋症,心不全	非心臓手術後
電気生理学的異常(洞不全症候群,WPW症候群,家族性心房細動)	薬物曝露(アルコール)
	特発性
心臓手術後	

　あらゆる心臓手術後に，AF は極めて高頻度に認められる。冠動脈バイパス手術後には約 20 〜 25% の患者に AF がみられ，弁膜症術後では 40% もの患者に認められる。このような場合の AF 発症の危険因子として，年齢，左室肥大，右冠動脈のバイパス手術，加算平均心電図で検出される心房内伝導障害，β遮断薬の不使用などが挙げられる。AF は入院期間を延長し，血栓塞栓症を引き起こすこともある。しかしながら，このような状況での AF は通常は一過性であり，入院中もしくは退院後まもなく自然に消失する。AF 発症頻度が最も高いのは術後 2 〜 3 日である。

　AF は臨床症状を呈さない程度の甲状腺機能亢進症の患者にも認められる。特に高齢者では，症状のない甲状腺機能亢進症を見逃さないことが重要である。このような患者では血栓塞栓症のリスクが高く，心室レートはしばしば速い。甲状腺機能が正常になるまでは，AF のコントロールが困難であることが多い。

　大量のアルコール摂取(binge drinking)後に AF が生じることがあり，holiday heart syndrome を引き起こす。この場合は，基礎心疾患の有無とは関係なく，AF は一過性の現象である。

■ 病態生理

　AF の電気生理学的機序は様々であり，心房の基質と，基礎にある心血管疾患の状態に依存する。持続性もしくは永続性の AF のように，すでに確立した AF は multiple wave reentry が機序と考えられている。multiple wave reentry とは，回路の大きさや場所が異なる複数のリエントリー(reentry)が同時に存在するものと定義されている。multiple wave reentry を維持するためには，少なくとも 5 〜 6 つのリエントリー回路を同時に維持できるだけの心房組織の臨界量(critical mass)が必要である。もう 1 つの仮説として

は，ローター(rotor)と呼ばれる短い興奮周期(cycle length：CL)を有する少数(おそらくは1つか2つ)のリエントリーが，通常は左房内の一定の部位もしくはさまざまな部位に存在していると考えられている。このリエントリー回路を起源として興奮が広がっていくが，非常に興奮周期が短いため一部の心房組織はその興奮周期に追従できず，細動興奮(fibrillatory conduction)と呼ばれる規則性を伴わない興奮様式を呈する。また，局所興奮(focal source)によりAFが維持されるケースもあり，このような機序は比較的多く認められる。非常に短い興奮周期で，やはり細動興奮を伴い，連発する興奮が肺静脈に認められることが最も多いが，おそらくその他の大きな胸部静脈にも同様の興奮が認められる。上記の複数の機序が同時に成立している可能性も考えられている。肺静脈を起源とするトリガーが心房組織のmultiple wave reentryを引き起こしているという機序が最も一般的である(図 3-2)。

　AFでは細胞レベルでのさまざまな異常も認められる。AF患者では，活動電位持続時間(action potential duration)の短縮，カルシウム制御(calcium handling)の変化，カリウムやその他のイオンチャネル機能の変化が生じている。組織レベルでは，ギャップ結合の異常を呈し，心房筋の興奮の伝播が妨げられている。自律神経調節は，副交感神経・交感神経ともに活動電位持続時間を短縮させ，リエントリーの形成に関与する。

　非常に重要なことだが，AFの持続は心房の異常な電気生理学的特性を増強し，結果としてAFをより長く持続させる。心房リモデリング(atrial remodeling)と呼ばれているこのプロセスは，AFの再発や，AFの停止不能，ひいてはAFの永続化に寄与する。洞調律の回復によりこのような電気的機能の正常化を認めるが，このプロセスを逆リモデリング(reverse remodeling)と呼ぶ。しかし長期間持続したAFは，最終的に心房筋の線維化を含めた構造的・永続的異常を引き起こす。このような電気生理学的変化は，心房内の興奮伝導の変化，再分極までの時間の短縮，心房における不応期の不均一性，動的な再分極特性の変化の原因となる。

　基礎心疾患を有するAF患者は，しばしば心房が拡大し，その機能は低下しており，病理学的な異常を呈している。拡大した心房，あるいは肥厚した心房筋は，心房の電気的生理学的特性に変化をもたらす。AF患者の多くは，心房組織に線維化，脂肪もしくはアミロイドの沈着，あるいは炎症を認める。これらすべてがAFに認められる病的な特性に寄与し，病理学的変化の進行は心房機能変化と心房基質の進展を引き起こすと考えられている。

　一部のAF患者では，自律神経の影響が強く示唆される。食後や睡眠中にのみAFが始まる場合には，迷走神経の関与が疑われる。頻度は劣るが，運動誘発性AFは交感神経系の影響を示唆する。

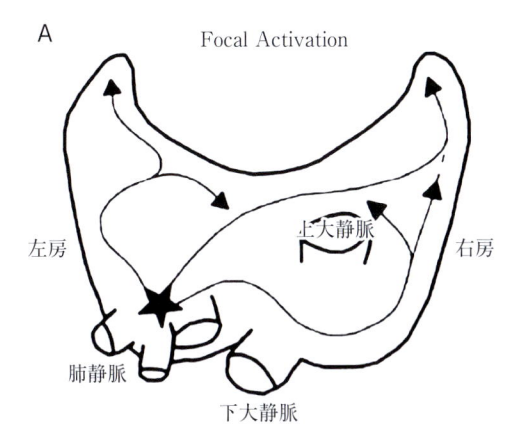

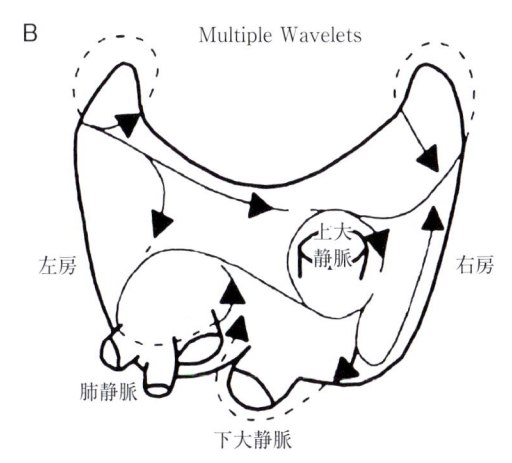

図 3-2 心房細動の機序に関する 2 つの有力な仮説。A：心房組織(肺静脈が最も多い)に起源を有する細動を伴う局所興奮の連発。B：心房全体を旋回する複数の興奮波もしくは不安定なリエントリー回路。(Reprinted from Fuster V, et al. ACC/AHA/ESC 2006 Guidelines for the management of patients with atrial fibrillation—Executive Summary：A Report of the American College of Cardiology/American Heart Association Task Force on Practice Guidelines and the European Society of Cardiology. J Am Coll Cardiol 2006；e149-e246, with permission from Elsevier)

■ 分　類

　AF は開始と自然停止を繰り返すこともあるが，長期間持続し，停止させるために薬物もしくは電気的な治療を必要とする場合もある。前者は，発作性 AF(paroxysmal AF：PAF)と呼ばれ，一般的には 24 〜 48 時間以内に停

止する．AFはもっと長く持続した後に自然停止することもあるが，その場合は抗不整脈薬治療が行われていることが多い．自然停止しないAFの分類は，AF持続時間もしくは治療方針により決まる．AFの持続時間が7日以上，1年以内である場合，持続性AF（persistent AF）と呼ばれる．AFが1年以上持続し，洞調律の維持が失敗に終わっている，もしくは洞調律化が不可能と考えられる場合には，永続性AF（permanent AF）と呼ばれている．最近では，AFが1～3年ほど持続しているが洞調律の回復が試みられている（通常はカテーテルアブレーションによる）ものを，長期間持続性AF（long-lasting persistent AF）と分類するようになっている[注1]．

　AFは進行性の疾患であり，患者の状態はしばしば変化するため，上記のような分類は臨床に有用である．AFの最初のエピソード，もしくはAFが再発したときに，患者はいずれかに分類される．すべてではないが，ほとんどの場合，患者は発作性AFを呈する．AFの頻度と持続時間は様々であるが，AFの時間的な割合（AF burden）は時間経過とともに増加し，患者は持続性AFへ移行する．

　前述したように，背景にある心房の病態生理のために，いかなるAFにおいても心房リモデリングが起こりやすくなっている．すなわち，AFの持続が長くなるほど，あるいは頻度が増加するほど，病態生理学的には基質が進展していく．同じような臨床的状態でも，また，基礎心疾患がない場合であっても，AFの進行スピードは患者により大きく異なる．しかし，およそ年間5％程度が発作性AFから持続性もしくは永続性AFへ進展する．

■ 症　状

　肺炎，心筋梗塞，ウイルス性心膜炎や敗血症などの重篤な疾患にAFが合併することがある．臨床症状はこれらの基礎疾患に影響を受ける．

　しかし多くの場合，患者は基礎疾患なしにAFを生じ，救急外来，一般外来，病棟と，あらゆる状況でAF患者を診察することになる．最も多い自覚症状は，不規則もしくは速い鼓動，易疲労感，呼吸困難（特に労作時），狭心症様の胸部不快感，めまいなどである．頻度は高くないが，多尿や前失神，まれに失神を訴える場合もある．失神は頻脈性不整脈によることも徐脈性不整脈によることもあるが，特に洞徐脈や頻脈停止後のポーズ〔徐脈頻脈症候群（bradycardia-tachycardia syndrome）〕が多い．

　不規則な心室興奮，速い心室レート，あるいは心房-心室の同期性（atrio-

注1：慢性心房細動（chronic AF）という用語は現在，正式には定義されていない．ここに記載されている，発作性，持続性，長期間持続性，永続性のいずれかに分類するべきである．

ventricular synchrony)の消失が AF の症状の原因である．これらの3つの機序のいずれか1つでも症状を呈する．つまり，心室レートはコントロールされていても，心房収縮(atrial kick)の消失が原因となって強い症状を呈する患者もいる．

より重篤な心疾患を合併している患者は，より強い症状を呈することがある．不規則な心室興奮は，心室機能を低下させ得る．速い心室レートは，拡張期を短縮させるため，心室への血液流入と冠循環を阻害する．心室充満を心房収縮に依存している肥大型心筋症やうっ血性心不全などの患者では，房室同期の消失，つまり心房収縮の消失により，心拍出量が 40% も低下することがある．そのため，肥大型心筋症の患者では，低血圧やショックといった致死的状態に陥ることもある．

症状の開始時期がわかる患者も多いため，ある程度の精度で AF の持続期間はわかるが，症状の開始時期についての記憶が明確ではないために AF の持続期間を決められない患者もいる．後者の場合は，心房内血栓の有無が推測できない．非常に重要なことだが，AF 患者の約 1/3 が症状を呈さない．このような患者では，どのくらいの期間 AF を有しているかを知ることは不可能であり，実際には診断されないまま長期にわたり AF を有していた可能性がある．この場合には，患者が過去に健康診断や心電図検査を受けているなら，その時期を知ることにより AF の既往歴を推測することが可能となる．AF の持続期間は，特に1年以上持続する場合，洞調律への復帰および維持に大きく影響するため，AF の既往歴・持続期間の推測は重要なポイントとなる．また，明確な症状を訴える患者においても，無症状の発作と症状を伴う発作の双方が認められることが，ペーシングデバイス植込み患者のデータから明らかとなっている．

■ 初期評価

診断の鍵は，もちろん心電図である．症状を伴う発作時と症状を伴わない発作時の 12 誘導心電図が入手できれば理想的である．多くの患者は，AF，心房粗動(AFL)，心房頻拍(AT)，心房期外収縮(atrial ectopic beat/premature atrial contraction)など複数の不整脈を呈するため，より多くの心電図があると役に立つ．外来患者の発作性の不整脈を診断するには，電話伝送式携帯型心電計などのモニター機器が有用な場合もある．日常活動中の AF の持続や，心室レートを含めた AF のパターンを調べるためには，長時間モニターも有用である．単極誘導の心電図は，細動波が見えにくかったり，規則性のある心房性不整脈との区別が困難であったりするため，誤診を招きやすく，その有用性は低い．

前述したように，症状，AF の頻度，持続時間，最初のエピソードがいつか，といった病歴は必ず聴取しなければならない。また，治療方針の決定には AF の分類が重要である。症状を伴う発作を有する患者においても，無症状の発作を頻繁に生じていることは認識しておく必要がある。そのほかに調べるべきものとしては，AF の原因となり得る心疾患や，AF に関係する循環器以外の疾患の既往が挙げられる。神経学的疾患を含めた AF の合併症の既往も聞いておく必要がある。

既往歴のほかに，現時点での基礎心疾患の有無も重要である。基礎心疾患は，ときに顕在化していない場合もあるし，AF による二次的な現象であることもある〔例えば，頻脈誘発性心筋症(tachycardia-induced cardiomyopathy)など〕。そのため，心エコー検査を行い，左室機能，弁膜症，左房径を評価することは有用である。左房径は，AF の機序の推測に役立ち，持続時間の長い AF 患者は心房がより拡大していることから AF の持続期間の推測にも役立つ。左房径は 1 年間で約 5 mm 拡大する。拡大した左房(特に 55～60 mm 以上)の患者では，除細動後の洞調律維持が困難である。

除細動が必要であるが，治療域の抗凝固療法が 3 週間続けられていない場合には，心房内血栓，特に左心耳内血栓のスクリーニングのため経食道心エコー(transesophageal echocardiography：TEE)を行う必要がある。経食道心エコーは血栓の検出だけでなく，心房内の血流停滞のマーカーであるモヤモヤエコー(spontaneous echo contrast/smoke)のスクリーニングに特に有用である。血栓が存在する場合は除細動の適応外となるが，モヤモヤエコーは適応外とはならない。ただし，モヤモヤエコーがある場合や左心耳血流速度が低下している場合は，脳梗塞リスクが高い。AF が数日以上持続する場合には，十分な抗凝固が行われていなければ患者の約 25% に左心耳内血栓を認める。

その他の検査は患者により異なるが，運動負荷試験，カテーテル検査，心臓 MRI などが行われることもある。AF 以外の不整脈〔発作性上室頻拍(supraventricular tachycardia：SVT)，Wolff-Parkinson-White(WPW)症候群，心房粗動，心房頻拍など〕が疑われるか，AF もしくは関連する不整脈のアブレーションが計画されていない場合は，電気生理学的検査(electrophysiological study：EPS)は一般的には必要ない(下記参照)。

■ 予後と合併症

AF は合併症を伴うことがあるが，合併症の性質や頻度は，主に基礎心疾患と年齢により異なる。Framingham 研究などでは AF 例は非 AF 例よりも死亡リスク高いことが示されており，男性での死亡率は 1.5 倍，女性では 1.9

倍となっている(図3-3)。その死亡原因の内訳はわかっていないが，脳卒中のリスク増大と発症，心不全の増悪や新規発症，心筋虚血の悪化，凝固亢進状態，心室筋の電気的不安定，薬物治療による合併症・催不整脈作用などが関係していると考えられている。

AFは早く不規則な心室レートから左室機能不全を引き起こすことがあ

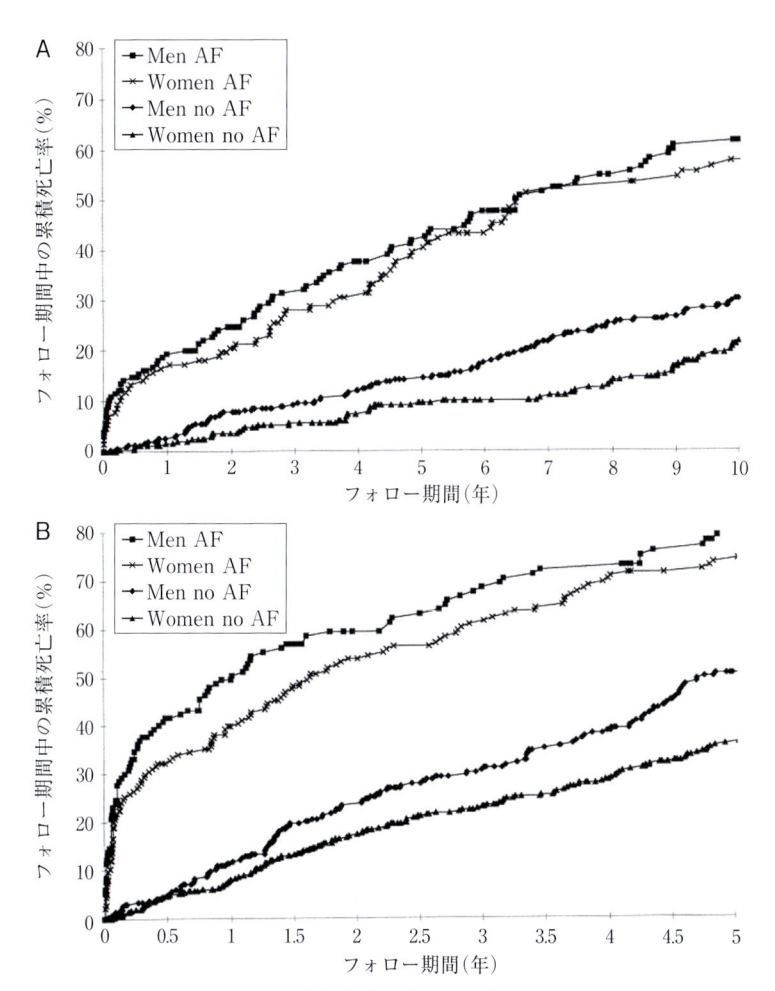

図3-3 Framingham研究では心房細動を有する患者は死亡リスクが高い(A：55～74歳，B：75～94歳)。(Reprinted from Benjamin EJ, Wolf PA, D'Agostino RB, et al. Impact of atrial fibrillation on the risk of death：The Framingham Heart Study. Circulation 1998；98：946-952, with permission)

る。24時間あるいは多くの時間にわたって高い心拍数が持続すると，頻脈誘発性心筋症を呈することがある。しかしながら，左室機能不全を引き起こすために必要な頻脈の時間数や程度はわかっていない。頻脈誘発性心筋症の診断はレトロスペクティブに行われる。すなわち，レートもしくはリズムがコントロールされた後に左室機能改善や心筋症の消失がみられたかを観察する必要がある。どのような患者に対しても注意深い観察が必要である。例えば，基礎心疾患を有する患者がAFを発症した場合，AFは心筋症の原因というより増悪因子として働いている可能性がある。このような純粋な形ではない頻脈誘発性心筋症は診断が非常に難しいが，いつもそのような可能性を考えておかなければならない。したがって，適切な治療を行い，心室レートは適正にコントロールしなければならない。

　AF患者は，脳卒中と全身性血栓塞栓症のリスクを有している。AFによる心原性塞栓症は通常，全身性（末梢血管や脾臓など）よりも脳血管に多い。脳卒中のリスクは個々の患者によって極端に異なり，心血管疾患の有無や患者年齢に大きく関係している。最もリスクの低い例は心血管疾患を合併していない若い患者で，特に心房リモデリングを生じていない発作性AFでは脳卒中リスクの上昇はない（図3-4）。したがって，このようなlone AFの患者には抗凝固療法を継続的に行う必要はない。しかしながら，心血管疾患を合

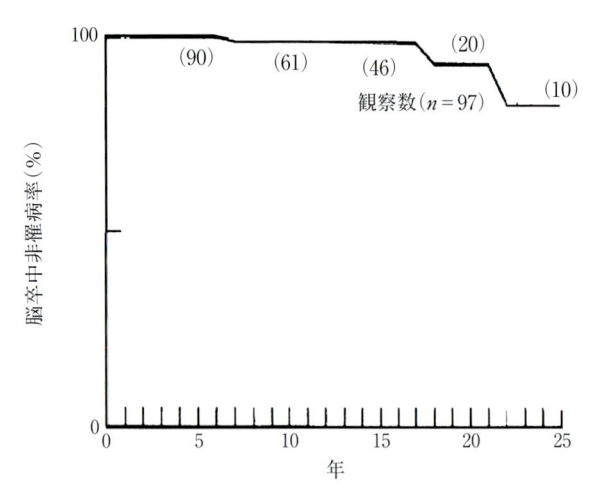

図3-4　孤立性心房細動（lone AF）患者の脳卒中リスク（Reprinted from Kopecky SL, Gersh BJ, McGoon MD, et al. The natural history of lone atrial fibrillation. A population-based study over three decades. N Engl J Med 1987；317：669-674, with permission. Copyright © 1987 Massachusetts Medical Society. All rights reserved）

併している高齢(65歳もしくは75歳以上と定義されることが多い)の患者では，脳卒中リスクは大きく上昇する．脳卒中リスクは危険因子の数により決まり(下記参照)，危険因子を複数有している患者に対する継続的な抗凝固療法の重要性を示した多数の文献に基づいてガイドラインが作成されている．脳卒中の原因となる心疾患のなかで最も重要なものはAFであり，全脳卒中の約15%がAFによるとされている．高リスク患者の1年間の脳卒中発症率は5〜8%と推定されている．AFに合併した脳卒中はしばしば重篤であり，永続的な障害を残す．脳卒中を発症した患者の長期予後は悪い．抗凝固療法中に脳卒中を発症した患者は，しばしば予想よりも梗塞範囲が小さく，障害が残らず，予後も比較的良好である．

　心筋酸素需要量は心拍数に大きく依存しているため，冠動脈疾患にAFを合併している患者では虚血の悪化を認める．AF患者は凝固系が亢進しているため，冠動脈内の血栓形成に寄与する可能性があると考えられている．

　AF患者に対してときに行われる抗不整脈薬の投与も，長期的にはリスクを伴う．多くの抗不整脈薬は強力なイオンチャネル阻害作用を有しており，状況により催不整脈作用を呈する．一例を挙げると，Ⅰc群抗不整脈薬は，冠動脈疾患や左室機能不全の患者において予後を悪化させることが知られているが，このことはおそらく，左室機能不全を有するあらゆる患者，左室機能不全を伴わない冠動脈疾患患者，基礎心疾患を有するあらゆる患者に対しても同様に考えなければならない．カリウムチャネルを阻害する薬物は，致死的不整脈であるtorsade de pointesを引き起こすリスクがある．また，AFFIRM試験では，高齢のAF患者における抗不整脈薬を用いたリズムコントロール治療により，心臓血管疾患以外の死亡リスクが時間経過とともに高まることが示されている．

■ 抗血栓療法

　脳卒中や全身性血栓塞栓症のリスクを有すると考えられる患者のほとんどでは，持続的な抗凝固療法が重要となる．AFの診断がついたら，まず脳卒中リスクの評価を行う必要がある．そして，フォロー期間中は基礎心疾患の状態や年齢の変化に応じて，脳卒中リスク評価を繰り返し行わなければならない．いくつかのリスク階層化法があり(表3-2)，それらは一般的には抗凝固療法に関する大規模多施設研究のデータに基づくもので，日常臨床に利用されている．最もよく利用されているものの1つとして，CHADS2スコアが挙げられる．うっ血性心不全(Congestive heart failure)，高血圧(Hypertension)，年齢75歳以上(Age)，糖尿病(Diabetes)，脳卒中もしくはその他の血栓塞栓症の既往(Stroke)という危険因子を用いて，リスクを0〜6点に

表3-2　心房細動患者に対する抗凝固療法のAHA/ACC/ESCガイドライン

リスク分類	推奨される治療
危険因子なし	アスピリン81 mg/日もしくは325 mg/日
中等度危険因子1つ	アスピリンもしくはワーファリン(目標INR 2.0〜3.0)
高度危険因子1つ，あるいは中等度危険因子2つ以上	ワーファリン

低危険因子	中等度危険因子	高度危険因子
女性	75歳以上	脳卒中，TIA，全身性血栓症の既往
65〜74歳	高血圧	僧帽弁狭窄
冠動脈疾患	心不全	人工弁置換後(機械弁の場合は目標INR 2.5〜3.5)
甲状腺中毒症	LVEF < 35%	
	糖尿病	

スコア化し患者を階層化する(表3-3, 図3-5)。脳卒中・TIAの既往には2点，その他の危険因子を有する場合にはそれぞれ1点を加算する。現在のガイドラインでは，CHADS2スコア2点以上の患者には禁忌がないかぎり長期的な抗凝固療法が必要であるとされている。CHADS2スコア1点は，抗凝固療法の相対的適応と考えられている。

抗凝固療法の禁忌は，ほとんどないか，あっても一時的なことが多い。AFによる脳卒中リスクのある患者に対して抗凝固療法を開始することには，医師は過度に慎重であり，出血の合併症リスクを過大に評価していると，いくつかの調査が報告している。これは特に，出血のリスクがやや高いが，年齢と基礎心疾患のために脳卒中に関してさらに高いリスクを有している高齢者の場合に当てはまることである。ワーファリンの持続的投与の禁忌には，稀であるがアレルギー，持続している出血，外科手術直後，出血傾向，ワーファリン内服中に生じた重篤な出血などがある。

複数の無作為化臨床試験の結果によると(図3-6)，ワーファリンは脳卒中

表3-3　CHADS2スコアによる脳卒中リスク

CHADS2危険因子	スコア
心不全(Congestive heart failure)	1
高血圧(Hypertension)	1
年齢75歳以上(Age)	1
糖尿病(Diabetes)	1
脳卒中，TIA既往(Stroke)	2

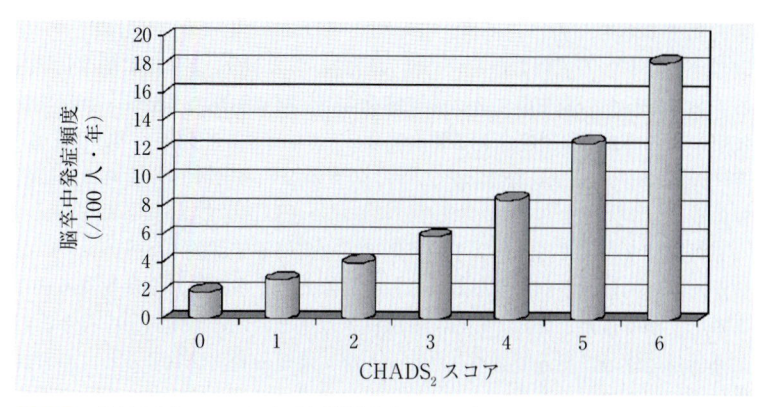

図 3-5 CHADS2 スコアによる年間脳卒中リスク(Adapted from Gage BF, et al. Validation of clinical classification schemes for predicting stroke : Results from the National Registry of Atrial Fibrillation. JAMA 2001 ; 285 : 2864-2870)

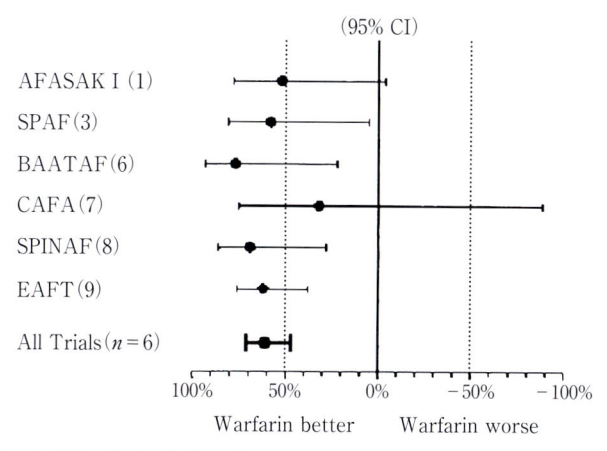

図 3-6 非弁膜症性心房細動患者におけるプラセボ投与と比較したワーファリン投与による脳卒中リスク(Adapted from Hart RG and Halperin JL. Atrial fibrillation and thromboembolism : A decade of progress in stroke prevention. Ann Int Med 1999 ; 131 : 688-695)

リスクのある患者に対する抗凝固療法として有用である。INR を 2.0 ～ 3.0 に維持することが理想的であり，そのことにより出血リスクが抑えられ，治療効果は最大となる。臨床試験の結果では，一般的にはワーファリンによる治療が行われていれば脳卒中リスクは約 2/3 ほど低下する。もしワーファリ

ン内服量の調節が常に治療域となっていれば，リスクは80%も低下する。最も重篤である頭蓋内出血を含めた大出血のリスクは，1年間で約1%である。したがって，脳卒中リスクの評価を行い，脳卒中リスクがワーファリン使用による出血リスクを上回る場合には，ワーファリンを使用すべきである。逆に，若年のlone AFなどほとんどリスクのない患者は，一般的には除細動の前（3週間）と後（4週間）を除けば抗凝固療法の適応ではない。

　心エコー検査による危険因子の評価は，大規模臨床試験では行われていないが，付加的価値があると思われる。左房拡大や左室機能不全は危険因子であることが明らかとなっている。左房拡大は，その他の危険因子を有さない長期間持続性AF患者で認められる。左房に構造的変化が生じると，心房内血栓の原因となり得るため，左房拡大はワーファリンの適応であると考える医師もいる。

　いくつかの臨床試験では，アスピリンの単独投与による抗血栓治療の評価を行っているが，1つの大きな試験を除いてアスピリンによるリスク低下は統計学的に有意ではなかった。これまで発表されたすべてのデータをメタ分析するとアスピリンの効果は大きくないと考えられ，したがってアスピリンはワーファリン禁忌例に対する治療，もしくは低リスクのためワーファリンが不要と考えられる患者に使用されている。最近，クロピドグレルとアスピリンの併用などの抗血小板薬が臨床試験で検討されている。ACTIVE試験では，クロピドグレルとアスピリンの併用はワーファリンに比較して脳卒中予防効果が劣っていたため，試験が予定よりも早期に中止された。

　ワーファリンの使用には，いくつかの薬物との相互作用，食事の影響，INRの不安定性，狭い治療域などの問題があることを認識することが重要である。安定した治療効果を得るにはINRを頻繁に計測すること必要で，ワーファリン導入期にはINRを1週間に約2回測定する必要がある。一定の投与量で治療域が維持される場合には，INRの計測は1週間に1回，さらには1カ月に1回となる。INRに影響を与える可能性のある薬物，アミオダロンなどワーファリンの治療効果を増強させる薬物が新しく開始されたときには，もちろんINR計測のタイミングを変更しなければならない。INRが治療域内に維持されることは重要である。というのは，INR<2.0では脳卒中リスク軽減が十分ではなく，INR>3.0では脳卒中予防効果は変わらずに出血リスクが増大するからである。

　現在，ワーファリンの代替となるような同等の効果をもつ薬物はない。直接トロンビン阻害薬が無作為化臨床試験で検討され，ワーファリンと同等であることはわかったが，肝毒性が強く臨床使用は認められていない。新しい

経口直接トロンビン阻害薬の無作為化臨床試験が現在進行中である[注2]。Xa因子阻害薬についても臨床試験が行われたが，ワーファリンに比較して出血が多かった。経静脈的に心房中隔穿刺を行い，心房内血栓の最も生じやすい部位である左心耳に留置するデバイスが開発されている。小規模の試験で，合併症は多いもののこのデバイス留置が可能であることが示され，大規模な多施設試験が進行中である[注3]。外科的左心耳切除術は，僧帽弁の修復・置換などの心臓外科手術の際によく行われる。外科の非無作為化試験では脳卒中発症を減少させることが示唆されたが，その結果は絶対的ではない。冠動脈バイパス術を受ける高リスク患者を対象とした，ルーチンでの左心耳切除の無作為化多施設試験が現在進行中である。カテーテルや外科的アブレーションによるAF(すなわち脳卒中の高リスク)の除去で脳卒中リスクを下げることが可能であるかについての無作為化試験は行われていない。にもかかわらず，カテーテルアブレーションによりAFが抑制された場合に一部の患者で安全に抗凝固療法が中止可能であることが，現在のガイドラインで示唆されている(下記参照)。

■ リズムコントロール・レートコントロールのための薬物治療と除細動

　AFはほとんどの患者で再発性であり，AFの持続時間は徐々に延長し慢性化するため，洞調律を回復するために薬物的もしくは電気的除細動を行うべきか，また，洞調律維持のために抗不整脈薬投与を行うべきかについて検討すべきである。

　AFが生じた際に，血行動態の悪化もしくはその他の重篤な合併症を認める患者に対しては，間違いなく電気的除細動が適切な対処法である。AFが持続するに従い進行するリモデリングを防ぐために，除細動によりAFを中断することも適切である。薬理学的除細動はibutilide[注4]経静脈投与や経口抗不整脈薬により可能である(抗不整脈薬については14章を参照)。経口でのdofetilide[注5]投与は，初期段階に約2/3の患者で除細動され，その効果は高い。アミオダロンもよく使用されるが，除細動率は低く約25%である。

　洞調律の維持がAFの合併症を予防することは明らかであるが，現在使用

注2：経口直接トロンビン阻害薬であるdabigatranについてワーファリンと比較した無作為化臨床試験(RE-COVER試験，RE-LY試験)の結果が2009年に発表され，dabigatranはワーファリンと同等以上の血栓塞栓症予防効果があり，出血イベントはワーファリンよりも少ないことが示された。
注3：左心耳閉鎖デバイスとワーファリンの効果を比較した無作為化臨床試験(PROTECT AF試験)の結果が2009年に発表され，血栓塞栓症予防という点で，左心耳閉鎖デバイスはワーファリンに劣っていないことが示された。
注4，5：日本では承認されていないIII群抗不整脈薬。

可能な抗不整脈薬は限られており，このことはAF患者を診療している医師にとって大きな問題である。一般的には，ほとんどの薬物は洞調律維持の効果が約半数の患者に期待できる。アミオダロンはやや効果が高く，おそらく60％程度の有効率である。AFFIRM試験や他の試験で抗不整脈薬の無作為投与を行った結果，アミオダロンは他剤に比較して有用であったが，心臓以外の臓器への副作用により長期投与は限られる。薬物治療はAFを完全に抑制するのみでなく，発作頻度を低下させたり，発作持続時間を短縮させるうえでも有用である。一部の患者では，発作の減少や持続時間の短縮により十分な満足が得られる。

すべてのAF患者に対して抗不整脈薬を用いて洞調律を維持するよう努力すべきかについては，近年いくつかの臨床試験の結果が発表されるまで議論されてきた。これらの試験のなかで最も規模が大きく重要なAFFIRM試験では，脳卒中と死亡のリスクを有する65歳以上の4,000例を対象に，リズムコントロール(rhythm control)群とレートコントロール(rate control)群に無作為な振り分けが行われた。リズムコントロール群では基本的に，必要があれば電気的除細動と抗不整脈薬の長期投与が行われ，抗不整脈薬ではアミオダロンが最も多く用いられた。レートコントロール群にはβ遮断薬，カルシウム拮抗薬など房室結節の伝導をブロックする薬物が用いられ，必要があれば房室接合部アブレーションが行われた。リズムコントロール群では2倍近い数の患者が洞調律を維持したが，5年間のフォロー期間中，一次エンドポイントである全死亡は2群間で同等で，実際にはリズムコントロール群でやや高かった。引き続き行われたAFFIRM試験データの解析によると，リズムコントロール群では非心臓死の割合が有意に高かった。この理由は不明であるが，心臓以外の臓器への長期的な抗不整脈薬投与の影響と関連しているかもしれない。

QOL，心停止，重篤な脳卒中などの二次エンドポイントに関しては，2群間で有意差を認めなかった。さらに，リズムコントロール群のほうが，より洞調律の頻度が高かったため，抗凝固が不十分であったり，中止されたりする傾向が強かった。したがって，リズムコントロール群では予想されたよりも高い脳卒中リスクが認められた。このことより，明らかに洞調律が維持されていても，無症候性のAFエピソードと同様に脳卒中リスクが残るため，ワーファリンの継続が必要であることが示された。

この重要な無作為化試験のデータより，少なくとも高齢者や循環器疾患を合併している患者に対してはルーチンの抗不整脈薬投与は避けるべきであると考えられる。一方，AFによる症状の緩和，頻脈誘発性心筋症の予防・治療，もしくは運動耐容能と血行動態の改善のための選択的な抗不整脈薬の投与

は，個々の患者に応じて慎重に行う．抗不整脈薬の慢性的投与ではリスクと効果を慎重に検討すべきである．しかし，若年患者などAFFIRM試験の対象とは異なる患者にとっても同様なことがいえるのかという点については不明である．

　AFFIRM試験の後解析では，洞調律の維持が生存率を改善するかどうかが検討された．複雑な多変量解析からは，洞調律の維持は約50％の死亡リスク低下に関与していたが，一方で抗不整脈薬の使用が死亡リスクを約50％増加させた．これにより試験の結果は，効果とリスクがお互いに打ち消し合うものとなった．洞調律維持の理論的恩恵はこの解析からも示唆されたが，薬物治療と非薬物的治療のどちらが有効かは今後の問題として残された．

　AFFIRM試験では，心不全患者はあまり登録されていない．その後に行われたAF-CHF試験は，特にNYHA Ⅱ～Ⅳ，LVEF≦35％の心不全症例を対象としている．AFFIRM試験と同様に，対象患者はリズムコントロール群とレートコントロール群に無作為に割りつけられた．最終的には，この試験でもルーチンにリズムコントロール治療を行うことの利点を証明することはできなかった．つまり，一次エンドポイントの心血管死とすべての主な二次エンドポイントは，2群間で事実上同等であった．

　抗不整脈薬を投与する場合には，状況に応じて薬物を選択しなければならない．基礎心疾患がないか最小限の若年患者には，フレカイニドもしくはプロパフェノンのようなⅠc群抗不整脈薬が使用できる．心不全例における第1選択薬はアミオダロンかdofetilideである．冠動脈疾患を有する患者では，左室機能不全の有無にかかわらずⅠc群抗不整脈薬は避けるべきで，代わりにdofetilideもしくはソタロールを使用すべきである．高血圧と有意な左室肥大を有する患者は，torsade de pointesのリスクが高いためこれらの抗不整脈薬は避け，アミオダロンを考慮すべきである．左室肥大のないケースでは，Ⅰc群もしくはⅢ群薬が使用可能である．

　複数の治療法のなかから治療戦略を決定する作業は，複雑なプロセスを経て行われる．一般的に治療法を決定する際には，症状が最も重要な基準となる．再発性の発作性AFであってもほとんど症状を認めない場合には，単純なレートコントロール治療が妥当である．抗凝固療法は前述の通り，脳卒中リスクに基づいて行うべきである．症状が著しい場合には抗不整脈薬を考慮するが，薬物治療が無効な場合にはカテーテルアブレーションの施行も検討する．AFの最初のエピソードが起きた直後は，発作様式がはっきりするまで薬物治療を行う必要はないと知っておくことも重要である．

　持続性AFに対する最初の目標は，洞調律へ復することである．再発する場合には，症状の程度により抗不整脈薬が必要となる．除細動を繰り返し行

うこともある。薬物治療が無効の場合には，カテーテルアブレーションも選択肢となる。さらに，慢性的に再発を予防するというよりも，再発後の急性期に除細動するため間欠的な抗不整脈薬治療が有効な患者もいる。このようないわゆる"pill in the pocket"療法は，無作為化試験において従来の内服法に比べより迅速な除細動効果が示された。典型的には重篤な基礎心疾患がない場合に，外来で pill in the pocket 目的に通常よりも高用量のプロパフェノンもしくはフレカイニドが処方されることがある。永続性AFへと移行し，除細動のための治療がなされない場合には，レートコントロールが適切である。

レートコントロールの定義は重要である。安静時心拍数は80/min未満に維持するべきである。さらに，Holter心電図などを用いてさまざまな日常活動時の心拍数も計測すべきである。1日の最も高い心室レートを評価し，一般的には110～120/min未満に維持する。慎重なレートコントロールは，頻脈誘発性心筋症のリスクを低減する。レートコントロールは，ジルチアゼムやベラパミルなどのカルシウム拮抗薬と，メトプロロールやプロプラノロール，カルベジロール，アテノロールなどのβ遮断薬を用いた薬物治療により，ほとんどの患者で可能である。頻拍と徐脈，副作用のバランスをとるための慎重な投与量調節がしばしば必要である。薬物治療が無効な一部の患者では，房室接合部アブレーションも適応となる(下記参照)。

抗不整脈薬以外の薬物であるレニン-アンジオテンシン系阻害薬や多価不飽和脂肪酸，魚油，スタチンは，心房の不整脈基質に作用したり基礎心疾患の状態を改善することによりAF発症を抑制する。スタチンやアンジオテンシン変換酵素(ACE)阻害薬，アンジオテンシンⅡ受容体拮抗薬(ARB)を用いた大規模多施設試験の後向き解析からは，これらの薬物がAFの進展を抑制することが示唆されている。上記の薬物のルーチンの使用がAFを予防することを示した前向き臨床試験はないが，これらを単剤もしくは複数で必要とする心疾患を合併しているAF患者は多く，そのような患者はこれらの薬物を長期間服用することにより，さまざまな形で好ましい効果を得るであろう。前向き臨床試験により，スタチンや魚油の有用性が証明されることが期待されている。なお，洞不全症候群患者において心房ペーシングがAFの進展を抑制することがあるが，恒久ペースメーカ植込みが必要な洞不全症候群を伴わない患者に対してAF治療のみを目的とした心房ペーシング療法は支持されていない。睡眠時無呼吸はしばしばAFの原因となるが，持続的気道陽圧法(continuous positive airway pressure：CPAP)による閉塞性睡眠時無呼吸の治療でAFが抑制されることはない。

■カテーテルアブレーションと外科手術

　Coxらにより始められた外科手術は，AFが維持されるにはそのために十分な心房組織量が必要であるという概念を基礎としている。Maze手術は心房を小さい領域に分断するものであるが，この手術は約90％の患者のAFを除去することが可能であることが臨床データから示されている。しかし，この手術は侵襲的であり，少数だが死亡例もあることから，単独手術としてはあまり行われていない。Maze手術を模倣して行われた初期のAFに対するカテーテルアブレーションは，非常に少ない症例数において有効性を認めたものの，合併症をきたすことが多かった。

　1990年代中期のHaissaguerreらのパイオニア的研究により，単一もしくは複数の肺静脈に多くのAFのトリガーが存在することが明らかとなり，新しい強力な治療戦略の可能性が示された。これにより，肺静脈を左房から隔離してAFの発生を防ぐアブレーション治療の開発が可能となった。AFアブレーションの始まりからの10年間で，アブレーション治療の基礎はすべての肺静脈を隔離することであるというコンセンサスが得られた。多くの臨床試験は，術後6～12カ月の成功率は67～80％と報告している。さまざまなエンドポイントが用いられており，症候性のAF発作の除去ができた場合に有効としている試験が一般的であるが，可能な限りの長期モニタリングを行って再発がないことが確認され，抗不整脈薬の中止が可能となることも，有効性評価に用いられている。アブレーションによる合併症発生率は，他のアブレーションに比較して高く，2～4％である。主な合併症としては，静脈へのアクセスに関するもの，脳卒中や心筋梗塞を含む塞栓症，心嚢穿刺を要する心破裂・タンポナーデ，肺静脈狭窄，左房-食道瘻が挙げられる。これらの合併症への対策として，慎重な患者選択，通電の出力と時間の設定，心腔内エコーを用いた術中のモニタリング，肺静脈入口部や食道など重要な解剖学的部位の正確な同定などが役立つ。しかしながら，これらの手技は一般的により時間を要し，より複雑であるため，合併症のリスクが高くなる。

　最もよいカテーテルアブレーションの適応患者は，薬物治療を行っても強い症状を有する患者である(表3-4)。薬物治療に用いられるのは房室伝導をブロックする薬物であり，少なくともⅠ群もしくはⅢ群抗不整脈薬を含む。発作性AF患者には，通常，肺静脈隔離が行われる。少数の患者において再アブレーションが必要となることがあるが，しばしば肺静脈の再隔離のみである。

　持続性あるいは長期間持続したAFに対する理想的な治療戦略は，現時点では明らかではない。持続性AFの治療成績を向上させるために，肺静脈隔離に代わる方法や，肺静脈隔離に付加的な方法が行われている。1つの方法

表 3-4 心房細動のアブレーションの適応

- 少なくとも1剤のⅠ群もしくはⅢ群抗不整脈薬に抵抗性もしくは不耐性の症候性心房細動
- 発作性，持続性，もしくは，長時間持続性の心房細動
- 稀ではあるが，第1選択の治療として
- 心不全あるいは左室機能不全を合併した一部の症候性患者

として，術前に積極的な薬物治療を行い，持続性 AF を発作性 AF へ変化させ，逆リモデリングを狙う試みがある．また，AF を維持するのに必要と考えられている左房の重要な領域を標的とする基質(substrate)アブレーションを付加する方法もある．左房の重要な領域とは，両上肺静脈の間の左房天蓋部(roof)，左下肺静脈と僧帽弁輪の間の僧帽弁輪峡部，トリガーのマッピングや "complex fractionated atrial electrogram" などの心房電位により同定されたその他の部位，迷走神経節，AF よりも規則的な心房興奮を呈する頻脈性心房性不整脈のマッピングにより同定された部位などである．一般的には，AF が長く持続するほど多くのアブレーションが必要となる．

アブレーションの前に，患者には十分な抗凝固療法と，心房内血栓の除外のための経食道心エコーもしくは心腔内エコーを行う必要がある．また，脳卒中リスクの有無にかかわらず，すべての患者に術後2カ月間の抗凝固療法を行う．通常，アブレーションの治療効果の評価，病状の把握のために，Holter 心電図などの携帯型心電図を用いてモニターを行うべきである．アブレーションが術後長期にわたり有効である患者でも，数カ月～数年後に AF が再発することがあることは知っておく必要がある．

洞調律維持のために最善を尽くしたにもかかわらず AF が抑制できず，しかも症状が強いままの患者もいる．そのような患者の一部には，AF そのものを除去するわけではないが，房室結節アブレーションにより AF の速く不規則なレートを除去することが最も有効である．この場合には恒久的ペーシングが必要であるが，右室ペーシングか両室ペーシングかの選択は，心不全もしくは左室機能不全を合併しているかどうかにより決まる．LVEF ＜ 35％ もしくは重篤な心不全を有している場合は，両室ペーシングが適している．しかし，慢性的に右室ペーシングが行われている場合，心不全が新しく出現したり悪化したりすることにより，両室ペーシングが必要になる患者もいることに留意すべきである．このような患者では AF 自体は除去されていないため，全例で抗凝固療法を継続する．

外科手術でも肺静脈隔離が行われるようになり，前述したような線状アブレーション(linear ablation)の手法が取り入れられるようになってきている．

心房粗動

■ 定　義
　心房粗動(atrial flutter：AFL)は，高頻度に認められる心房内リエントリー性頻拍であり，さまざまな房室伝導(しばしば2：1伝導)を呈する．

■ 疫　学
● 頻　度
　発病率は，50歳未満では10万人に5人，80歳未満では10万人に587人で，米国では1年間に約20万人が新たにAFLと診断されている．はじめてAFLと診断される頻度は発作性上室頻拍(paroxysmal supraventricular tachycardia：PSVT)の2倍であり，女性よりも男性が約2.5倍多い．

● 危険因子
　通常型AFLは基礎心疾患なく発症することがあり，孤発性心房粗動と呼ばれる．AFLの発症リスクは，心不全患者で3.5倍，慢性閉塞性肺疾患(COPD)患者では1.9倍と高くなる．開心手術やアブレーションによる広範な高周波通電などで心房に瘢痕が形成されると，非通常型AFLを生じるリスクが高くなる．AFに対してⅠc群抗不整脈薬を投与した場合，AFからAFLへと変化することがある．

■ 臨床像
● 症　状
　患者の多くが動悸を唯一の症状として訴える．長期間続く発作が，特に心肺機能の低下した患者に生じると，心不全症状を認めたり，心不全の悪化をきたしたりする．

● 心電図
　AFLはマクロリエントリー性頻拍であり，AFとは異なり心房内興奮は規則的である．心電図上の特徴はF波(flutter wave)と呼ばれる規則正しい一定の心房興奮パターンを示すことである．F波は通常，Ⅱ，Ⅲ，aV$_F$誘導

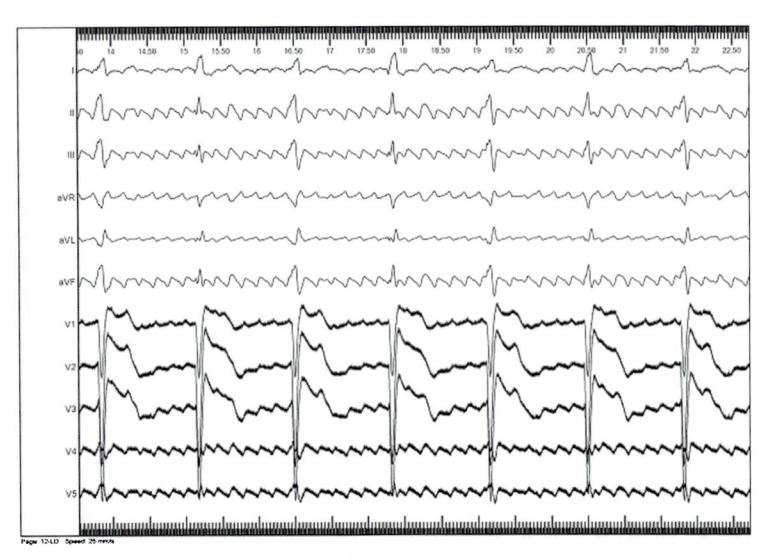

図 3-7　通常型心房粗動（反時計回転）

で明瞭であり，心房頻拍（AT）とは異なり等電位線を認めない。通常型 AFL の場合，F 波はⅡ，Ⅲ，aVF 誘導で陰性で，鋸歯状波（sawtooth wave）とも称され，V1 誘導で陽性である（図 3-7）。心房レートは典型的には 240〜320/min である。治療されていない場合には 2：1 房室伝導となり心室レートが約 150/min となることがあるが，1：1 伝導や，房室伝導抑制薬が投与されている場合には高度房室伝導ブロックを呈することもある。1：1 房室伝導は心室内変行伝導を生じ，心室頻拍との区別が困難なこともある。V1 誘導は他の誘導よりも一定に見えるため，AF を AFL と誤診することがある。そのため，V1 誘導のみで診断するべきではない（図 3-8）。

　孤発性 AFL で未治療の症例では，F 波の極性は AFL の起源と，心房内興奮伝播の方向を知るための重要な鍵となり得る。
1）右房起源 AFL
　　a）通常型 AFL（反時計回転）：Ⅱ，Ⅲ，aVF 誘導で陰性，V1 誘導で陽性。
　　b）逆通常型 AFL（時計回転）：Ⅱ，Ⅲ，aVF 誘導で陽性，V1 誘導で陰性。
2）左房起源 AFL
　　Ⅰ，aVL はしばしば陰性，V1 は平坦か陽性，Ⅱ，Ⅲ，aVF 誘導はしばしば陽性。開心術もしくはアブレーションの既往のある通常型 AFL の患者では，心電図が非通常型 AFL のように見えることもある。

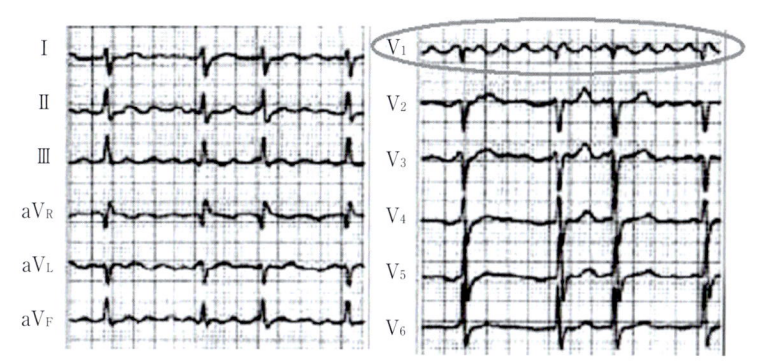

図 3-8 大きな f 波の心房細動(coarse AF)(With permission of Ashish Nabar, MD, PhD；Department of Cardiology, Academic Hospital Maastricht)

● 合併症

AFL では，AF と同様に心房内で血栓を形成しやすく，脳卒中などの塞栓症イベントを起こしやすい。AF の際の脳卒中危険因子は AFL にも当てはまる。

速い心室応答の持続性 AFL は頻脈誘発性心筋症を生じることがある。頻脈誘発性心筋症は，心室レートがコントロールされるか，洞調律へ復すると，通常は数週間～数カ月で回復する。頻脈誘発性心筋症が原因で生じる血栓塞栓症や心不全が最初の症状である患者もときにみられる。

■ 病態生理
● 機　序

AFL の機序はマクロリエントリー(macroreentry)である。そのため，以下に記すようなリエントリーの必須条件が満たされている。1) 2つの解剖学的もしくは機能的に異なる経路(回路の中心にある障害物により別れている)，2) 一方の経路は緩徐伝導を示す，3) 一方向性ブロック。

● 起　源

AFL は右房もしくは左房を起源とする。AFL 回路の障害物は，解剖学的な構造物〔右房では三尖弁，上大静脈，下大静脈，冠静脈洞(coronary sinus)，分界稜(crista terminalis)。左房では僧帽弁および肺静脈〕や瘢痕組織である。

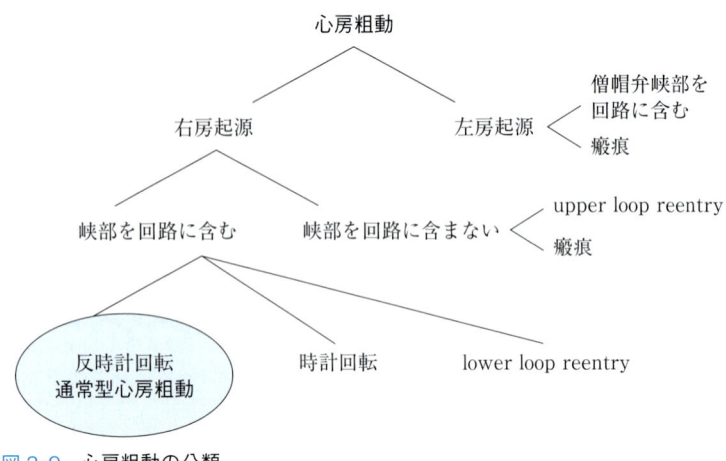

図 3-9 心房粗動の分類

● 分　類

　AFL 回路に峡部を含むか否かで分類される(図 3-9)。右房を起源とする AFL では，興奮波は三尖弁輪に沿って伝播し，電気的に隔離された峡部を通り抜ける。峡部の前方の境界は三尖弁であり，下方は下大静脈，後方は冠静脈洞の入口部が境界である。興奮は反時計回転(図 3-10)もしくは時計回転に伝播する。反時計回転が圧倒的に多く，峡部を回路に含む AFL の 90% を占める。

　左房起源の AFL は，瘢痕組織を生じるような左房への侵襲の既往がある場合に生じやすい。Maze 手術を含む開心術の既往や，特に AF に対する左房アブレーションの既往などであるが，Maze 手術では術後の AFL 発症リスクは 30% に及ぶ。

1) 左房心筋から肺静脈心筋への移行部をアブレーションする肺静脈隔離(segmental pulmonary vein isolation)では，8% の患者で肺静脈-左房間伝導回復による頻拍再発を認める。この再発性不整脈は規則正しい心房頻拍を呈するが，機序はマクロリエントリーではなく，異常自動能(abnormal automaticity)・撃発活動(triggered activity)・マイクロリエントリー(microreentry)などの局所興奮である。

2) 線状アブレーション後には，Maze 手術後の AFL と同様に，アブレーション焼灼線内の伝導ギャップや伝導回復部により，約 20% の症例でマクロリエントリーを生じる。

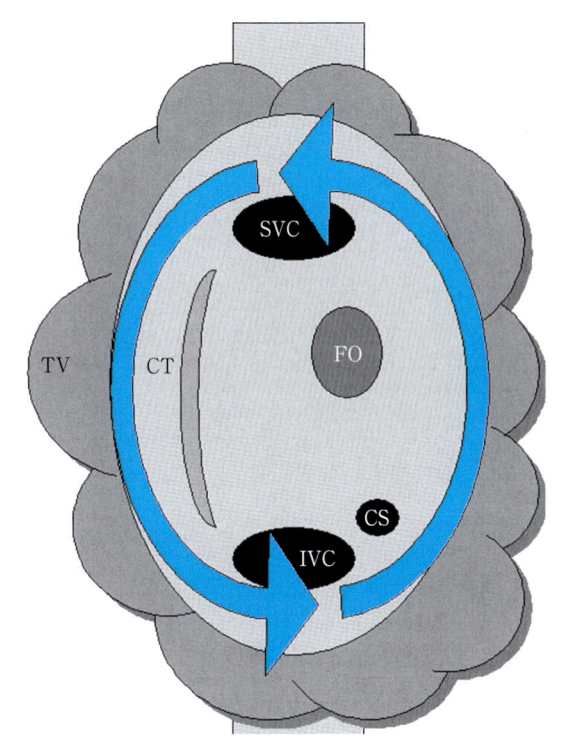

図 3-10 通常型心房粗動(反時計回転)。TV：三尖弁輪，CT：分界稜，SVC：上大静脈，IVC：下大静脈，CS：冠静脈洞，FO：卵円窩。

■ 診 断
● 薬物的手法
　AFL 中は房室結節や心室は受動的に興奮しており，頻拍維持には必須ではない。そのため，房室結節の伝導をブロックする薬物は AFL を停止させることなく，F 波を顕在化させる。

　経静脈的アデノシン投与は，房室伝導比 2：1 または 1：1 の AFL と SVT もしくは VT の鑑別に有用である。

● 電気生理学的手法
　EPS では，AFL の機序・起源・興奮波の伝導方向は以下の方法により診断される。1) 心内興奮順序，2) entrainment mapping(エントレインメント・マッピング)，3) electroanatomical mapping〔電気解剖学的(3D)マッピング〕。洞調律の場合には，ペーシング(心房期外刺激，特にバースト刺激)

によりAFLがしばしば誘発されるが,SVTほど確実には誘発できない。イソプロテレノールの投与が有用なこともある。

1) 心内興奮順序：AFLであれば,多電極カテーテルを三尖弁輪に沿って留置することで心房内興奮順序を調べることができる。

　反時計方向回転の通常型AFLであれば,カテーテルの近位から遠位へ,中隔では尾側から頭側へ,側壁では頭側から尾側へと徐々に興奮していく。

2) entrainment mapping：エントレインメントとは診断するためのペーシング法であり,(a)リエントリーが機序であることを確認する,(b)リエントリー回路の局在を明らかとする,(c)電気的峡部の存在を診断することを可能とする。

　頻拍興奮周期よりもわずかに短い周期(約20 ms速い)でペーシング中には,ペーシングがAFLの興奮に乗り込み(エントレインメント),心房興奮周期はペーシング周期までスピードアップする。

　エントレインメント中の心房興奮(心内興奮順序や心電図のF波形)は頻拍のときと同じか,異なる。

　ペーシングを中止後,最初の興奮までの興奮間隔〔ポストペーシング・インターバル(postpacing interval：PPI)〕を測定し,PPIが頻拍の興奮周期よりも長く,その差が約30 ms以内の場合には,ペーシング部位が頻拍回路内にあると考える。

　PPIが頻拍興奮周期よりも長いほど,ペーシング部位は頻拍回路から遠い。

　峡部を回路に含むAFLの場合,峡部から施行されたエントレインメントは潜伏性エントレインメント(concealed entrainment)を呈し,PPIと頻拍興奮周期の差は30ms以内であるはずである。

　潜伏性エントレインメントのときには,電気的峡部をペーシングした興奮が周囲の心筋に伝播し,ペーシング中の興奮順序が頻拍中のものと同一となる。

　AFLの起源が左房か右房かを区別する方法はいくつかある。左房起源のAFLでは,右房からのエントレインメントではPPIが長く,最も短いPPIは冠静脈洞である。冠静脈洞内興奮は遠位部もしくは中間部から近位部へという順序を示すことが多い。

3) electroanatomical mapping：コンピュータ・ソフトウェアを用いたマッピング。

　electroanatomical mappingでは,頻拍中にアブレーションカテーテルを心内膜面に接触させ,頻拍興奮周期内における局所の興奮タイミング

と電位波高を計測する。マッピングしたすべての部位のデータをまとめて，興奮伝播様式もしくは電位波高を三次元的に1つのマップに表示する。心腔内でバルーンを膨らませてマッピングするソフトウェアもある。この場合は，カテーテルの接触は不要であり，頻拍が持続しなくても興奮伝播様式をマッピングできる。

興奮伝播様式のマッピングでは，頻拍メカニズムが局所起源かマクロリエントリーかを示すことが可能である。局所起源頻拍は，中心部に最早期興奮を認め，その部位から興奮が同心円状に伝播していく。マクロリエントリーでは，最早期興奮部位は興奮回路内の遅い興奮部位に一致し，頻拍興奮周期の90%以上の興奮が心房内に認められる。電位波高のマップは，瘢痕領域を区別することを可能とする。これは，瘢痕を有する非通常型AFLで特に重要である。

■ 治 療
● 急性期治療
1) レートコントロール：心室レートをコントロールするための房室伝導のブロックは，AFよりもAFLのほうがはるかに難しい。β遮断薬，カルシウム拮抗薬，ジゴキシンが使用される。
2) リズムコントロール
   a) 薬物治療：抗不整脈薬によるAFLの早期停止の成功率は約30～90%であり，Ⅲ群薬はⅠ群薬よりも有効性が高く，ibutilideが有効である。
   b) 電気的除細動：有効性が高く，安全である。
   c) アブレーション：下記参照。
   d) 抗凝固療法：下記参照。

● 長期的治療
1) 薬物治療：抗不整脈薬による長期的な洞調律維持率は50%以下であり，時間経過とともに洞調律維持率は低下していく。2年後には60%以上の患者で再発する。
2) アブレーション：下記参照。
3) 抗凝固療法：下記参照。

● カテーテルアブレーション
通常型AFLの場合，三尖弁輪から下大静脈までEustachio弁（eustachian valve）下の峡部を横断するように線状にアブレーションが行われる（図3-11）。このアブレーションがAFL中に行われれば，線状アブレーション

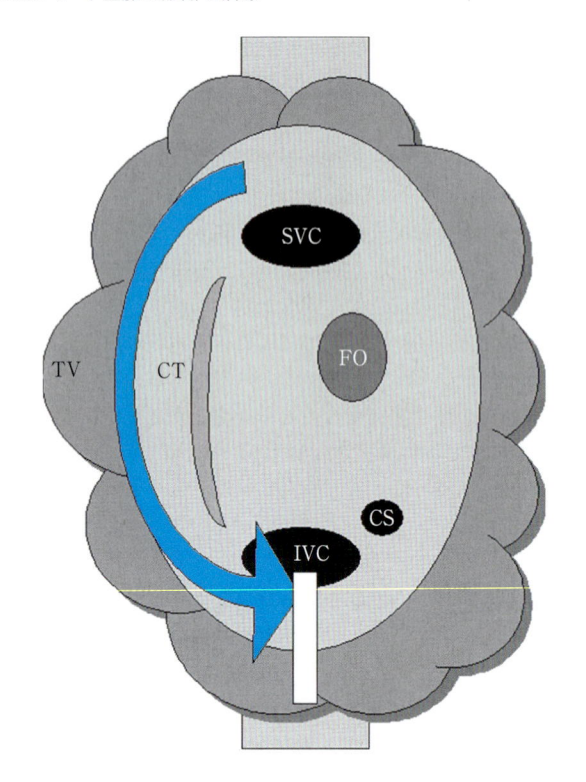

図 3-11　峡部アブレーション後の右房内興奮。TV：三尖弁輪，CT：分界稜，SVC：上大静脈，IVC：下大静脈，CS：冠静脈洞，FO：卵円窩。

が終了したところで AFL は停止する。洞調律中にアブレーションされることもある。AFL 中に，あるいは洞調律中にアブレーションが開始されても，峡部のブロックはペーシングにより確認される。カテーテルアブレーションの長期成績は 95% 以上であり，周術期のリスクは約 1% である。薬物治療では 2 年間の再発率は 60% であるが，十分に経験のある施設で行ったアブレーション後の長期再発率は 5% 以下である。このことから，アブレーションは第 1 選択の治療として考えられている。

● 抗凝固療法

　AFL 患者は AF 患者と同程度の脳卒中リスクを有しており，AF 発症リスクも一般人より高い。

　CHADS2 スコア 1 点以上のすべての患者に対して，ワーファリンによる

抗凝固を考慮する。抗不整脈薬により AFL が明らかに抑制されているとしても，無症候性発作，つまり確認できない AFL エピソードがあることを考慮して抗凝固療法を継続すべきである。AFL が 24〜48 時間以上持続している場合には，アブレーションや，電気的もしくは薬物的除細動の前に経食道心エコーで心内血栓が存在しないことを確認する必要がある。

　24〜48 時間以上続いた AFL がアブレーションにより停止した場合には，抗凝固療法は少なくとも 1 カ月継続しなければならない。ワーファリンの効果が不十分な間は，未分画ヘパリンもしくは低分子ヘパリンで橋渡しすることが必要である。アブレーション後に通常型 AFL が再発する可能性は低いため，AF が合併していなければ，術後 1〜3 カ月で抗凝固療法の中止が可能である。

心房頻拍

　心房頻拍(atrial tachycardia：AT)は比較的稀な不整脈である。AT とは，心房を起源とし，頻拍維持のために房室結節を含む必要がないいくつかの種類の頻拍を指す。したがって，AT のなかには異なる機序のものが含まれ，解剖学的構造物としばしば深い関わりを有する。機序は，異常自動能，撃発活動，リエントリーのいずれかである(図 3-12)。

■ 定義と分類

　以前の AT の分類は，心電図のみによるものであった。240〜250/min 以下の頻拍で，心房興奮波の間に等電位線を認めるものを AT，等電位線がないものを AFL としていた。しかしながら，EPS やアブレーション治療により明らかとなった AT の機序は，上記の心電図パターンと必ずしも一致しない。また，文献によって用語の使用に混乱があった。

　解剖学的構造物や電気生理学的基質を標的としたアブレーションにより AT の根治が可能になったため，AT とその機序，解剖との関係を明確にすることが必要となってきている。近年，各学会からあらためて AT の分類に関する定義が発表された。

　それらの分類によると，2 種類の AT がよく知られており，電気生理学的機序により明確に定義されている(表 3-5)。

1) 局所起源 AT(focal AT：異常自動能，撃発活動もしくはマイクロリエントリーによる)
2) マクロリエントリー AT(通常型 AFL や，右房もしくは左房のよく知られているマクロリエントリーを含む)

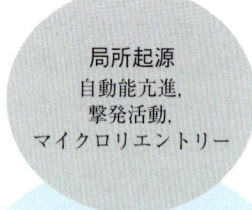

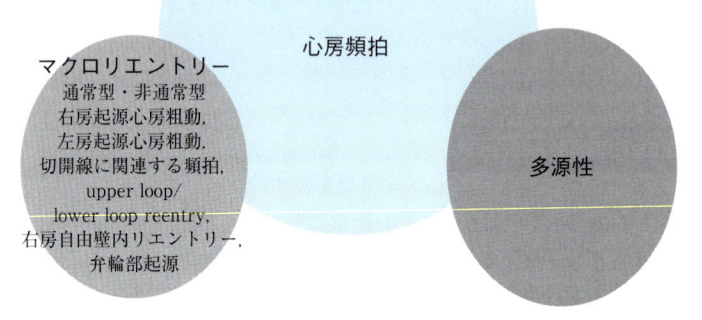

図 3-12 心房頻拍は，局所起源，マクロリエントリー，もしくは多源性に分類される。

表 3-5 心房頻拍の分類と特徴

心房頻拍	プログラム刺激による誘発性	プログラム刺激による頻拍停止	カテコラミンによる促進化	カルシウム拮抗薬に対する感度
局所起源				
異常自動能	No	No	Yes	No
撃発活動	Yes	Yes	Yes	Yes
マイクロリエントリー	Yes	Yes	±	No
マクロリエントリー				
通常型心房粗動	Yes	Yes	±	No
非通常型心房粗動	Yes	Yes	±	No

■ 疫 学

持続性 AT は比較的稀である。AT の頻度は，無症候性の若年者では 0.34%，症候性の患者では 0.46% とされている。EPS を受ける成人患者の 5〜15% に AT を認め，小児例ではより多い。異常自動能による AT は若年者に多く，

マイクロリエントリーもしくはマクロリエントリーは高齢者に多い．房室結節リエントリー性頻拍（AVNRT）や房室回帰性頻拍（AVRT）とは異なり，ATでは性差は認められない．

■ 予　後

　AT患者は，ときおり途切れるものの，ほとんどの時間に発作を認める頻発型（incessant form）以外は，通常は予後良好である．この頻発型は頻脈誘発性心筋症を引き起こすことがある．Chenらは，局所起源AT症例の63%が左室機能不全を呈していたと報告している．これらの症例の73%は頻脈誘発性心筋症であり，その場合のATはしばしば異常自動能を機序としている．心拍数が多い症例はより心筋症を生じやすいように思われるが，心筋症を発症する患者がいる一方で左室機能が維持される患者がいる理由は明らかになっていない．頻脈を治療することにより通常は心筋症から回復し，大部分の患者は正常かほぼ正常の左室機能となる．したがって，頻発型ATに左室機能不全を合併している患者では，頻脈誘発性心筋症を強く疑うべきである．ATの患者における塞栓症や脳卒中はほとんど報告されていない．

■ 管　理

　近年，アブレーション技術やマッピング機器の進歩により，ATの治療は変化している．以前は抗不整脈薬が治療の中心であったが，薬物の効果を比較した試験はない．臨床的にATを定義することは困難であり，局所起源ATは自然に消失することもあるため，様々な治療の効果を評価することは難しい．

■ 急性期治療

　頸動脈洞マッサージなどの迷走神経刺激により局所起源ATを停止させることは，通常できない．しかし，房室ブロックを生じることによりP波を明瞭にするため，診断には役立つ．アデノシンもATの機序を鑑別するのに役立つ．アデノシンは細胞内cAMPを減少させ，内向きカルシウム電流を抑制するために，心筋組織に対して抗アドレナリン作用を有する．撃発活動は通常アデノシンで停止し，自動能は一過性に抑制されるが，いずれもcAMPが関連していると考えられている．マクロリエントリーATはアデノシンの影響を受けないため，アデノシンへの反応から高い感度と特異度で局所起源ATを同定できる．しかしながら，一部の局所起源ATはアデノシンに反応しない．最近の研究では，アデノシンに反応しない局所起源ATはしばしばマイクロリエントリーによるものであることが示されている．

異常自動能による AT では電気的除細動が有効ではない。また，オーバードライブ・ペーシング(overdrive pacing)は自動能による AT を一過性に抑制するが，停止させることはできない。一方，マイクロリエントリーや撃発活動は，オーバードライブ・ペーシングにより停止させることが可能である。
　房室結節をブロックする薬物は，心室レートのコントロールに有用である。異常自動能以外による AT は，しばしばベラパミルで停止する。異常自動能もしくは撃発活動による AT は，β遮断薬の経静脈投与によっても停止することがある。Ⅰc 群抗不整脈薬は自動能を抑制するため，いくつかの局所起源 AT を停止する効果があることが知られている。

■ 慢性期薬物治療

　AT に対して，抗不整脈薬とプラセボで無作為化して長期間フォローした研究はない。長期にわたる薬物療法をみた研究は，いずれも少数例の観察研究である。また，多くは小児・幼児例の異常自動能による AT を対象としており，成人例に関する研究は少ない。局所起源 AT に対しては，抗不整脈薬は有効性が低いことが広く認識されている。副作用が少ないために，カルシウム拮抗薬やβ遮断薬が第1選択の薬物として推奨されている。これらの薬物は，ジゴキシンとともに，心室レートをコントロールする効果も有する。ACC/AHA/ESC の上室頻拍のガイドラインでは，Ⅰa 群，Ⅰc 群，Ⅲ群抗不整脈薬は第2選択となっている。薬物治療の長期効果は良くないため，症状の強い患者や頻繁に発作を認める患者に対してはカテーテルアブレーションが第1選択として考えられている。

　局所起源 AT は，小さな領域〔起源(focus)〕に心房興奮が始まり，その部位から遠心性に興奮が広がっていくものである。好発部位は，右房(67%)では分界稜や三尖弁輪など，左房(33%)では肺静脈や僧帽弁輪などである。頻度は低いが，冠静脈洞や心耳，心房中隔などにも生じる。AT の起源が分界稜の高位に存在する場合，心房興奮様式は，洞調律あるいは不適切洞頻脈(inappropriate sinus tachycardia)とほとんど同じである(図 3-13)。心拍数の急激な変化とともに，心内膜マッピングでわずかではあるが重要な心房興奮起源の変化がみられることから診断できる。多源性の AT も報告されており，外科手術やアブレーション後の再発の原因になり得る。

　長期間観察すると，局所起源 AT の興奮周期はときおり変化することがわかる。頻拍開始の際に徐々に興奮周期が短縮する(warm up)現象と，頻拍停止前に興奮周期が延長する(cool down)現象は，自動能が機序であることを示唆している。運動や交感神経刺激も，同様の効果を有する。心内記録が限られている場合は特に，比較的小さなリエントリー回路を有する頻拍は

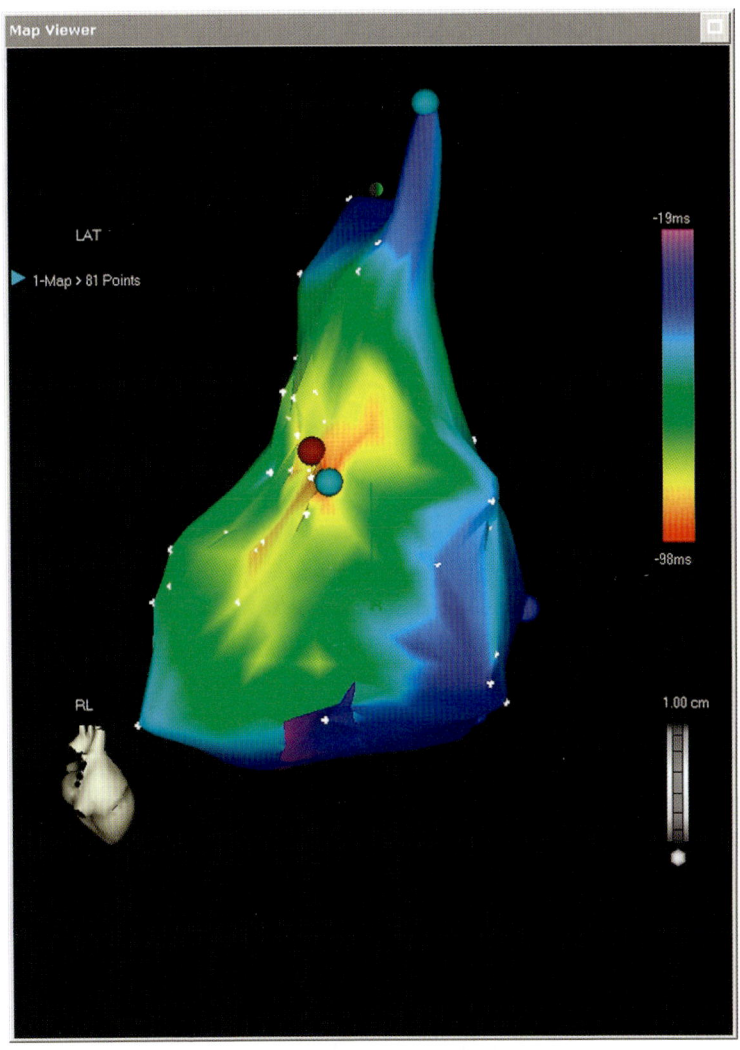

図 3-13 局所起源心房頻拍。electroanatomical mapping により最早期興奮が分界稜の上方に存在していることが示されている。

局所起源 AT のようにみえる。局所起源 AT の電気生理学的機序は，自動能の亢進，撃発活動，マイクロリエントリーのいずれかである。自動能亢進は，脱分極の第 4 相の膜電位が上昇し，通常のペースメーカ細胞に比較して興奮頻度が上昇していることが原因となっている。撃発活動は，多くの局所

起源 AT の原因と考えられている。その機序は，後脱分極(afterdepolarization)が新しい撃発活動を発生することによる。後脱分極は活動電位の第2～3相(早期後脱分極)もしくは，4相(遅延後脱分極)で生じる。マイクロリエントリーは，現在の3Dマッピングシステムの解像度以下の小さなリエントリー回路を有するものである。

■ 多源性心房頻拍

カオス様心房リズムとしても知られている多源性 AT(multifocal AT)は十分には理解されていないが，それほど稀なものでもない。急性肺疾患，特に COPD 患者の呼吸不全に合併することが多い。心電図上の特徴としては，1) 複数(少なくとも3つ)の異なる P 波形，2) 不規則な PP 間隔，3) P 波の間の等電位線，4) 100/min 以上の心室レート，が挙げられる。

多源性 AT を認める患者は院内死亡率が高いことが報告されている。背景にある急性肺疾患の治療が中心となり，これにより催不整脈作用を有する吸入β刺激薬やメチルキサンチン経静脈投与を最小限にする。心拍数や不整脈をコントロールするため，電気的除細動やジギタリス，抗不整脈薬などが試みられるが，そのような努力はしばしば無効である。アミオダロンの有効性を示した研究もあるが，肺毒性のためあまり使用されていない。β遮断薬の有効性が報告されているが，基礎にある心疾患や肺疾患のためしばしば禁忌である。ベラパミルは心室レートを低下させる目的で使用されることもあるが，人工呼吸器管理下では低酸素性肺血管収縮を低下させることで低酸素血症を悪化させる傾向があるため，あまり使用されていない。マグネシウムの経静脈投与は，臨床的有用性に限界があることが報告されている。少数例の報告ではあるが，薬物治療抵抗性の多源性 AT 症例の心室レートのコントロールに房室結節修飾術(AV junction modification)が有効であることが示されている。

長期予後は，おもに基礎疾患の治療によって決まる。

マクロリエントリー AT は，主に AFL として認められる。これについては，本章の該当項目を参照されたい。

■ 心房頻拍に対するマッピングとアブレーション戦略

心内膜マッピング(endocardial mapping)は，両心房へ広がっていく興奮の起源を同定することができる。単極誘導は，興奮起源部位で QS と称されるシャープな陰性の初期波を呈する。興奮の伝播は放射状であったり，解剖学的・機能的な経路や障害物に沿って伝播したりする。心房興奮周期中には，いかなる心房組織も興奮していない時間が通常存在し，心電図では心房興奮

の間の等電位線として認められる。右房，左房，冠静脈洞の全体の心内膜マッピングにおいても，興奮を認めない時間が心房興奮周期中に存在することがはっきり示される。

マクロリエントリー AT の機序は，大きな障害物の周囲を旋回するリエントリーであり，一般的に障害物の大きさは少なくとも長軸方向で直径数 cm ある。中心となる障害物は，正常構造物または異常構造物であり，固定したもの，機能的なもの，あるいはその双方であったりする。マクロリエントリーでは，単一の興奮起源は存在せず，リエントリー回路に含まれない心房組織には，リエントリー回路のいずれかの部位から興奮が伝播する。マクロリエントリー AT の機序においては，リエントリー回路の障害物や境界部，治療標的となる必須峡部などを含めた心房の解剖との関係が重要である。

現在は 3D マッピングシステムの使用により，AT アブレーションの急性期成功率は 69〜100% となっている。再発率は一般的に低く，0〜33% である。16 の研究を解析したところ，再発率は 7% であった。この解析では，アブレーション成功の予測因子も検討されているが，右房起源であることが唯一のアブレーション成功予測因子であった。これに対して別の研究では，男性の多源性反復性の AT 患者では急性期成功率が低いことが報告されている。また，高齢患者，基礎心疾患を有する患者，多源性の患者は再発リスクが高い。アブレーションが発展する以前には，薬物治療抵抗性の AT に対しては外科手術が治療選択肢であった。しかしながら，アブレーションの技術が進歩するにつれ，局所起源 AT に対する外科手術はあまり行われなくなっている。

Key Point

● 心房細動
1. AF は最も多く認められる持続性の不整脈であり，その頻度は年齢と強い相関がある。
2. 最も多く合併する心血管疾患は高血圧であり，lone AF は少数である。
3. 疫学的研究では，AF 患者は脳卒中および死亡リスクが高い。
4. すべての患者において脳卒中リスクの評価が必要であり，高リスク患者にはワーファリンの長期投与が必要である。

5. AFを初回発作か再発発作か，また発作性，持続性，長期間持続性に分類することは有用である。
6. 無症状から重篤なものまで，症状は多彩である。速い，または不規則な心室収縮パターンと，心房-心室の収縮の同期性の消失が，症状の原因である。
7. リズムコントロールにおける抗不整脈薬かカテーテルアブレーションかの選択は，慎重に考慮したうえで行うべきである。

● 心房粗動
1. AFLはマクロリエントリーによるもので，典型的には右房起源である。
2. 通常型AFLの心電図の特徴は，下壁誘導における陰性鋸歯状波である。
3. AFLはAFと同等の脳卒中リスクを有する。
4. 電気的除細動や抗不整脈薬ではAFLの再発率が高いため，アブレーションが第1選択治療とされている。

● 心房頻拍
1. ATは，一般的には100/min以上，250/min以下のレートで，心房内のある一点が興奮し，それにより頻拍が持続している上室頻拍と定義される。
2. ATの機序は異常自動能，撃発活動，そしてやや少ないがリエントリーのいずれかであり，心電図から機序を同定することは困難である。
3. アデノシン投与やEPSなどは，ATの機序同定に有用である。
4. 薬物治療に反応しない患者や，頻繁に発作を認める患者，症状の強い患者には，有効かつ低リスクの治療であるカテーテルアブレーションが行われる。
5. エントレインメントや，従来通りのマッピング，あるいは3DマッピングによりATの部位を特定し，アブレーションすることができる。したがって，多くの患者で根治可能である。

(髙橋 良英)

文 献

Alessie M, Ausma J, Schotten U. Electrical, contractile and structural remodeling during atrial fibrillation. Cardiovasc Res 2002；54：230-246.
Chen SA, Tai CT, Chiang CE, Ding YA, Chang MS. Focal atrial tachycardia：Re-

analysis of the clinical and electrophysiologic characteristics and prediction of successful radiofrequency ablation. J Cardiovasc Electrophysiol 1998 ; 9 : 355-365.
Cox JL, Schuessler RB, Boineau JP. The surgical treatment of atrial fibrillation. J Thorac Cardiovasc Surg 1991 ; 101 : 402-405.
Da Costa A, Thevenin J, Roche F, et al. Results from the Loire-Ardeche-Drome-Isere-Puy-de-Dome (LADIP) trial on atrial flutter : A multicentric, prospective, randomized study comparing amiodarone and radiofrequency ablation after the first episode of symptomatic atrial flutter. Circulation 2006 ; 114 : 1676-1681.
Fuster V, Ryden LE, Cannom DS, et al. ACC/AHA/ESC 2006 Guidelines for the management of patients with atrial fibrillation. J Am Coll Cardiol 2006 ; e149-e246.
Haissaguerre M, Jais P, Shah DC, et al. Spontaneous initiation of atrial fibrillation by ectopic beats originating in the pulmonary veins. N Engl J Med 1998 ; 339 : 659-666.
Hart RG, Halperin JL. Atrial fibrillation and thromboembolism : A decade of progress in stroke prevention. Ann Intern Med 1999 ; 131 : 688-695.
Kamath G, Steinberg JS. Cardiac resynchronization therapy and atrial fibrillation Cardiol J 2009 ; 6 : 295-301.
Marchilinski F, Callans D, Gottlieb C, et al. Magnetic electroanatomical mapping for ablation of focal atrial tachycardias. PACE 1998 ; 21 : 1621-1635.
Markowitz SM, Nemirovsky D, Stein KM, et al. Adenosine insensitive focal atrial tachycardia. J Am Coll Cardiol 2007 ; 49 : 1324-1333.
Manning WJ, Silverman DI, Keighley CS, et al. Transesophageal echocardiographically facilitated early cardioversion from atrial fibrillation using short-term anticoagulation : Final results of a prospective 4.5 year study. J Am Coll Cardiol 1995 ; 25 : 1354-1361.
Steinberg JS, Sadaniantz A, Kron J, et al. Analysis of cause-specific mortality of the atrial fibrillation investigation follow-up investigation of rhythm management trial. Circulation 2004 ; 109 : 1973-1980.
Roberts KC, Kistler, PM, Kalman JM. Focal atrial tachycardia 1. PACE 2006 ; 29 : 643-652.
Roberts KC, Kistler, PM, Kalman JM. Focal atrial tachycardia 2. PACE 2006 ; 29 : 769-778.
Wilbur DJ, Packer DL, Stevenson WG. Catheter Ablation of Cardiac Arrhythmias : Basic Concepts and Clinical Applications. 3rd Ed. Malden, MA : Blackwell Futura ; 2008.
Wood MA, Brown-Mahoney C, Kay GN, et al. Clinical outcomes after ablation and pacing therapy for atrial fibrillation : A meta-analysis. Circulation 2000 ; 101 : 1138-1144.
Wyse DG, Waldo AL, DiMarco JP, et al. A comparison of rate control and rhythm control in patients with atrial fibrillation. N Engl J Med 2002 ; 347 : 1825-1833.

4章 心室頻拍

Shuaib Latif and David J. Callans

　持続性の心室頻拍(ventricular tachycardia:VT)は,心疾患患者の合併症発生率や死亡率の悪化の原因となっている。一方,特発性VT(idiopathic ventricular tachycardia)は器質的心疾患のない患者に生じる。VTの再発を予防するために使用される抗不整脈薬の有効性は一定ではなく,副作用もある。植込み型除細動器(implantable cardioverter/defibrillator:ICD)により患者の死亡率は改善するが,度重なるICDショックによるQOLの低下は大きな問題となっている。これに対してカテーテルアブレーションは,心室性不整脈の頻度を減少させ,QOLを向上させることが可能である。VTに対する治療方法は心臓の基質と不整脈の機序により異なるため,アブレーションを施行する前に,これらについて十分な評価を行う必要がある。持続性単形性VT(sustained monomorphic ventricular tachycardia)は器質的心疾患に関連して生じることがほとんどだが,約10%は正常な心臓に生じる(特発性VT)。特発性VTは心臓内の特定の部位に生じることが多く,波形も特徴的である。VTのアブレーションの大まかな流れは,まず頻拍を誘発し,アブレーションを行い,再度VTの誘発を試みるというものである。

アブレーション前の評価

　心臓電気生理学的検査(electrophysiologic study:EPS)の前に,器質的心疾患の有無を十分に検索する必要がある。特に,壁運動異常の有無と範囲,血栓の有無,弁膜症や冠動脈疾患の重症度の評価は,アプローチ法や手技のリスクを決定するうえで非常に重要である。また,臨床的に問題となっているVT,心室期外収縮(premature ventricular contraction:PVC)などの12誘導心電図記録も重要である。12誘導心電図記録がない場合は,頻拍中の植込み型除細動器の心内電位記録が手技中に誘発されるVTと比較するのに役に立つこともある。左室起源のVTの治療のために左室アクセスを計画する場合は,末梢血管病変や大動脈弁疾患の有無とその重症度をチェックする必要があり,これにより逆行的アプローチではなく心房中隔穿刺によるアクセスが必要となることがある。非虚血性心筋症や特発性VTでは心外膜側起

源のVTが稀ではなく,心外膜へのアクセスが必要になる場合もある。また,心臓手術や心膜炎の既往のある患者では心膜の癒着が多く,外科的アクセスが必要になることがある。

VTの機序とアブレーションの有効性を評価するためにしばしばEPSで頻拍を誘発するが,器質的心疾患のある患者ではVTにより血行動態が悪化することが多いため,迅速に頻拍を停止させる必要がある。また,施行に先立って水分バランスを最善の状態にし,虚血の有無を評価することも大切である。これは,VTに伴う低血圧が虚血を誘発することがあるためである。臨床的に可能であれば,抗不整脈薬は中止する。

心室頻拍の機序

アブレーションの方法を計画する際にはVTの機序を決定することが非常に重要であり,大きく分けて,自動能の亢進,リエントリーを生じる伝導異常の2つが挙げられる(図4-1)。自動能の亢進には,異常自動能(abnormal automaticity:第4相の活動の亢進)と撃発活動(triggered activity:早期後脱分極または遅延後脱分極)がある。単形性VTの機序を明確に同定することは難しいが,器質的心疾患の有無,プログラム刺激への反応などに基づいて鑑別することが可能である。

異常自動能によるVTは稀で,特徴が明らかではなく,若年者(<50歳)に比較的多くみられる。典型的には僧帽弁輪,His束近傍,右室流入路などが起源となるが,右室・左室のすべての部位から生じ得る。しばしば運動により増悪し,β遮断薬が有効なことから,交感神経刺激によると考えられている。異常自動能によるVTはプログラム刺激で誘発あるいは停止することはできない。

撃発活動は,先行QRSの後に生じる異常後脱分極が原因であるものを言う。早期後脱分極(early afterdepolarization:EAD)は第2相の後期あるいは第3相の早期に生じ,遅延後脱分極(delayed afterdepolarization:DAD)は第3相の後期あるいは第4相で生じる。いずれの場合でも,内向き電流(inward current)により心筋の早期脱分極が生じる。早期後脱分極は徐脈やポーズの際に生じやすくtorsade de pointesを生じることがある。一方,遅延後脱分極は細胞内カルシウムが増加して起こる。つまり,交感神経刺激によりcAMPが上昇し,筋小胞体(sarcoplasmic reticulum:SR)からのカルシウムの放出をもたらすが,この細胞内カルシウムの上昇により,内向きナトリウム電流が増加し脱分極が生じるわけである。カテーテル室ではプログラム刺激,特に心房や心室の連続刺激により,撃発活動が約60%の症例で

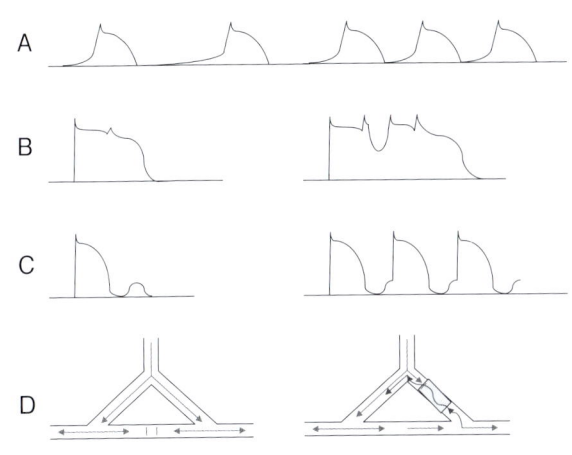

図 4-1　VT の機序。A：異常自動能は機序としては比較的珍しいが，運動やカテコラミンにより生じ，プログラム刺激により誘発されない。細胞障害により自動能が亢進することもある。B：早期後脱分極（EAD）は再分極が完了するまでに生じ，活動電位を延長する異常と関連している。EAD により torsade de pointes などの多形性 VT が生じる。C：遅延後脱分極（DAD）は再分極が完了した後に生じ，細胞内カルシウムの上昇による。閾値に達すれば細胞が再び脱分極する。DAD は流出路起源 VT などの撃発活動による VT の機序と考えられている。D：リエントリーは組織内の非均一伝導により生じ，器質的心疾患に合併する VT の機序として一般的である。不応期のばらばらな組織内の異なった伝導によりリエントリーが維持される。

誘発される。交感神経刺激（例えばイソプロテレノールやエピネフリン）は頻拍誘発を促進し，アデノシンはその交感神経抑制作用から cAMP による撃発活動を抑制する。

　器質的心疾患を有する患者においては，持続性単形性 VT の機序のほとんどがリエントリーであることを示すエビデンスが多数ある。リエントリーの形成には，一方向性ブロックを示す伝導路と，遅伝導路が必要である（ブロックのある伝導路が不応期を脱して再び伝導できるようになるため）。さらに，一方向性ブロックの伝導路の不応期は，ブロックのない遅伝導路の伝導時間よりも短くなければならず，これによりリエントリーの形成が可能になる。局所起源の調律とは異なり，リエントリー性頻拍はプログラム刺激により誘発や停止することができる。

心電図による部位の診断

　VTの12誘導心電図は是非とも記録したい。この心電図によりVTの起源が推定できるからである（図4-2）。器質的心疾患に合併するVTのほとんどは，瘢痕の部位から生じる。QRS波形に影響を及ぼすものとして，瘢痕の量と分布，心臓の向き，抗不整脈薬などが挙げられるが，心電図波形，電気軸，前胸部誘導の移行帯などからVTの出口部を推定することができる。左脚ブロック（left bundle branch block：LBBB）型のVTは右室あるいは心室中隔起源であることが典型的であり，右脚ブロック（right bundle branch block：RBBB）型のVTでは左室が起源である。また前胸部誘導の移行帯に

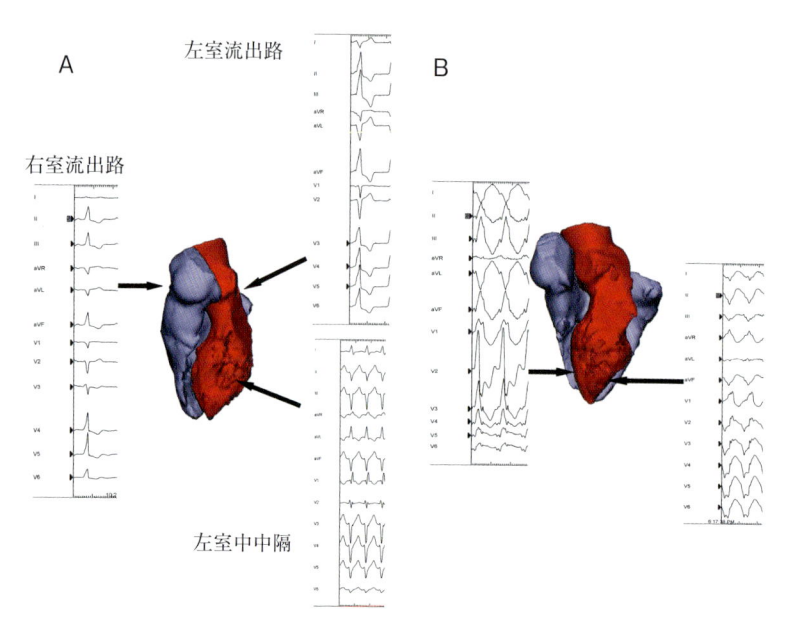

図4-2　VT中の心電図波形と頻拍起源の部位の関係。右室（青）と左室（赤）を左側（A），背側（B）で示す。A：特発性VT。右室流出路起源のVTは，左脚ブロック型，下方軸を示す。肺動脈弁直下が起源である。左室流出路起源のVT（Valsalva洞起源）は，左脚ブロック型，下方軸を示すが，前胸部誘導の移行帯が早期であり，これは左室が後方に位置しているためである。また，左室中中隔起源のVTは，右脚ブロック型，上方軸となる。B：陳旧性心筋梗塞に合併した右脚ブロック型VTの2例を示す。ともに右脚ブロック型で，心室中隔から離れた部位が起源と考えられる（中隔起源のVTは左脚ブロック型を示す）。器質的心疾患に合併するVTは，典型的には梗塞の瘢痕から，あるいは拡張型心筋症の場合には弁輪部の線維組織から生じる。拡張型心筋症では心内膜よりも心外膜が強く関連していることがある。

より，心基部か心尖部かの鑑別が可能となる．おもにR波＞S波であれば心基部起源，S波＞R波であれば心尖部起源と考えられる．また，電気軸により起源が前壁か下壁かを区別することが可能で，下方軸であれば前壁起源，上方軸であれば下壁起源と考えられる．QRS幅が広く，立ち上がりが急峻でない場合は心外膜起源を示唆する．

器質的心疾患のないVTでは典型的な心電図の特徴がみられる．局所起源であることが多く，流出路やPurkinje線維から生じるものがほとんどである．流出路起源のものは左脚ブロック型で下方軸を呈することが典型であり，前胸部誘導の移行帯から，右室流出路，左室流出路，あるいは大動脈-僧帽弁輪などの起源を推定することが可能である．左室起源の特発性VTは右脚ブロック型の左軸偏位を呈することがしばしばある．

器質的心疾患に合併する心室頻拍のアブレーション

■ 瘢痕に関連する持続性単形性心室頻拍

器質的心疾患の患者では，瘢痕に生じるリエントリーが最も一般的な機序となる．心筋の瘢痕領域は均一ではなく，線維組織と残存心筋が入り交じり，細胞間の連結が減少するために伝導障害を生じ，リエントリーを生じやすくなっている．

リエントリー性のVTは，protected channel〔峡部(isthmus)と呼ばれる〕を興奮が伝導するが，その間は体表面心電図には反映されない．心電図はむしろ，峡部から興奮が周囲の心筋に広がる出口部の位置を反映し，ここを通過した興奮波が心室全体に広がる．その後，興奮は回路を回って峡部の入り口に戻る．異なる波形のVTが誘発されることがしばしばあるが，これは異なる瘢痕からのVT，あるいは同じ瘢痕から違う出口部を通って出たVTである可能性がある．

■ entrainment mapping

VTが血行動態的に安定している場合，頻拍中にマッピングすることが可能である．興奮波が峡部から出口部に向かうのをマップするが，興奮が峡部を伝播するときに中期拡張電位(mid-diastolic potential)が，出口部付近で収縮前電位(presystolic potential)が記録される．

瘢痕内に経路がいくつか存在することがあるので，電位マッピングのみで回路を限定することは困難であり，回路の重要な部位を同定するにはentrainment mapping（エントレインメント・マッピング）が非常に有用である（図4-3）．リエントリー回路は各部位で興奮間隙(excitable gap：直前の脱

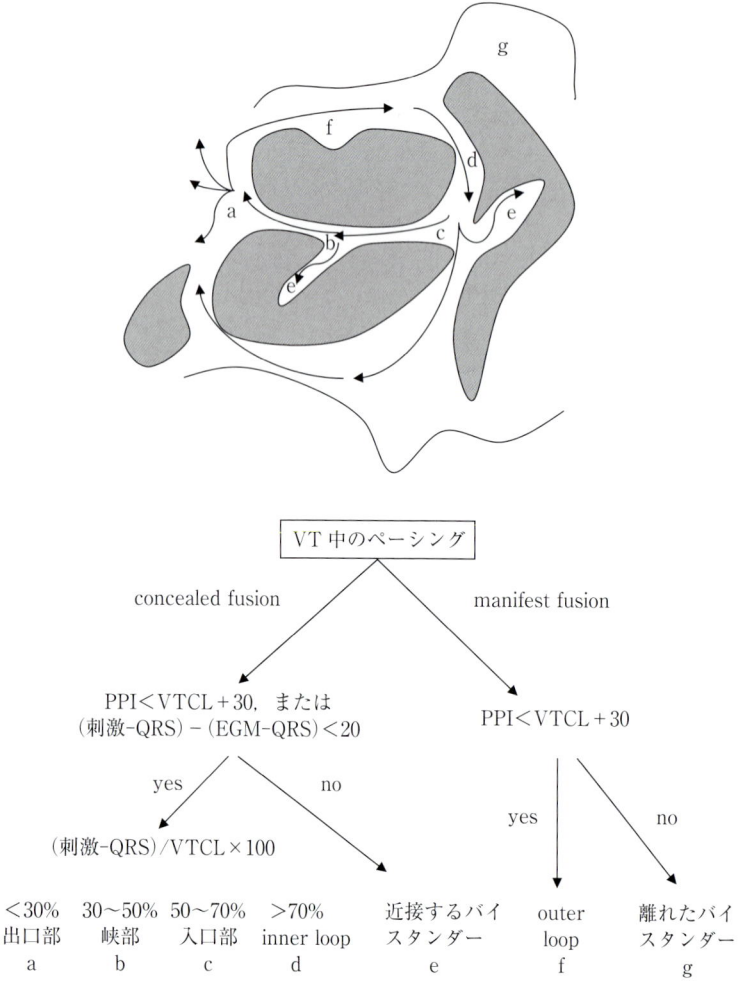

図4-3 entrainment mapping。もしペーシングが頻拍をエントレインするなら，ペーシングに対する反応によりペーシング部位と頻拍回路との関係を推定できる。VTCL：VT周期。

分極からの回復から次の興奮が到達するまでの時間)を有する。したがって，頻拍中に適当な間隔で刺激すれば，興奮間隙にある組織を興奮させてリエントリー回路を伝播することが可能となる。興奮波は順行性と逆行性の二方向に伝播し，順行性にリエントリー回路を伝播して頻拍をリセットする一方で，頻拍の向きとは逆行性に伝播して1心拍前の興奮と衝突する。単発刺激に対

する反応をリセットと呼び，持続的刺激に対するものはエントレインメントと呼ぶ。

リエントリー頻拍に対するエントレインメントはWaldoの基準を満たす必要がある。constant fusion(定常融合：エントレインメント中のQRS波形が，頻拍中のQRS波形と純粋にペーシングによるQRS波形の融合したものになる)，progressive fusion(漸進性融合：早いレートで刺激すると，よりペーシング中のQRS波形に似たものになる)があり，ペーシングを停止すると頻拍は持続するが，最後の心拍はエントレインメントされるものの融合はしない。ポストペーシング・インターバル(postpacing interval：PPI)により，ペーシング部位がリエントリー回路にどのくらい近いかがわかる。PPIとは最後の刺激からペーシング部位の最初の興奮までの時間をいい，刺激部位から回路までの伝導時間，回路を1周する時間，そしてペーシング部位まで帰ってくる時間の合計である。ペーシング部位がリエントリー回路内にあればPPIは頻拍周期(tachycardia cycle length：TCL)にほぼ一致し，回路から離れるにつれTCLに比較してPPIは次第に延長する。PPIとTCLの差が30 ms以下であれば回路内であることがわかる。しかし，回路内のどの部位(outer loop，入口部，峡部，出口部など)であるか，ということまではわからない。

頻拍中にペーシングを行うと，頻拍の興奮とペーシングの興奮が衝突して心電図上のQRS波形が変化する(融合)。この場合，PPIから通常は頻拍回路の外であることが示唆される。リエントリー回路は，瘢痕に囲まれた峡部と大きなouter loopの回りを旋回することがしばしばある。outer loopは回路の一部で，ここでエントレインメントするとPPIはTCLに一致するがQRSの融合がみられ，ここでアブレーションを行っても頻拍が停止することは稀である。峡部でペーシングを行うと，興奮は順行性および逆行性に伝播する。頻拍中には逆行性の興奮と回路内を進んできた興奮とが峡部内で衝突し，体表面心電図では変化は認めない。結果として，ペーシングによるQRS波形が頻拍中と同じになり，concealed fusion(不顕性融合)と呼ばれる。concealed fusionとTCLに近いPPIであればペーシング部位は峡部内にあると考えられ，アブレーションにて停止することが予想される(図4-4)。峡部内のどの部位であるかは，刺激からQRSまでの間隔をTCLと比較することで同定でき，(刺激-QRSの間隔)/TCLが0.3未満であれば出口部付近，0.3〜0.7であれば峡部内であることがわかる。また，0.7以上であればinner loopであると考えられる。入口部や出口部でのアブレーションは，これらの部位が峡部に比べて広いこともあり，頻拍が停止しないことが多い。峡部にアブレーションを行って頻拍を停止するのが理想的である。

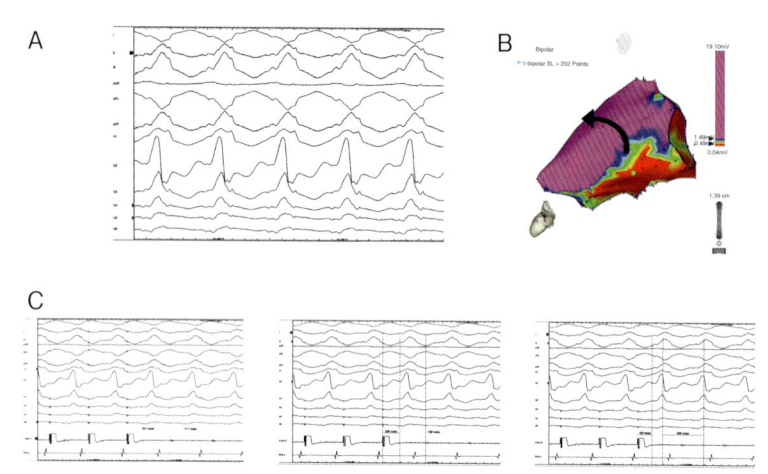

図 4-4 entrainment mapping。A：右脚ブロック型，下方軸の単形性 VT。B：A の患者の洞調律における voltage mapping では下壁から側壁に至る広範囲の低電位部位（瘢痕）を認める。VT の波形から，出口部は側壁であると考えられる。C：B にて出口部と考えられる部位で VT 中にエントレインメントを行うと，PPI-TCL は 10 ms，刺激-QRS 間隔と EGM-QRS の差も 10 ms，そして（刺激-QRS）/TCL は 0.36 と，峡部のペーシング部位で concealed fusion を示した。この部位でのアブレーションにより頻拍は停止し，誘発不能となった。

VT の entrainment mapping を行うには，VT が血行動態的にも安定している必要がある。ペーシングにより頻拍の波形が変化したり，停止する場合，あるいは血行動態が不安定である場合にはエントレインメントは有用ではなく，substrate mapping（基質マッピング）を行う必要がある。

■ substrate mapping

いくつかの不安定な VT では，リエントリー回路の存在する瘢痕の範囲を同定するために substrate mapping が行われる。洞調律中，あるいは安定したペーシング中に voltage map を作成する。低電位部位（双極誘導記録で 1.5 mV 未満）は瘢痕である。洞調律中にみられる低電位の遅延電位（QRS の終末部）は伝導遅延を示唆し，峡部である可能性もある。峡部でペーシングを行うと体表面心電図の VT の QRS に一致することがある。しかし，瘢痕が広範囲で遅延電位を示す部位が何カ所もある場合には，異なる出口部から興奮が出てしまうため，必ずしも VT に一致しないこともある。電気的に興奮しない部位は非常に密に線維化した組織であり，興奮が伝導されない領域であると考えられる。これらの重要な部位を 3D マップ上に印をつけること

で，VTのチャネルを見つけることが可能な場合もある．substrate mappingは洞調律中に重要な部位を絞り込むことができ，VT中にマッピングする時間を短縮するのに有用である．

特発性心室頻拍のアブレーション

特発性VTは通常は若年者に認められ，典型的には運動や精神的ストレスで誘発される．流出路付近に起源があることが多い．左室Purkinje線維内のリエントリーによるVTも比較的多くみられる．器質的心疾患を除外する必要がある．概して予後は良好で，突然死のリスクは低いが，短い連結期で生じる流出路起源のPVCが多形性VT(polymorphic ventricular tachycardia)や心室細動を誘発することもある．また，期外収縮が頻繁であったり，頻発型のVT(incessant VT)の場合には左室機能低下をきたすこともある．この場合は治療後に左室機能が改善する．薬物治療ではβ遮断薬やカルシウム拮抗薬が用いられるが，無効な患者も多い．

流出路起源心室頻拍

流出路は肺動脈弁と三尖弁に囲まれた右室と，左室流出路や大動脈弁，心外膜領域からなる左室基部を含む．右室流出路(right ventricular outflow tract：RVOT)起源の頻拍は，左脚ブロック型で下方軸，V_3以降の前胸部移行帯が特徴である．自由壁起源ではQRS幅＞140 ms，下方軸にノッチがある場合に疑われる．右室流出路は大動脈の右前方を取り囲み，その後方は少し右に，前方は左に伸びている．I誘導のQ波は右室流出路の前壁，R波は後壁に起源があることを示唆する．左室流出路(left ventricular outflow tract：LVOT)起源の頻拍は右室流出路起源の頻拍と同様の特徴をもち，左脚ブロック波形を呈することが多いが，移行帯はV_2あるいはより早期に認めることがほとんどである．大動脈弁領域が起源のVTもあり，早期の移行帯(V_1かV_2)と左側起源を示唆するV_1かV_2のノッチ(notch)を認める．この領域からのVTの大部分は左冠尖からのものである．心電図の波形から起源の推定が可能だが，正確な起源の同定にはカテーテル室でのpace mappingとactivation mappingが必要となる．

マッピング

局所起源の頻拍では，アブレーションに先だって起源同定のためにpace

clinical PVC

pace map activation map

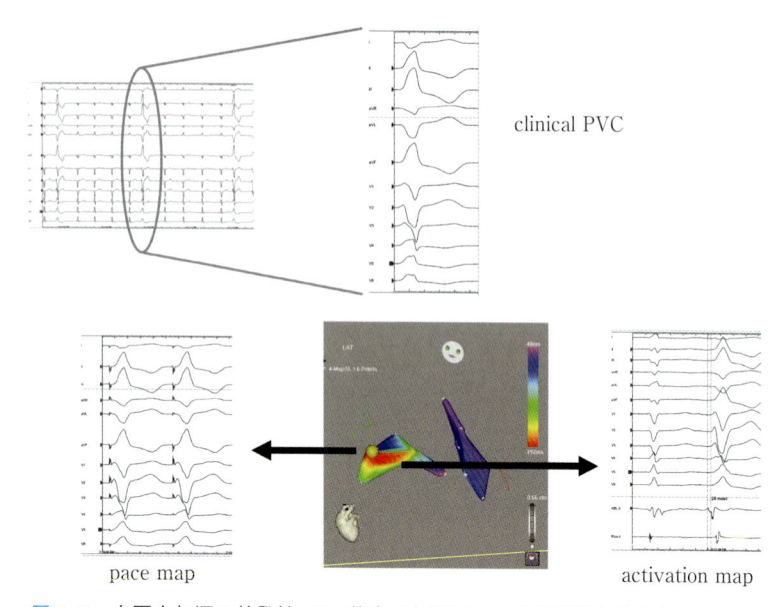

図 4-5 左冠尖起源の特発性 VT。体表面心電図，右室流出路と左冠尖の electro-anatomical map（PVC 時の局所興奮電位をカラー表示している。赤は早く，紫は遅い），頻拍起源の pace mapping と activation mapping を示す。これらは VT，PVC のアブレーションを補助する手法である。activation mapping は最早期興奮部位を同定するために行われ，通常は QRS の 15～45 ms 前にある。pace mapping は局所起源 VT の出口部を想定する手法である。典型的には，両者で示される領域が一致することで，PVC や VT にアプローチする方針が決まる。

mapping と activation mapping が行われる（図 4-5）。VT や期外収縮が誘発できない場合には，pace mapping により起源として可能性のある領域をある程度限定することが可能である。pace mapping では，誘発された QRS の波形がすべての誘導で VT や期外収縮の波形と同一である必要がある。ペーシングはアブレーションカテーテルの短い電極間距離の電極から低出力で行い，変行伝導のリスクを抑えるため刺激頻度も VT のレートに近いものとする必要がある。これにより，アブレーションを考慮する比較的広い範囲で，ほぼパーフェクトな pace map が得られることがある。activation mapping は，VT あるいは PVC が頻繁に生じたり容易に誘発される場合に，一定の領域で最早期興奮部位を同定するのに有用である。単極誘導記録を行っている場合，最早期興奮部位では QS 波形が記録される。通常，VT あるいは PVC の最早期興奮部位は QRS から 15～45 ms 先行しており，これらの部位でアブレーションを行うと一時的に VT が速くなり，その後は停止して

誘発できなくなる。

左室 Purkinje 心室頻拍

ベラパミル感受性の特発性 VT は，通常 15 ～ 40 歳の患者に認められる。右脚ブロック型，左軸偏位を呈し，多くのエビデンスからその機序はリエントリーであることが示されている。心房あるいは心室のプログラム刺激で誘発することが可能である。このタイプの VT のほとんどは左脚後枝に関連しており，VT 中の Purkinje 電位あるいは後期拡張期電位を目安にアブレーションを行う。カテーテル室で VT が誘発できない場合には，Purkinje 電位から同定される左脚後枝領域に線状アブレーションを行う。

まとめ

VT は合併症発生率，死亡率を有意に悪化させる不整脈だが，発症頻度が高くなってきている。カテーテルアブレーションは，患者の症状を改善し QOL を向上させることが報告されている。アブレーションの前には，しっかりと病態，患者の状態を評価しておくことが必須である。アブレーションの方針を決定するために頻拍の機序を理解することが必要で，カテーテル室では頻拍に関連している重要な領域を限定する様々なテクニックが用いられる。カテーテルアブレーションは経験豊富な施設で行えば治療成績も良好であり，頻拍治療の選択肢の 1 つとして考慮すべきである。

Key Point

1. VT に対するアブレーションは症状を軽減する。
2. VT の機序にはリエントリー，撃発活動，異常自動能がある。
3. VT の心電図所見から興奮の出口部を推定することができる。
4. アブレーション前の評価として心機能評価を行う。
5. 器質的心疾患に合併した VT は瘢痕内のリエントリーによるものが多い。
6. 器質的心疾患の VT では，頻拍中にエントレインメントを行い，伝導遅延を示唆する遅延電位をアブレーションの目安にする。
7. 特発性 VT では activation mapping と pace mapping の併用がアブ

レーションに有用である。
8. 特発性 VT の起源として流出路と Purkinje 線維が典型的である。
9. 特発性 VT の予後は通常は良好である。

(副島 京子)

文　献

Badhwar N, Scheinman MM. Idiopathic ventricular tachycardia：Diagnosis and management. Curr Probl Cardiol 2007；32：7-43.

Huang SKS, Wood MA, ed. Catheter Ablation of Cardiac Arrhythmias. Philadelphia, PA：Elsevier Inc.；2006.

Josephson ME. Clinical Cardiac Electrophysiology. Philadelphia, PA：Lippincott Williams & Wilkins；2008.

Latif S, Dixit S, Callans DJ. Ventricular arrhythmias in normal hearts. In Miller JJ, ed. Ventricular arrhythmias. Cardiol Clin 2008；26(3)：367-380.

Lin D, Ilkhanoff L, Gerstenfeld E, et al. Twelve-lead electrocardiographic characteristics of the aortic cusp region guided by intracardiac echocardiography and electroanatomic mapping. Heart Rhythm 2008；5(5)：663-669.

Stevenson WG, Khan H, Sager P, et al. Identification of reentry circuit sites during catheter mapping and radiofrequency ablation of ventricular tachycardia late after myocardial infarction. Circulation 1993；88：1647-1670.

Stevenson WG, Soejima K. Catheter ablation for ventricular tachycardia. Circulation 2007；115：2750-2760.

Wilbur DJ, Packer DL, Stevenson WG, ed. Catheter Ablation of Cardiac Arrhythmias. Malden, MA：Blackwell Publishing；2008.

5章 失 神

Suneet Mittal

　失神は「一過性の意識消失発作で，体位の維持ができないものであり，通常は完全かつ速やかに回復するもの」と定義されている。非常によくみられる臨床的問題であり，初発の失神全体の頻度は年間 1,000 人当たり 6.2 人である。年齢とともに増加し，10 歳ごとに発生率は 6% ずつ上昇すると推定されており，特に 70 歳以上の高齢者で多い。また，22% の患者が失神の再発を経験している。失神原因の鑑別診断は非常に多岐にわたる（図 5-1）。失神患者の診療は病歴聴取および身体診察に始まり，ほとんどの場合，心電図および心エコー検査が必須である。診断の第 1 のステップは心臓性失神と非心臓性失神を鑑別することである。

心臓性失神

　心臓性失神（cardiac syncope）は，①神経調節性（反射性）失神（neurally mediated syncope）のような自律神経機能異常によるもの〔血管迷走神経性失神（vasovagal syncope）や頸動脈洞過敏（carotid sinus hypersensitivity）〕

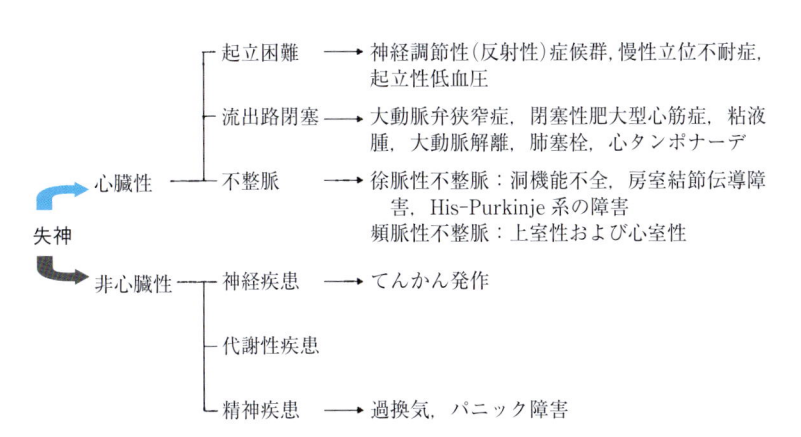

```
           ┌─ 起立困難   → 神経調節性（反射性）症候群, 慢性立位不耐症,
           │              起立性低血圧
           ├─ 流出路閉塞 → 大動脈弁狭窄症, 閉塞性肥大型心筋症, 粘液
   ┌─心臓性─┤              腫, 大動脈解離, 肺塞栓, 心タンポナーデ
   │       └─ 不整脈     → 徐脈性不整脈：洞機能不全, 房室結節伝導障
失神─┤                       害, His-Purkinje 系の障害
   │                       頻脈性不整脈：上室性および心室性
   │       ┌─ 神経疾患   → てんかん発作
   └─非心臓性┤─ 代謝性疾患
           └─ 精神疾患   → 過換気, パニック障害
```

図 5-1　失神の鑑別診断

など，②慢性立位不耐症〔すなわち体位性起立頻脈症候群（postural orthostatic tachycardia syndrome：POTS）〕，③起立性低血圧（血管内容量低下・全身性疾患・血管拡張薬に伴う二次的なもの，純粋な自律神経機能障害/多系統萎縮症に伴うもの），④血流の閉塞に伴うもの，そして⑤頻脈性および徐脈性の不整脈に伴うものが含まれる。このうち④血流の閉塞に伴う失神患者は病歴・身体所見および心エコーで容易に診断可能であり，鑑別および治療方針決定に難渋することはない。したがって，本章では自律神経異常に伴う失神と不整脈に伴う失神の鑑別に焦点を当てる。不整脈を原因とする失神患者の死亡率は失神の既往のない患者や自律神経反射に伴う失神患者の約2倍であるため，この鑑別は生命予後の点で極めて重要である。

■ 自律神経機能異常

　自律神経機能異常に伴う失神の多くは器質的心疾患のない，一見健常な者に認められる。したがって，心電図異常および器質的心疾患を認めない患者，特に若年者の場合には自律神経機能障害を強く疑う必要がある。最も多くみられる自律神経機能障害は神経調節性（反射性）失神であり，血管迷走神経性失神や頸動脈洞過敏などが含まれる。さらに，排尿・排便・嚥下および咳嗽時の失神は通常，神経調節性（反射性）失神のなかの状況失神（situational syncope）としてよく知られている。これらの状況で，失神は徐脈もしくは低血圧によって生じる。頸動脈洞過敏では，立位時にのみ血行動態の悪化が認められる患者も多いこと，さらに約1/3の患者では徐脈なしに血圧のみ低下するほぼ純粋な血管抑制型反応であることにも注意を要する。したがって，頸動脈洞過敏の診断は臥位のみならず立位でも行うべきであり，非侵襲的に心拍ごとの血圧の測定ができるデバイスを使用すべきである。

　先に体位性起立頻脈症候群として挙げた慢性立位不耐症は，血圧低下を伴わない明らかな立位時の頻脈を特徴とする。定義によると，立位時の症状は6カ月以上の長期にわたって持続し，消耗性疾患や体重減少，長期臥床や末梢神経障害，もしくは薬物などの明らかな原因を認めないものを言う。この疾患は若年（14〜45歳）の女性に多い（女性4：男性1）。30〜40%がウイルス感染症後の患者に生じる。主な症状はふらつき，めまい，動悸，胸痛そして失神である。ノルアドレナリンの神経伝達物質の欠如によるノルアドレナリン濃度上昇に関連する患者もいる。立位時には心拍数が30以上増加し（通常，心拍数120/min以上となる），立位時のノルアドレナリン濃度は600 pg/mL以上となることが特徴である。

　起立性低血圧は，多くは血管内容量の減少に起因するが，自律神経機能障害を原因とする患者もいる。後者では糖尿病などの全身性の疾患，アルコー

ルなどの中毒,血管拡張薬の使用など原因を特定できることもあるが,原因を特定できないことも多い.そのような場合には,純粋な自律神経機能障害(他の神経学的異常を認めない場合),もしくは多系統萎縮症(他の神経学的異常を認める場合)を考慮すべきである.

ティルト試験はこれらの症候群の鑑別に有用である.神経調節性(反射性)失神では,立位にした場合,はじめのうちは心拍数と血圧は保たれるが,その後しばらくして心拍数もしくは血圧の低下が突然生じて失神をきたす.これに対して慢性立位不耐症の患者では,立位にしてすぐに心拍数が30以上増加する(心拍数120/min以上)が,血圧の変化は伴わない.一方,自律神経機能異常による起立性低血圧は,心拍数の変動なしに血圧が徐々に(20 mmHg以上)低下する.

ティルト試験は神経調節性(反射性)失神が疑われる患者の診断に広く用いられているが,施行にあたっての統一されたプロトコールはない.現在の一般的なプロトコールは,まず薬物負荷なしにティルト試験を行い,続いてイソプロテレノールやニトログリセリン,もしくはアデノシンを用いた薬物負荷ティルト試験を行う(11章参照).ティルト試験の問題点は,特異度の高いプロトコールを用いても感度が低いことである.また,患者の年齢が上がると感度は著しく低下する.さらに,器質的心疾患のない失神患者の臨床的予後はティルト試験の結果に相関しないことが複数の前向き試験で報告されており,この検査の臨床的役割には議論の余地がある.図5-2に自律神経機能異常が疑われる場合のティルト試験の臨床的アプローチを示した.

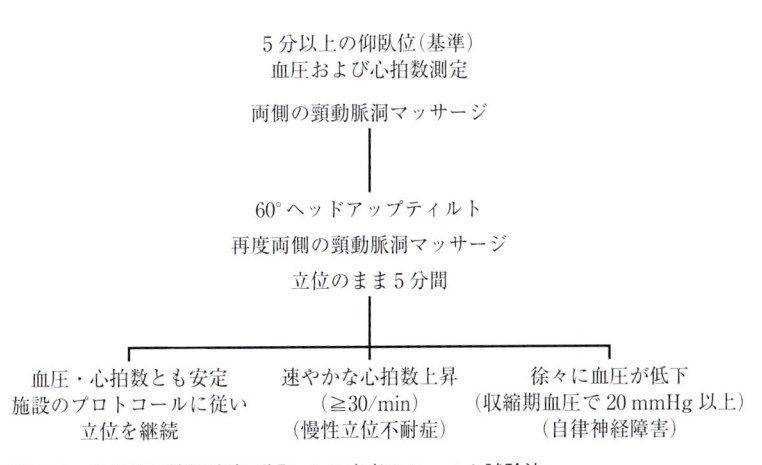

```
        5分以上の仰臥位(基準)
        血圧および心拍数測定
              │
        両側の頸動脈洞マッサージ
              │
        60°ヘッドアップティルト
        再度両側の頸動脈洞マッサージ
        立位のまま5分間
    ┌─────────┼─────────┐
血圧・心拍数とも安定  速やかな心拍数上昇   徐々に血圧が低下
施設のプロトコールに従い  (≧30/min)    (収縮期血圧で20 mmHg以上)
  立位を継続       (慢性立位不耐症)    (自律神経障害)
```

図5-2 自律神経機能障害が疑われる患者のティルト試験法

血管迷走神経性失神患者に対する治療も議論の多い問題である。血管迷走神経性失神の自然歴が多様であることが問題を複雑にしている原因の1つである。複数の発作が比較的短期間に生じた後，症状のない期間が長く続くこともしばしばである。面白いことに，失神発作の頻度はティルト試験の後，治療を行わなくても減少することが多い。したがって，治療そのものの効果判定を行うことは極めて難しい。

治療開始の要否については，個々の患者ごとに十分吟味する必要がある。一般的に，治療は再発性失神患者もしくは外傷をきたす失神を認めた患者に対して行われる。基本的治療は水分摂取を促し（希釈尿持続が目安），塩分を自由に摂取すること，そして血管迷走神経性失神を誘発する状況や行動を控えることである。失神の前兆を自覚する場合，患者によっては両手を組んで左右に引っ張り合ったり足を組むといった等尺性運動を行うことによって，速やかに血圧を上昇させ，失神を回避することが可能である。起立調節訓練法（毎日，壁面を背に起立し，立位時間を5分から徐々に30分まで延ばしていく）により，立位ストレスに対して脱感作する治療を提唱している医師もいるが，長期的なコンプライアンスは良くない。しかし，これらの非薬物的な身体的治療法は，再発を繰り返す血管迷走神経性失神患者に最初に行うべき治療として急速に普及してきている。

血管迷走神経性失神に対する様々な治療が提唱されている。最もよく用いられる治療には，β遮断薬，選択的セロトニン再取込み阻害薬（SSRI），α作動薬，抗コリン薬，ミネラルコルチコイドおよび恒久ペースメーカがある。残念なことに，これらの治療効果についての検討は，小規模かつ短期間の非対照・非盲検試験しか行われてない。血管迷走神経性失神に対して米国FDAが認可した薬物治療はないという点は注目すべきである。今のところ，SSRIであるパロキセチンが無作為化プラセボ対照二重盲検法による臨床試験で失神の再発率を有意に減少させた唯一の薬物であるが，さらなる検証が必要である。一般的に，血管迷走神経性失神患者の薬物療法の有用性を支持する有力なデータは不十分である。したがって，現在の失神の臨床ガイドラインではこれらの薬物をルーチンに使用すべきでないと言明している。薬物治療の効果があまり認められないことから，レートドロップ機能（rate-drop programming）などを用いた恒久ペースメーカによる治療が当初大変な脚光を浴びた。しかしながら，North American Vasovagal Pacing Study（VPS）IIでの否定的な結果が報告され，血管迷走神経性失神に対するペースメーカもルーチンには使用されなくなった。

■ 不整脈

　失神の原因として重要な不整脈の1つは徐脈性不整脈であり，洞結節機能低下に伴う洞不全症候群や，房室結節もしくはHis-Purkinje系の機能不全による房室ブロックなどがある．心電図上，洞徐脈や刺激伝導系の機能不全（PR間隔の延長や脚ブロックなど）を認める場合には，電気生理学的検査（EPS）が最も有効である．洞結節回復時間（sinus node recovery time：SNRT）が1,600〜2,000 msを超える場合や修正洞結節回復時間（corrected SNRT：CSNRT）が525 msを超える場合に，洞機能不全が存在する．同様にHV間隔が100 ms以上の場合や心房連続刺激時もしくはプロカインアミド静注時にHis-Purkinje系のブロックが認められる場合には，His-Purkinje系の機能不全が存在する．しかしながら，症候性徐脈のリスクのある患者の診断において，EPSは洞機能不全およびHis-Purkinje系の機能不全のいずれについても特異度は高いが，感度は低い．例えば再発性失神発作をもつ脚ブロック患者（特に右脚ブロック＋脚枝ブロックや左脚ブロック）では，たとえEPSで正常所見であっても，植込み型ループレコーダーを用いると患者の1/3に発作性房室ブロックが認められる．

　器質的心疾患のない失神患者の診断では，ティルト試験やEPSの有用性が不十分であるため，他の診断戦略が必要である．最も期待される手段は植込み型ループレコーダーである．器質的心疾患のない失神患者の鑑別診断（徐脈に起因するものが多い）において，従来のEPSやティルト試験と比べて優れていることが示されている．植込み型ループレコーダーは第2世代となり，完全なワイヤレス心電図モニタリングと3年という電池寿命により，さらに魅力的なものとなっている．ループレコーダーは左傍胸骨部の皮下に植込まれ，患者が持つPDAサイズのデバイスに心電図記録が転送される．心電図記録には，患者自身が症状に応じてマニュアルで記録するものと，医師が設定した心拍数の上限および下限を越えたときに自動的に記録されるものがある．データは患者の持つ機器から電話回線を通じてモニタリングセンターに転送される．設定したアラート基準を満たした場合には，医師に速やかに連絡される（図5-3）．

　EPSは心臓性失神の可能性が高い患者において極めて有用である．器質的心疾患があり，運動中に失神を起こしたり，失神の前に胸痛や動悸を感じたり，突然死の家族歴がある患者では，EPSを考慮すべきである．虚血性心筋症で原因不明の失神の既往がある患者の約40％で持続性単形性心室頻拍が誘発される．これらの患者は心臓突然死（sudden cardiac death）をきたすリスクが高いため，通常は植込み型除細動器（implantable cardioverter/defibrillator：ICD）が植込まれる．このような患者の40％で，ICD植込み後

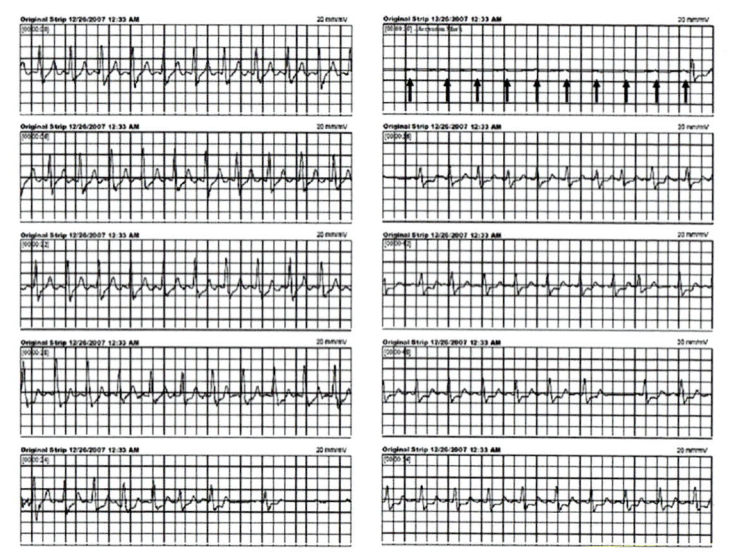

図 5-3 62 歳，男性。特記すべき既往歴なし。前兆を伴わない突然の失神で来院。失神時顔面に重篤な外傷を受傷していた。心電図は洞調律で左脚ブロック，心エコーでは左室機能に異常を認めず，EPS で HV 間隔＜55 ms であった。植込み型ループレコーダー植込みを施行。数週間後に失神発作再発をきたし，ループレコーダーの記録で突然の房室ブロックに伴う心停止を認めた (矢印は洞調律のP波を示す)。ループレコーダーを抜去し，デュアルチャンバー・ペースメーカ (dual chamber pacemaker) 植込みを行った。

15 カ月以内に心室頻拍や心室細動に対するICDの適正作動が認められる〔再発性イベントのリスクが最も高いのはQRS幅が延長した(≧120 ms)患者である〕。驚くべきことに，ICD植込みを行っても，心室性頻脈性不整脈が誘発される患者は誘発されない患者と比較して総死亡率が高い。

EPSに基づいたアプローチは虚血性心筋症の患者で最も有用である。非虚血性心筋症の患者ではEPSの陰性適中率は低い。LVEFが30％未満の非虚血性心筋症患者の死亡率は極めて高い。したがって，これらの患者で失神の既往がある者は，EPSの結果にかかわらずICD植込みを行うよう提唱されている。実際に，器質的心疾患をもつ原因不明の失神患者に対してEPSはあまり行われなくなってきている。いくつかの無作為化臨床試験では(10章参照)，失神の既往の有無にかかわらず左室機能不全のみに基づいたICD植込みが有用であると報告されている。同様のアプローチは高リスクの肥大型心筋症患者，失神の既往があるBrugada症候群や，先天性のQT延長症候群およびQT短縮症候群においても適正であると思われる(図5-4)。

器質的心疾患をもつ患者において，失神は予後不良の兆候である。原因心疾患にかかわらず，LVEFが35%以下の患者に対してプラセボとアミオダロンとシングルチャンバーICDとを無作為に比較したSudden Cardiac Death in Heart Failure Trial(SCD-HeFT)の最近のデータはこの点を強調している。この試験では，無作為化後に356名(14%)の患者が中央値15カ月(5〜28カ月)の間に1回以上の失神を経験しており，これらの患者では，QRS幅が120 ms以上の患者(ハザード比1.30, 95%CI 1.06〜1.61, $p=0.014$)およびβ遮断薬が投与されていない患者(ハザード比1.25, 95%CI 1.01〜1.56, $p=0.048$)が多かった。失神患者は無作為化後のいずれの群においても，ICDショック(ハザード比2.91, 95%CI 1.89〜4.47, $p=0.001$)，心血管死(ハザード比1.55, 95%CI 1.19〜2.02, $p=0.001$)および総死亡(ハザード比1.41, 95%CI 1.13〜1.76, $p=0.002$)のリスクが高かった。

非心臓性失神

非心臓性失神患者の予後は良好である。最も多い非心臓性の一過性意識消失はてんかん発作と，パニックや不安発作などの精神的疾患である。失神患者の12%に痙攣が認められるため(痙攣性失神)，てんかん発作と心臓性失

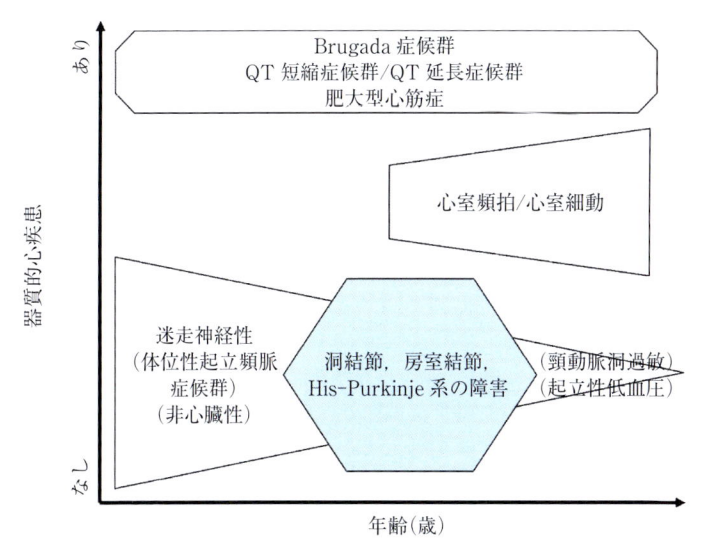

図5-4 心臓性失神が疑われる患者の診断アルゴリズム。可能性の高い診断とその後の治療は，患者の年齢と器質的心疾患の有無に大きく左右される。

神は鑑別が難しい。てんかんと診断される患者のうちの30%は，実際には痙攣性失神である。痙攣性失神を疑わせる所見として，立位と関連している，強直間代性痙攣や自動症が認められない，速やかに回復する，発作後の見当識障害がない，発作時の脳波が正常であることなどが挙げられる。てんかんが疑われる患者すべてにおいて，特にてんかんの病歴として非典型的な場合や抗てんかん薬に対する反応が乏しい場合には，痙攣性失神を考えなくてはならない。しかしながら，実際の臨床では頭部CTやMRI，頸動脈エコーや脳波などの神経学的検索は，コストが高いうえに診断価値が低いことから，原因不明の失神患者すべてに対してルーチンに行うことは不適切である。

まとめ

失神は一般的かつ重要な臨床的問題である。膨大な鑑別診断があるため，原因不明の失神患者に対しては一定の構造的なアプローチが有用である。本章の終わりにあたって，原因不明の失神による入院患者に対して筆者らの施設で使用している，現在の臨床ガイドラインに基づいて作成した"SELF"アルゴリズムを紹介する(図5-5)。

本当は意識消失していなかったり，意識消失が遷延する患者では，心臓性失神は否定的と考えられ，それぞれ図の右側(No LOC)および左側(Prolonged LOC)に従って取り扱うべきである。これに対して，真の失神患者は次の4つのSELF基準を満たす。すなわち，(i)短時間で自然に治る(Short period, self-limited, spontaneous recovery)，(ii)急速に生じる[Early (rapid) onset]，(iii)一過性意識消失で[Loss of consciousness (transient)]，(iv)完全に回復する(Full recovery)。このような患者は初期診療において病歴と身体所見，ならびに心電図と心エコー検査に基づいて容易に診断が可能である。器質的心疾患のない患者の失神は徐脈に起因することが多い。若年者に最も多いのは神経調節性(反射性)失神で，長期予後は極めて良好である。したがって，このような患者は生活習慣やライフスタイルの改善とカウンセリングによって治療される。

診断が確定できない患者ではさらなる評価が必要である。非発作時の心電図やモニター心電図，24時間心電図で異常な所見を認めたり，器質的心疾患を認めるような場合にはEPSによる評価が有用である。冠動脈疾患の除外診断が必要な患者もいる。器質的心疾患がある失神患者は死亡のリスクが高く，ICD植込みを検討すべきである。

洞結節，房室結節およびHis-Purkinje系に障害があり，ペースメーカ植込みが有用な中高年患者を確実に診断することも重要である。連続心電図モ

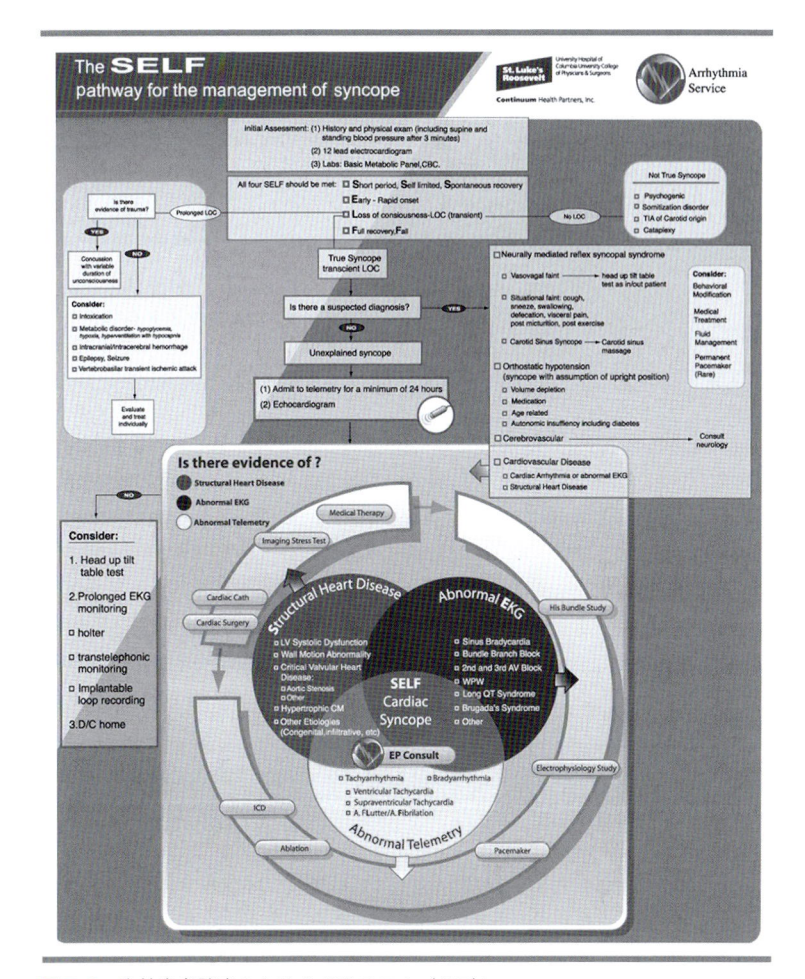

図 5-5　失神患者診療のための SELF アルゴリズム

ニタリング(Holter 心電図や電話伝送式携帯型イベント/ループモニター),ティルト試験および刺激伝導系評価のための EPS(すなわち,洞結節や刺激伝導系の評価)が行われてきたが,感度に乏しい点が問題であった.最近のデータでは,特に再発性の失神や外傷を生じるような明確な診断が必須の患者の初期診断戦略として,植込み型ループレコーダーが望ましいことが示されている.

Key Point

1. 病歴と身体所見は原因不明の失神患者の評価および診療の基本である。ほとんどの場合，心電図と心エコーを行うべきである。
2. 患者は将来的にイベントを起こすリスクが高いか，治療する意義があるかという問題は非常に重要である。最終的に，洞機能不全や房室ブロックなどに伴う徐脈患者にはペースメーカによる治療が必要であり，器質的心疾患のある患者ではICD植込みを検討するべきである。
3. 再発性の失神や外傷を伴う失神，心電図異常を認める失神患者で初期診療により診断がつかない場合には，植込み型ループレコーダーの植込みを検討するべきである。

(荻ノ沢　泰司)

文　献

Benditt DG, Ferguson DW, Grubb BP, et al. Tilt table testing for assessing syncope. J Am Coll Cardiol 1996；28：263-275.

Brignole M, Alboni P, Benditt DG, et al. Guidelines on management(diagnosis and treatment)of syncope—Update 2004. The task force on syncope, European Society of Cardiology. Europace 2004；6：467-537.

Brignole M, Menozzi C, Moya C, et al. Mechanism of syncope in patients with bundle branch block and negative electrophysiological tests. Circulation 2001；104：2045-2050.

Connolly SJ, Sheldon R, Thorpe KE, et al. Pacemaker therapy for prevention of syncope in patients with recurrent severe vasovagal syncope. Second vasovagal pacemaker study(VPS II)：A randomized trial. JAMA 2003；289：2224-2229.

Krahn AD, Klein GJ, Yee R, et al. Randomized assessment of syncope trial：Conventional diagnostic testing versus a prolonged monitoring strategy. Circulation 2001；104：46-51.

Mittal S, Iwai S, Stein KM, et al. Long-term outcome of patients with unexplained syncope treated with an electrophysiologic-guided approach in the implantable cardioverter-defibrillator era. J Am Coll Cardiol 1999；34：1082-1089.

Moya A, Brignole M, Menozzi C, et al. Mechanism of syncope in patients with isolated syncope and in patients with tilt positive syncope. Circulation 2001；104：1261-1267.

Olshansky B, Poole JE, Johnson G, et al. Syncope predicts the outcome of cardiomyopathy patients：Analysis of the SCD-HeFT study. J Am Coll Cardiol 2008；51：1277-1282.

Soteriades ES, Evans JC, Larson MG, et al. Incidence and prognosis of syncope. N Engl J Med 2002 ; 347 : 878-885.
Strickberger SA, Benson DW, Biaggioni I, et al. AHA/ACCF scientific statement on the evaluation of syncope : From the American Heart Association council on clinical cardiology, cardiovascular nursing, cardiovascular disease in the young, and stroke, and the quality of care and outcomes research interdisciplinary working group ; and the American College of Cardiology Foundation in collaboration with the Heart Rhythm Society. J Am Coll Cardiol 2006 ; 47 : 473-484.

6章 心臓突然死と心停止からの生存

Jaimie Manlucu, Raymond Yee, Lorne J. Gula, George J. Klein,
Allan C. Skanes, and Andrew D. Krahn

　心臓突然死(sudden cardiac death：SCD)は，予期せぬ死であり，症状を認めてから1時間以内，または睡眠中に起こり，原因としては不整脈の頻度が高い。心血管疾患による死亡は減少しているが，心臓突然死は現在も重要な死因であり，米国では年間40万人を超える。それゆえ，心停止(cardiac arrest)のリスクを有する人には，精査が必要である。包括的，系統的手法により潜在的な基礎心疾患や可逆的原因，遺伝性疾患の表現型や遺伝子型を迅速に明らかにし，疾患に応じた治療計画を立てる必要がある。本章では，心停止の病歴がある患者や心臓突然死のリスクがある患者の同定と管理について概説する。

臨床上の原因

　心臓突然死を生じ得る原因は多岐にわたるが，その70～80%は急性虚血や慢性左心不全に関連する冠動脈疾患である。これらの約半数は，冠動脈疾患の最初の症状が心臓突然死となっている。剖検では多枝冠動脈病変が高頻度にみられ，50%以上に冠動脈のプラーク形態の急激な変化を認める。心筋梗塞の既往はないが心筋に瘢痕を認める患者の半数は，急性の冠動脈病変を有する。

　肥大型心筋症と非虚血性拡張型心筋症は，心臓が原因となる突然死の15～20%を占める。肥大型心筋症(hypertrophic cardiomyopathy)は，心サルコメアの遺伝的欠損のため顕著な左室の肥大を生じる。突然死のリスクは明らかになっており，年間2～4%である。拡張型心筋症(dilated cardiomyopathy)は，感染，内分泌性疾患，頻脈誘発性心筋症，リウマチ性疾患，栄養不良を含めた多くの基礎疾患による二次的なものを含む。催不整脈性右室心筋症(arrhythmogenic right ventricular cardiomyopathy：ARVC)は特殊な心筋症であり，線維脂肪性浸潤(fibrofatty infiltration)や進行性の心筋菲薄化による心室性不整脈や右室拡大の特徴を有する。突然死が最初の症状である可能性がある。

　突然死の稀な原因としては，弁膜症，先天性心疾患，冠動脈の異常，遺伝

性チャネル病〔channelopathy：QT 延長症候群(long QT syndrome：LQTS)，カテコラミン誘発性多形性心室頻拍(catecholaminergic polymorphic ventricular tachycardia：CPVT)，Brugada 症候群〕が含まれる。その原因となる基質に加えて，虚血，電解質異常，抗不整脈薬や QT 間隔を延長させる薬物，自律神経系の活性化，心理社会的因子などのトリガーも発症に大きな影響を及ぼすことを考慮すべきである。

初期検査

　可能性のある原因を調べても心停止の原因が不明なときは，病歴を詳細に検討することが重要である。失神や突然死の家族歴とともに，心疾患，胸痛，失神の既往歴が，次の精査の方針を立てるのに役立つ。前述したように，心停止のトリガーもまた，情報として有用である。LQTS，CPVT のような稀な遺伝性疾患と同様，労作も冠動脈疾患のトリガーとなる可能性がある。発熱性疾患は Brugada 症候群よる致死的な不整脈を引き起こし，再分極に影響を与える薬物は潜在的な Brugada 症候群や LQTS を顕在化させる。栄養補助食品や麻薬を含め，処方された薬や市販薬についても注意深く検討するべきである。例えば，QT 間隔を延長させて torsade de pointes や心停止を引き起こす薬物を追加するときには注意が必要である。通常の採血検査も，原因となる電解質不均衡を除外し，毒性のある薬物や妥当な治療薬の過剰摂取をスクリーニングするのに有用である。心停止からの生存者に対する系統的な精査の方法を図 6-1 に図説する。

■ 安静時心電図

　急性または慢性心筋虚血の診断として，まず再発性不整脈の持続的な心電図モニタリングとバイオマーカー検査を行う。急性心筋梗塞が疑われるなら，高位側壁や後壁の心電図の変化を考えるべきである。心停止からの生存者では，QT 間隔，特に Bazett の式を用いて心拍数で修正したものを測定すべきである。心停止後の QT 間隔延長はよくみられるが，通常は虚血あるいは全身性の要因による二次的なものである(図 6-2)。ある程度の QT 延長は，非 ST 上昇型心筋梗塞患者や LQTS によらない心停止が原因となる無酸素性脳障害患者にしばしばみられる。低体温療法患者では一過性の QT 延長と再分極性変化がみられるが，加温により回復する。遺伝性の再分極症候群(repolarization syndrome)が疑われるときには，患者またはその遺伝学的第 1 度近親者の以前の心電図を調べることが，再分極異常を確認するのに役立つ。先天性 LQTS においては QT 間隔の延長の程度が心臓突然死の高リス

初期検査		
心電図,遠隔記録 (冠動脈疾患の除外)	心エコー (LVEF・心筋症の評価)	冠動脈造影 (冠動脈疾患の除外)

ルーチン検査		
運動負荷試験 (CPVT・LQTSの評価)	加算平均心電図 (心筋症の遅延電位を同定)	心臓MRI (心筋症の同定)

任意の検査	
薬物による誘発 (CPVT・LQTS・Brugada症候群の同定)	電気生理学的検査 (VTの誘発,瘢痕・ARVCのvoltage mapping)

図6-1　心停止からの生存者に対する精査の診断アルゴリズム。CPVT：カテコラミン誘発性多形性心室頻拍,LQTS：QT延長症候群,ARVC：催不整脈性右室心筋症。

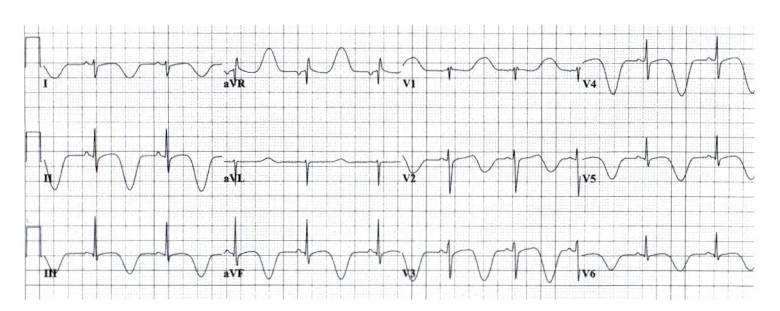

図6-2　心停止後に著明なQT延長を認めた前壁梗塞の73歳男性。非ST上昇型心筋梗塞によるT波陰転と生化学的所見を認めたが,10日後にはT波の形が正常に近くなり,QT間隔は短くなった。

クと関連しており,LQTSが原因となる心停止ではしばしば増加する。

QT間隔の延長は,急性心筋梗塞患者の死亡率を予測するのにも有用である。コホート研究ではQT間隔延長と死亡率との関連が示されている。しかしこれは特定の患者群ではなく地域住民での研究であり,左室機能低下例における心臓突然死の信頼できる予測因子ではない。

■ 心機能評価

心停止後の生存者の大多数は高度の左室収縮機能低下があり,心エコー,心筋シンチグラフィ,左室造影により評価される。LVEFは,虚血性・非虚

血性心筋症患者の心血管死亡率の最も強い予測因子である。

心停止後の生存者におけるLVEFの低下は、潜在的な不整脈基質の存在を表している。左室機能低下があるなら、可逆的な原因を同定し、原因に対し特異的で最適な治療を行うべきである。一過性の軽度～中等度の左室機能低下は、蘇生後、特に心停止時間が長かったときによくみられる。これはおそらく一過性の心筋スタンニング(myocardial stunning)に伴う組織の低酸素とアシドーシスに関連があり、先行する発熱性疾患や不整脈・刺激伝導系の異常を伴う急性心筋炎との鑑別に注意を要する。これらが疑われるときは、左室機能を連続的に評価する必要がある。

■ 冠動脈造影

通常、すべての心停止後の生存者に冠動脈造影が行われる。しかし、正常な心機能で原発性不整脈が疑われる若い患者では、冠動脈疾患や冠動脈奇形の除外には灌流検査やCT造影などの非侵襲的イメージングを施行する。検査方法にかかわらず、冠動脈疾患を注意深く除外することが重要である。冠攣縮性狭心症は、通常とは異なる状況下で起こった心停止の原因の1つとして考慮すべきである(図6-3)。これらの患者は、典型的には喫煙者であり、胸痛の既往とともに軽度の冠動脈内腔の狭小化を認める。この集団に対するエルゴノビン誘発試験の役割には議論の余地があり、危険がないわけではないが、一部の患者では考慮すべきかもしれない。

心停止の通常とは異なる原因を検索するための追加検査

ここまでは、すべての心停止患者に適用できる標準的検査を述べ、通常の場合について説明した。その原因が明らかになれば、追加検査は施行されないことが多い。しかし、臨床家は冠動脈疾患や明らかな心筋炎以外にも、ARVCのようなまだ解明されていない心筋症、LQTSやCPVT、Brugada症候群のような遺伝性チャネル病など、心停止の原因検索で幅広い鑑別診断に直面することがある。これらに関する検査は、通常の非侵襲的検査と、任意に行われる誘発・侵襲的検査に分けられる。

■ 運動負荷試験

原因不明の心停止では、CPVTにおける多形性VTやLQTSにおけるQT間隔延長(図6-4)のような運動誘発性不整脈の有無を明らかにするため、トレッドミルや自転車エルゴメータ試験を施行すべきである。筆者の施設では、持続12誘導心電図モニター下でトレッドミル試験を行い、ST変化や

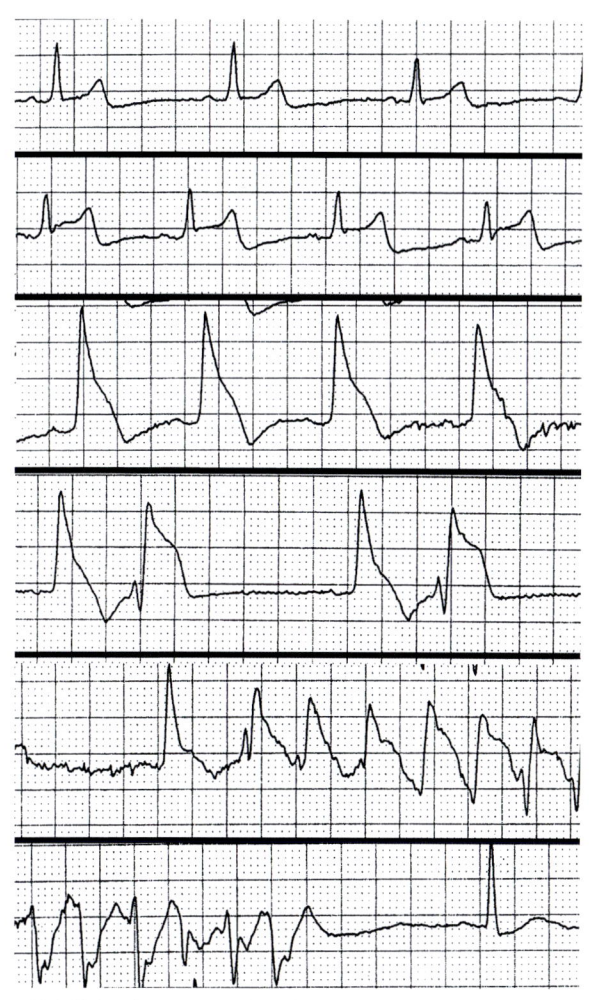

図 6-3 最近心停止を起こした 46 歳男性の 2 分間にわたる連続心電図記録。冠動脈造影にて内腔に軽度の不整が認められたが，左室機能は正常であった。72 時間の遠隔記録にて，心室期外収縮と非持続性多形性 VT とともに無症候性だが顕著な ST 上昇を認め，冠攣縮による心停止と診断された。

QT 間隔を持続的に測定している。運動中に心室性不整脈が生じた場合は，β 遮断薬の静脈内投与が有用である。また，T 波形の変化とともに顕著な QT 間隔延長がみられたときには，家族の LQTS のスクリーニングと遺伝子検査を考慮すべきである。

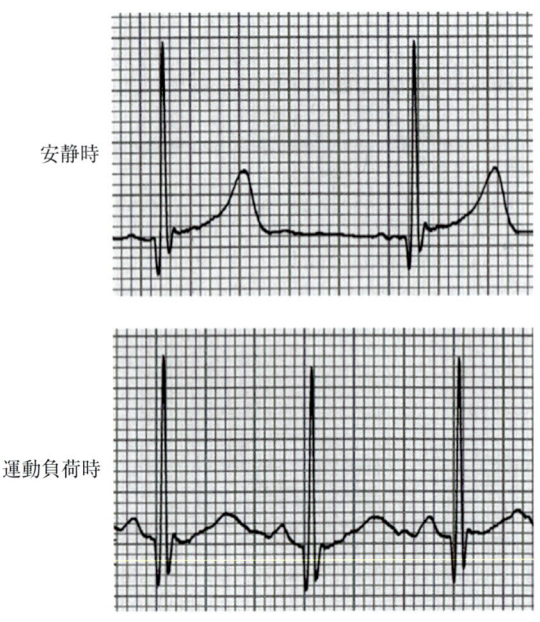

図 6-4 心停止から蘇生された若年患者の安静時と運動負荷時のⅡ誘導波形。安静時は境界型 QT 間隔を示すが，運動早期には QT 間隔が短縮せず，LQTS の診断と一致した（詳細は本文参照）。

■ 加算平均心電図

　加算平均心電図（signal-averaged electrocardiogram）は，QRS の終末の遅延電位を検出するために施行し，リエントリー性不整脈の潜在的な基質となる伝導遅延領域の存在を調べる。これらの低電位で高周波の信号は，梗塞心筋や線維化心筋から生じる fractionated な信号が原因である。突然死生存者において不整脈の存在はすでに明らかではあるが，加算平均心電図の異常により催不整脈基質が同定される。加算平均心電図を解析する際にはいくつかのパラメータを用いるが，心臓突然死のリスク推定には fQRS（filtered QRS duration）[注1]＞114 ms が最も感度が高い。他のパラメータの異常としては，LAS（low-amplitude signal duration）[注2]＞38 ms，40 Hz のフィルター設定で RMS 40（root mean square voltage of the terminal 40 ms）[注3]＜20 μV がある。陽性の加算平均心電図は，ARVC，心筋炎などの潜在的な心筋異常，

注1：フィルター処理された QRS 幅。
注2：40 μV 未満の低電位区間の長さ。
注3：QRS 最終の 40 ms の 2 乗平均平方根。

サルコイドーシスやアミロイドーシスのような浸潤性疾患を考慮する必要がある。

■ 心臓 MRI

心臓 MRI は，心停止の原因となる心血管疾患の診断に非常に有益な手段であり，微細な構造的・機能的異常を検出するだけでなく，疾患の組織レベルでの基質を検出できる。心筋肥大，急性心筋炎（図 6-5），ARVC，アミロ

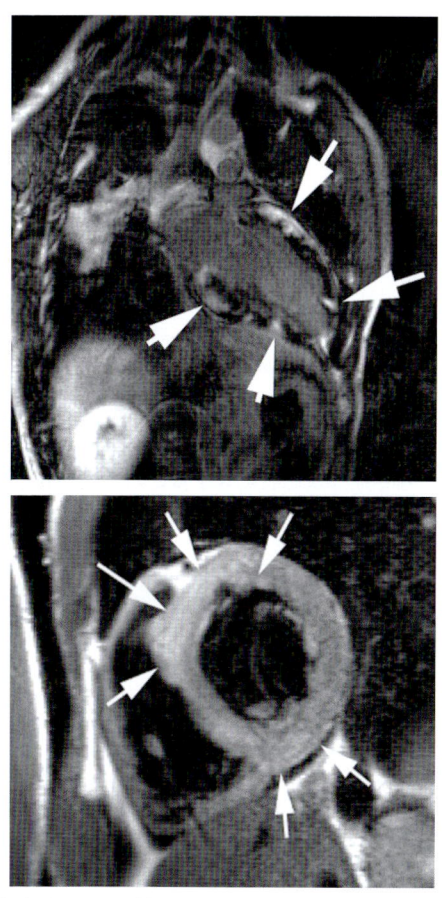

図 6-5　急性心筋炎が原因の心停止から蘇生された 23 歳女性の心臓 MRI。ガドリニウム遅延増強画像により，急性心筋傷害と一致する下側壁に心外膜側の増強を認める（上図：白縁，矢印）。T2 強調画像では，同じ領域に浮腫がみられる（下図：矢印）。これらの所見は急性心筋炎に典型的である。

イドーシスやサルコイドーシスのような浸潤性疾患の評価に最適であるが，異常な冠動脈も放射線曝露することなく正確に検出し性状を評価することができる。心臓MRIの専門家による最新の走査方法は心血管系の状態を精査するのに重要であり，ガドリニウムによる遅延増強のほか，機能画像，浮腫像（T2強調画像），脂肪像（T1強調画像）も有用である。

　ARVCは，特に突然死の家族歴があったり胸部誘導の陰性T波がみられるときには，原因不明の心停止の原因として検討すべきである。このような場合，心臓MRIの目的は心臓の異常組織の特性と機能的異常を検出することである。特異性と観察者間変動という制約はあるが，心臓MRIは右室機能評価には必須であり，ARVCが疑われる患者には選択すべき画像検査である。通常のMRI走査ではARVCを除外できないため，臨床症状に応じて専門家の解析が必要である。

■ 任意の検査

　前述した系統的検査のほかに，原因不明の心停止や特発性心室細動（VF）の診断などでは状況に応じて追加検査，すなわち，薬物投与や電気生理学的検査（EPS）による誘発検査，EPSでのvoltage mapping（電位マッピング）による侵襲的検査，心筋生検などを考慮するべきである。薬理学的試験は，チャネル負荷や機能的負荷により潜在的な再分極や関連した病態を明らかにする。よく知られているのは，Brugada症候群のナトリウムチャネル遮断薬に対する反応であり，ST変化の重症度とタイプを顕在化し増強させる。もともとST変化がなさそうな患者に対するこの試験の効果は明らかでないが，おそらく低い。高位肋間で胸部誘導をとることにより，心電図の感度が増す。

　エピネフリン試験は，まだ診断が不確実な患者のQT間隔延長を顕在化あるいは増強し，最終的にLQTSと診断するために使用される。原因不明の心停止からの生存者に対するこの試験の効果についてはCanadian registryで現在検討しているが，予備的なデータでは51人中16％の患者がLQTSに該当した。エピネフリン試験は，LQTSの検出にも有用である（図6-6）。限られたデータではあるが，エピネフリン試験はLQTSの診断において運動負荷試験よりも感度が高く，その有用性はイソプロテレノール試験と同等である。生命を脅かす潜在的な不整脈の機序に対する理解が進むにつれて，他の誘発試験の方法も報告されている。例えばエリスロマイシンの投与により，QT間隔境界例の2型LQTSを顕在化できる。

　大部分の突然死生存例は通常，二次予防のため植込み型除細動器（ICD）植込みとなるので，突然死のリスクが高い患者を同定する心臓EPSは不要と

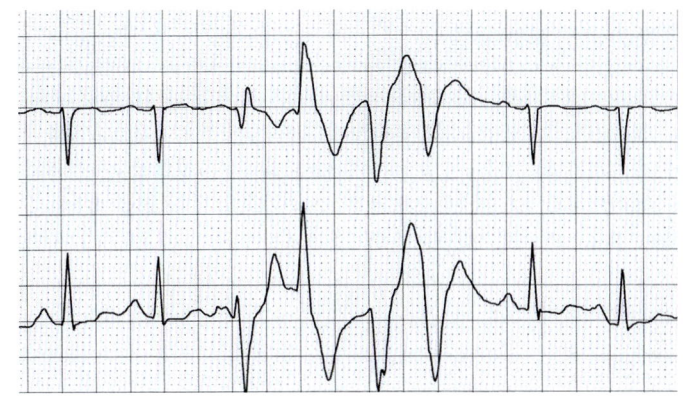

図 6-6 器質的心疾患がなく心停止を起こした 42 歳女性の，エピネフリン試験での V_1 誘導と III 誘導。投与中に多形性 VT が起こり，8 秒間持続した後に停止した。CPVT と診断確定後，メトプロロールの静脈内投与を行った。

なってきている。そのような患者では，EPS は特に植込み時にプログラマーを用いて行われるべきである。VT が誘発される場合には突然死のリスクが大きくなるが，誘発されない場合の予後予測の価値は低い（特に肥大型心筋症や非虚血性心筋症では）。

しかし，初期検査にて ARVC など潜在的な心筋症が疑われるときには EPS を行う。この場合，EPS は画像検査により異常が疑われる右室や左室領域から起こる VT の基質を評価するために行う。voltage mapping もまた，潜在的な心筋症の診断の根拠となる心筋の瘢痕を評価するため，EPS とともに行われる。これらの検査は侵襲的ではあるが，家族歴を有する若年患者などには考慮するべきである。

■ その他の検討事項

原因不明の心停止歴のある患者の少ないデータから，半数の患者は図 6-1 の検査のアルゴリズムにより診断が得られることが示されている。稀ではあるが，臨床的に疑われる疾患に対して特殊な検査が有効なことがある。例えば，心筋炎や ARVC のような心筋疾患との関連で組織診断が必要な場合は，心内膜生検を考慮すべきである。エルゴノビン試験は冠攣縮性狭心症の診断に有用であり，また，褐色細胞腫が疑われるときにはカテコラミンによるスクリーニングが有用である。

突然死の遺伝学的検査

　心停止からの生存者における再分極に関連した遺伝学的検査は，臨床的に遺伝子検査の施行が必要と思われたり，臨床評価を解釈するうえで必要と考えられたときに施行する．しかし，再分極に関連する遺伝子多型の頻度が高く，一連の所見をきたす疾患を確定するための遺伝子発現モデルを得ることが困難であるため，研究機関以外で通常のスクリーニングとしては行われない．

治　　療

　心臓突然死の管理は，急性期の蘇生と慢性期の予防治療からなる．心停止の急性期管理は，まず心拍リズムを安定させ，次に可逆的な原因とそのトリガーを見つけて治療することである．いったん状態が安定したなら，再発のリスクを最小にするための努力を行う（二次予防）．あるいは突然死を未然に防ぐため，生命を脅かす不整脈を起こすリスクを減らす手段をとる（一次予防）．いずれの場合も，治療はICDや抗不整脈薬が主体となる．このほか，基礎心疾患に対する血行再建や標準的治療が突然死のリスクを減らすことが明らかになっている．

心臓突然死の急性期管理

　心臓突然死の電気的機序として，VF，無脈性VT，無脈性電気活動，心静止がある．無脈性VTとVFは最もよくみられ，院外突然死全体の25〜35%を占める．突然死の急性期管理はそのときの調律により決まり，早く治療に反応すれば生存する可能性が高くなる．二次救命処置（ACLS）のプロトコールが確立されており，蘇生時の基礎となる．早急に蘇生を行わなければ，心停止からの生存率は毎分7〜10%ずつ低下する．非同期電気ショックにより安定した後，カリウムとマグネシウムを正常化する．β遮断薬の予防投与により不整脈再発の頻度を減らすことができる．急性心筋梗塞後の持続性あるいは再発性心室性不整脈には，アミオダロンやリドカインが有効である．

　QT間隔の延長を伴う多形性VT（torsade de pointes）による心停止では，原因薬物の中止と電解質異常の是正が最も重要である．先天性LQTSにはβ遮断薬治療が，torsade de pointesには高頻度ペーシングが有効である．イソプロテレノール投与は，一時的または恒久的ペーシングへの橋渡しの治

療として有効である。洞調律時に発生・停止を繰り返すQT間隔正常の多形性VTは急性心筋虚血時によくみられ，早急に診断し治療しなければならない。稀ではあるが特発性多形性VTやCPVTもみられ，両者ともβ遮断薬やアミオダロンの静注によく反応する。状態が安定し，可逆性の原因を同定し治療した後の予防的治療は，神経学的な回復と併存疾患の程度によって決まる。

一次予防

心臓突然死の最初のエピソードのリスクは，不整脈死の要因となる基礎疾患の状態に大きく依存している。一般人口でみると，心停止はアテローム性動脈硬化の危険因子がある患者か，左室機能低下はないが軽症の疾患と診断されている患者に起こりやすい。これらの患者は，リスクはとても低いが，非常に大きな成人集団なので，社会的には突然死の発生率に大きな意味をもつ。反対に，左室機能低下を認める患者は，かなり高いリスクをもつが，その数が少ないので，心臓突然死全体に占める比重は小さい。極めて高リスクの患者でも心停止後に生存することはあるが，非常にわずかである。原因にかかわらず左室機能が低下した患者，特にLVEF＜30％の患者はリスクが高い。不整脈死の発生は，原因となり得る基質とトリガーに加え，遺伝的な影響も受けていると考えられる。

■ 薬物治療

β遮断薬は，特に梗塞後の低LVEF患者の突然死を減少させることが証明された唯一の薬物である。最近のエビデンスでは最適な薬物治療に加えて，エプレレノンやスピロノラクトンなどのアルドステロン拮抗薬も左室機能低下例の突然死のリスクを減少させることが示された。一方，抗不整脈薬は主に催不整脈作用により死亡率を増加させることが示された。他の抗不整脈薬と比較して不整脈の副作用の頻度が低いにもかかわらず，アミオダロンも対照群と比べて実質的な死亡率を改善していない。このことはごく最近の大規模試験SCD-HeFTで確認された。また，非虚血性心筋症では心不全の適切な薬物療法が生存率を有意に改善するという新しいエビデンスが示され，ACE阻害薬とβ遮断薬はこの集団の突然死率を減少させることが示された。さらに，虚血性心筋症とは異なり，アミオダロンもこれらの患者の生存に有益であるという複数のエビデンスがある。

■ デバイス治療

　薬物治療に関する研究結果はあまり思わしくなかったが，ICD は虚血性か非虚血性かを問わず左室機能低下患者の死亡率を有意に減少させることが，いくつかの多施設一次予防試験により示された．リスクの高さによるが死亡率を 23 〜 55% 低下するとされ，この効果は主に突然死の減少による．これらの知見により，ICD は予防治療の選択肢の 1 つになった．現在のガイドラインによると，十分な薬物治療を受けており，LVEF≦35% で予後が悪くなく機能的に良好な患者の多くは，ICD 治療を受けることになる．収縮機能が非常に悪い(LVEF<20%)患者では，進行性の心不全による不整脈以外の死亡リスクもあり，デバイス治療の効果は明らかでないため，ICD 治療を検討するときは終末期の問題を注意深く検討する必要ある．

　心筋梗塞を発症した患者におけるデバイス植込みの最適な時期もまた明らかでない．最近の知見によると，梗塞後 40 日以内の ICD 植込みは生存率を改善しないので，この期間に植込むべきではない．また，LVEF の正確な測定法がまだ定まっていないことも問題である．すべての方法において正確性に欠け，診断法・施設間・術者間の相違があるため，現在のガイドラインでは臨床家がその施設における最も正確で状況に適した診断法を選ぶことが勧められている．

二次予防

　心停止からの生存者では，特に最初の 6 〜 18 カ月に再発するリスクが高い．このような患者の 1 年死亡率は 32% であり，左室機能低下が重度であるほどリスクが高い．最初に可逆性の原因の精査と治療に取り組む必要がある．これには虚血性心疾患に対する血行再建や，内分泌性疾患，頻脈誘発性心筋症，浸潤性疾患，リウマチ性疾患，栄養不良など左室機能低下の原因となる様々な疾患に対する適切な治療を含む．持続性の左室機能低下や突然死のリスクが進行する患者には，再発を最小限にするための追加治療が必要である．多くが ICD 治療を受けることになるが，薬物治療，カテーテルアブレーション，手術など様々な治療が原因に応じて選択される．

■ デバイス治療

　生命を脅かす不整脈から生存した患者における ICD 治療の死亡率低下効果はすでに確立しており，再発性致死的不整脈による突然死を減らすうえで抗不整脈薬よりも有効であることが 3 つの大規模無作為化試験(CASH, CIDS, AVID)で明らかにされている．これらの試験のメタ解析によると，

デバイス治療の有効性は LVEF≦35％ の患者で最も顕著であり，突然死を 28％ 減少させた。反対に LVEF＞35％ では抗不整脈薬と同等であった。

　内科的治療の効果が低い遺伝性疾患や浸潤性疾患では，ICD が唯一の予防的手段である。Brugada 症候群のような遺伝性不整脈，ARVC・肥大型心筋症・サルコイドーシス・アミロイドーシスなど突然死のリスクが高い浸潤性心筋疾患は，すべてこれに該当する。LQTS，CPVT のような遺伝性不整脈に有効とされる予防的薬物治療を受けているにもかかわらず心停止した患者は，再発リスクが高いため，ガイドラインでは二次予防として ICD 植込みを推奨している。

■ 薬物治療

　ICD 植込みを拒否する，または不適応な患者を除き，二次予防として薬物治療が単独で行われることはない。虚血性・非虚血性を含め左室機能低下による突然死生存患者を対象に，いくつかの抗不整脈薬を用いた無作為化試験が行われた。大部分は曖昧な結果であり，逆に催不整脈作用に関連した副作用の可能性が示された。唯一の例外はアミオダロンで，患者の生存率は ICD と比較して少ないながらある程度の有効性がみられた。したがって，アミオダロンには軽度の予防効果はあると考えられるが，その程度は明らかでない。

　アミオダロンは，不整脈を起こしやすい患者において ICD の効果的な補助的治療薬である。これは，心室性不整脈や心室応答の速い心房性不整脈が頻回に生じることに伴う放電回数を減少させるためである。他のクラスの抗不整脈薬も，再発性致死的不整脈による突然死のリスクを減らすことが示された。また，冠動脈疾患による突然死生存患者において，スタチンは心室性不整脈の再発を減少させる。一次予防と同様，β 遮断薬も致死性不整脈の再発リスクのある患者において有効性が確立されている。LQTS，CPVT のように交感神経性の誘因により生じる不整脈もまた，β 遮断薬によく反応する。

■ アブレーション

　カテーテルアブレーションは良性の局所起源の頻脈性不整脈に効果があるが，ICD 植込み患者において再プログラミングや補助的内科治療では抑制できない再発性心室性不整脈のため電気ショックが頻回に生じる場合の補助的治療として考慮してもよい。これについては心室頻拍の章で述べる。最新の知見によると VT の頻度低下により QOL が改善しているが，これは主に ICD 植込み患者におけるショックを減少させたことによる。

手　術

　再発性心室性不整脈の起源に対する外科的アブレーションや外科的切除は，心臓手術と同時に行われたり，稀に薬物療法やアブレーションが奏効しないときに行われる．ICDやアブレーションが主流になった現在，この比較的稀な方法の結果についてはあまり報告されていない．左頸胸神経節除去術は，LQTSやCPVTなどの交感神経性の誘因による致死的心室性不整脈において適応となる．この方法は，ICDとβ遮断薬の併用にもかかわらず突然死しそうになった患者の補助的治療として有用である．

まとめ

　心停止は深刻な結果につながる可能性のある重大な問題である．したがって，適切な予防治療を進めるため，リスクが高い患者では原因となる基礎疾患の検索に注意を払う必要がある．多くの場合，検査により冠動脈疾患や左室機能低下が見つかる．特殊な病態の診断には様々な非侵襲的画像検査や誘発試験が役立つ．治療ではICD植込みが第1選択であるが，適切な内科的治療や血行再建など様々な補助的治療を検討することも重要である．

Key Point

● 心臓突然死の臨床的原因
1. 不整脈の原因となる基質
    a. 虚血性心筋症
    b. 非虚血性拡張型心筋症
    c. 肥大型心筋症
    d. 先天性心疾患
    e. 弁膜症
    f. 遺伝性チャネル病
2. トリガー
    a. 虚血
    b. 電解質異常
    c. QT延長を招く薬物
    d. うっ血性心不全，低酸素

    e. 心理社会的要因
● 一次・二次予防戦略
1. 最適な血行再建
2. 最適な内科的治療
3. ICD
● ICD植込みクラスⅠ適応（ACC/AHA/NASPE ガイドライン）
1. NYHA Ⅰ～Ⅲ，および
    a. LVEF≦35％の非虚血性心筋症
    b. 心筋梗塞後40日以上経過したLVEF≦35％の虚血性心筋症
2. 一過性・可逆性ではない原因による心停止の病歴
3. 持続性心室性不整脈が自然に生じる，または誘発される器質的心疾患

（熊谷 浩司）

文　献

Connolly SJ, Hallstrom AP, Cappato R, et al. Meta-analysis of the implantable cardioverter defibrillator secondary prevention trials. AVID, CASH and CIDS studies. Antiarrhythmics vs Implantable Defibrillator study. Cardiac Arrest Study Hamburg. Canadian Implantable Defibrillator Study. Eur Heart J, Dec 2000；21(24)：2071-2078.

Krahn AD, Gollob M, Yee R, et al. Diagnosis of unexplained cardiac arrest：Role of adrenaline and procainamide infusion. Circulation, Oct 2005；112(15)：2228-2234.

Myerburg RJ, Kessler KM, Castellanos A. Sudden cardiac death：epidemiology, transient risk, and intervention assessment. Ann Intern Med, Dec 1993；119(12)：1187-1197.

Nanthakumar K, Epstein AE, Kay GN, et al. Prophylactic implantable cardioverter-defibrillator therapy in patients with left ventricular systolic dysfunction：A pooled analysis of 10 primary prevention trials. J Am Coll Cardiol, Dec 2004；44(11)：2166-2172.

Subbiah R, Gula LJ, Klein GJ, et al. Workup of the cardiac arrest survior. Prog Cardiovasc Dis, Nov-Dec 2008；51(3)：195-203. Review.

Zipes DP, Camm AJ, Borggrefe M, et al. ACC/AHA/ESC 2006 Guidelines for management of patients with ventricular arrhythmias and the prevention of sudden cardiac death：A report of the American College of Cardiology/American Heart Association Task Force and the European Society of Cardiology Committee for Practice Guidelines (Writing Committee to Develop Guidelines for Management of Patients With Ventricular Arrhythmias and the Prevention of Sudden Cardiac Death). J Am Coll Cardiol, Sep 2006；48(5)：e247-e346.

Section II

心臓電気生理学的検査

7章 電気生理学的検査に必要な装備

Mark W. Preminger

　心臓電気生理学は心臓内の電位を記録することから始まる。より専門的に言えば，この電位は，心腔内の心内膜表面に沿って置かれたカテーテルの電極対から，あるいは心臓周囲の血管（冠静脈洞，肺静脈，大動脈冠尖），また頻度は少ないが心外膜腔を経由して到達した心外膜表面から記録される。個々のカテーテルから電位が記録されるタイミング，特定の標的部位から記録される電位の安定性，電位に基づいた心臓の各部位の興奮順序によって三次元(3D)マッピングシステムや電位情報を記録し表示することができる先進の記録装置，また診断カテーテルやマッピング用カテーテルの開発も進められてきた。

多チャネル記録装置

　様々な電極カテーテルからの電位は，データ収集システムや記録装置によって記録される。このシステムは，カテーテルにつながる電極ピンを接続した接続ボックスからなる。電位は増幅器（アンプ）でフィルタリング・増幅された後，多チャネル記録装置に到達する。これらのコンピュータシステムは，後に見直すために電位を記録するだけでなく，接続ボックス内のどの電極の組み合わせで双極電位を記録するかを選択したり，液晶画面にリアルタイムに電位を表示したりすることを可能とする。ほとんどのシステムは，医師が情報の収集と解析を同時に行いながら検査を進められるように，リアルタイム用画面とレビュー用画面の両方を備えている（図7-1）。通常，心内膜側の電位は増幅され，30〜40 Hz以下と400〜500 Hz以上の周波数をカットするフィルターを経て，液晶画面上への表示とデータ蓄積のためアナログ信号からデジタル信号へと変換される。ノッチフィルターも，60サイクルのノイズを削減するためにしばしば用いられる。しかし，ノッチフィルターを使用することで失われる情報もある。双極電位は，約2〜5 mmの距離にある2個の近接した電極対から記録され，高度にフィルタリングされる。それらは主に，心筋細胞の電気的脱分極の興奮波がこの電極対を通過する時間を特定するのに用いられる。双極電位は電位のタイミングや部位に関する情

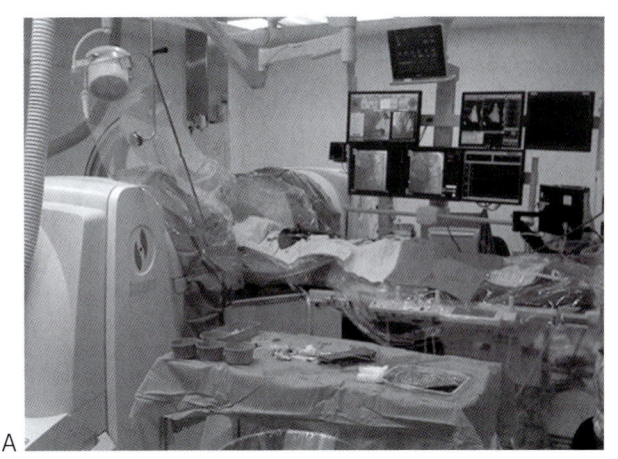

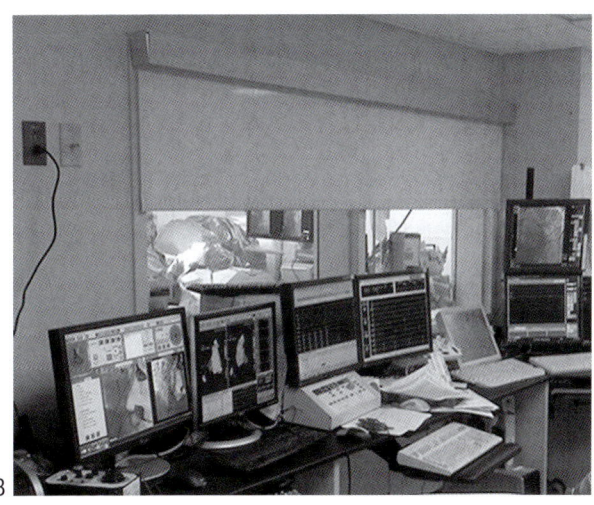

図 7-1 A：現代の電気生理検査室。可動式の透視台，イメージインテンシファイアー（蛍光増倍管），遠隔磁気ナビゲーション用の 2 個の大きな磁石，透視像・リアルタイムの電位・electroanatomical map をカテーテル台側から見るための液晶画面などを備えている。B：典型的な操作室。生理学的データの記録装置，リアルタイムおよび記録した電位や透視画像を見るための液晶画面，ペーシング装置，electroanatomical mapping 装置，遠隔磁気カテーテル・ナビゲーションの操縦装置が配置されている。高周波発生装置を遠隔操作するための操作盤が最前列にある。

報を得るのに有用である。単極電位は双極電位ほど高度にはフィルタリングされず，1 個の電極から大きく離れた電極，あるいは不関電極との対で記録される。単極電位からは，興奮波が記録電極に向かっている（この場合，陽

性R波が記録される)のか，記録電極から離れていく(QS波が記録される)のかという，方向に関する情報を得ることができる．これは，局所起源頻拍の起源部位や副伝導路の付着部位のマッピングにおいて特に有用である．なぜなら，単極電位のQS波はカテーテルが興奮の発生部位にあることを示すからである．

ペーシング装置

　ペーシング装置は，心臓をペーシングしたり，少なくとも4つの連結期外刺激を行ったりするために，1個あるいは2個以上のチャネルを通して安定した電流出力を提供する．刺激装置はペーシングを行う電極対を接続するペーシング電極を備えた接続ボックスに直接接続することが可能であるが，ペーシングする電極対をコンピュータで制御している記録装置に接続しているものが最近では一般的である．これにより，複数のペーシング専用電極を用いて異なるペーシングプロトコールを設定することができる．ペーシング装置はしばしば記録装置に完全に統合されており，ペーシング刺激をカテーテル上の専用電極対に送ることが可能である．記録装置からの入力によって，刺激装置の出力を別のカテーテルから感知された電位と同期させることができる．ペーシング刺激は，拡張末期閾値の2倍あるいは2 mA，パルス幅2.0 msで行われることが慣例となっている．高出力でのペーシングは，電極が組織に直接接触していない場合，例えば冠静脈洞内などで心筋捕捉を改善するためにしばしば行われる．ただし，高出力は医原性不整脈を誘発する可能性があるほか，カテーテル先端から離れた部位(ファー・フィールド)の捕捉を生じてしまうことがあり，アブレーション中の高出力を用いたpace mapping(ペースマッピング)が不正確になってしまう可能性がある．一般的に，pace mappingは継続して捕捉可能な最小電流で行うべきである．逆に，高出力ペーシング(10 mA, 2.0 ms)でもペーシングできない部位を調べることにより，substrate mapping(基質マッピング)において興奮不可能な瘢痕領域を同定することができる．

カテーテル

　EPSで用いる電極カテーテルは，ダクロンあるいは共重合体を編んだもの，ポリウレタン，またはプラスチックで作られており，電極は銀あるいはプラチナを材料としている．電極対は通常は約2 mmの間隔で近接して配置されるが，電極対同士の間隔は様々である．診断カテーテルの多くは4個の

電極(近位部の電極対と遠位部の電極対が約 5 mm の間隔で配置されている)が付いており,遠位端のカーブは固定されている.術者はカテーテルを手元で回転させながら血管のアクセス部位から挿入して透視下に進め,望ましい電位が記録できるよう心腔内に正確に配置する(図 7-2).4 極の固定カーブの診断カテーテルは,通常は高位右房,三尖弁をまたいで His 束電位を記録できる部位,右室心尖部か右室流出路のいずれかに留置される.ときにそれらのカテーテルに加えて,特別にデザインされた多極カテーテルが,冠静脈洞や肺静脈などの構造物内,あるいは三尖弁輪(Halo カテーテル)や分界稜(Crista カテーテル)のような解剖学的構造物の近傍の多点から電位を記録するために用いられる.屈曲型(steerable)カテーテルには滑車の仕組みが取り入れられており,術者がカテーテル先端のカーブを変えることができる.大腿部から挿入して冠静脈洞など特定の部位にカテーテルを留置したり,マッピングやアブレーションを行う際に最も有用である.マッピングカテーテルは,一方向(unidirectional)あるいは二方向(bidirectional)に,決まった半径のカーブに沿って屈曲することができる.高周波エネルギーが伝達されるアブレーションカテーテルの先端電極のサイズは様々である.ほとんどのカテーテルの先端電極は 4 mm であるが,より大きな 5 mm,8 mm,10 mm のものも製造されている.電極が大きいカテーテルは従来の 4 mm 電極に比べ,アブレーション中により大きな焼灼巣を形成し,長い連続した線状瘢痕を形成することが望ましい心房粗動(AFL)のような不整脈の再発率を低下させることが示されている.電極サイズが大きくなると形成される焼灼巣も大きくなるが,同時に電位の解像度が低下するという欠点がある.したがって,詳細なマッピングには小さい電極を用いるのが望ましい.

　生理食塩水灌流(イリゲーション)型電極カテーテルは,高周波エネルギーの通電中に先端電極を常に冷却することができる.internal cooling カテーテルは生理食塩水をカテーテル内で先端電極まで循環させるが,open-irrigated カテーテルは,流量をコントロールした生理食塩水でカテーテル先端の外側を灌ぐことにより,大量の高周波エネルギーが周辺組織に伝達されても先端電極が低温に保たれるようになっている.イリゲーション型カテーテルは,より大きく深達度の大きい,そしてより永続的な焼灼巣を形成することができる.

透　視

　EPS は通常,十分に準備された心臓カテーテル室か専用の電気生理検査室のいずれかで行われる.透視は,電極カテーテルを心内に留置する際に必

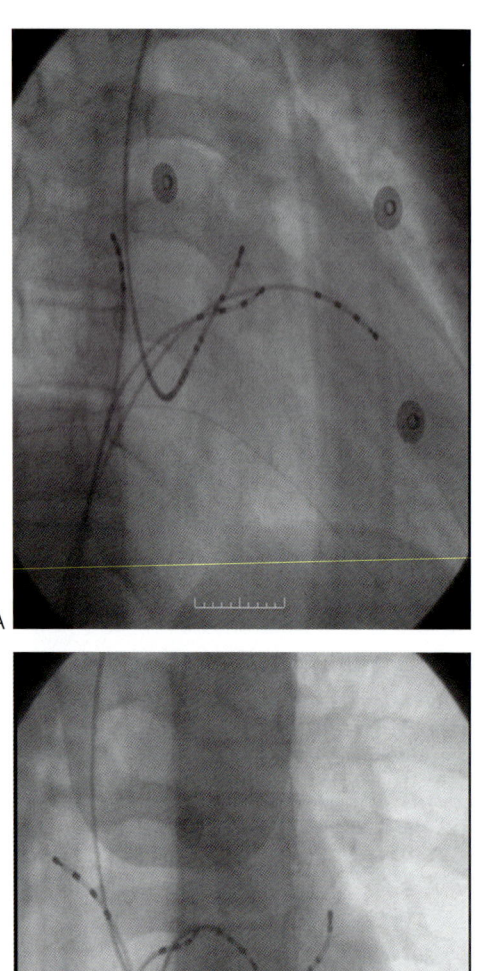

図 7-2 EPS で留置された診断カテーテルの典型的な右前斜位像(A)と左前斜位像(B)。4 極カテーテルが,高位右房,三尖弁をまたいで His 束電位が記録できる部位,右室心尖部に留置されている。10 極カテーテルが冠静脈洞内に留置されている。

須である。基本的な EPS や簡単なデバイスの植込みはポータブルの透視装置を用いて行うことも可能だが，冠静脈洞内へのペーシングリードの植込みや高度なマッピングあるいはアブレーションでは高質のイメージインテンシファイアー(image intensifier 蛍光増倍管)を使用する必要がある。二方向透視(biplane fluoroscopy)は，心臓を直交する二方向から順次見ることが可能であり，複雑な手技の効率をさらに上げることができる。我々の検査室では，経中隔的カテーテル手技，副伝導路のマッピング，心房細動(AF)アブレーション中に行う肺静脈造影の際には，二方向透視を使用することにしている。

マッピングやアブレーションの手技では，相当量の放射線が患者に向けて照射され，術者も放射線を浴びる。適切な遮蔽や放射線技術に加えてパルス式透視を用いれば，患者と検査室スタッフの被曝リスクを最小限に抑えることができる。

アブレーションのエネルギー源

A. 高周波発生装置(ジェネレーター)

心臓組織に焼灼巣を形成するために様々なエネルギー源が実験的に用いられてきたが，1980年代後半に高周波カテーテルアブレーションが直流通電アブレーションに取って代わって以降，高周波エネルギーが標準的なエネルギー源として用いられている。臨床的に用いられる高周波エネルギーは 300〜1000 kHz の交流電流で，アブレーションカテーテルの小さな先端電極から患者の皮膚に貼付された大きなパッチへと伝達される。高周波電流は抵抗熱により電極に近接した(1〜2 mm)組織を熱するが，この過程で生じた熱は深部組織へと伝わり熱傷害を引き起こす。形成された焼灼巣は均一で，その形状は予測可能である。焼灼巣の大きさは，カテーテル先端電極と組織の接触面の温度のみならず，電流密度，電極の表面積，カテーテルが組織に接触する圧力に比例して増加する。焼灼巣は通常，約 40 秒以内に最大となる。100℃以上の温度では沸騰が起こり，その結果，電気的インピーダンスが突然上昇する。これは血液や組織中の蛋白が変性して炭化あるいは凝固が生じたことを反映しており，カテーテル先端電極を絶縁し，エネルギーが周辺組織に伝達されるのを妨げる。steam pop も沸騰によって生じ，組織傷害を引き起こす可能性がある。現在の高周波ジェネレーターは，インピーダンスが突然上昇すると通電を中止するように安全面の工夫がなされている。最高温度を 50〜60℃に設定することが可能で，カテーテルに装備されたサーミスター(電気抵抗器)によって計測されるカテーテル先端電極の温度が最高設定温度を超えないように，供給出力が自動調整される。

B. イリゲーション電極カテーテル

　先端電極の表面を冷却することにより，電極と組織の接触面における組織温度が沸点まで上昇せず，より多くの高周波エネルギーを供給することが可能である．抵抗熱の熱伝導により組織を傷害して，カテーテル先端電極から離れた深部にまで焼灼巣が形成される．この結果，より大きくて深達度の大きい焼灼巣が形成される．閉鎖式環流システムでは，注入された生理食塩水は管を通じてカテーテル先端電極を通過し折り返して戻ってくる．open-irrigated システムでは，生理食塩水はコントロールされた流量でカテーテル先端電極から排出され，遠位電極の外表面を冷却する．後者のシステムのほうが大きな焼灼巣を形成するのに有効であるが，アブレーションが長引いた場合には術中に無視できない量の水分が循環血液内に供給されてしまう．

■ クライオアブレーション

　クライオアブレーション（cryoablation 凍結アブレーション）は冷凍により組織を破壊する．カテーテルを用いるクライオアブレーションでは，閉鎖式環流システムを通して亜酸化窒素から作られた冷却剤を循環させる．カテーテル先端電極と組織の接触面の温度は−85℃に達し，その結果，組織が恒久的に破壊される．−30℃程度の中等度の温度に冷却すると可逆性の組織傷害を生じ，一過性に心臓の伝導を消失させる．この効果を利用して，房室結節の遅伝導路や His 束近傍の副伝導路のアブレーション中にクライオマッピングを行うと，予期せず房室ブロックを生じてしまうような重篤な合併症を予防できる可能性がある．高周波アブレーションに比べて周囲の構造物の傷害が少ないため，より安全に施行できる．ほとんどの不整脈の治療における急性期成功率は高周波アブレーションのそれに近づいているが，長期の成功率は高周波アブレーションに比べて明らかに低い．そのためクライオアブレーションは通常，房室結節リエントリー性頻拍の遅伝導路のアブレーションを受ける患者や，前中隔や中中隔の副伝導路を有する患者など，予期せず房室ブロックを生じてしまうリスクが高い場合に施行する．このような理由から，クライオアブレーションは小児に対してしばしば用いられる．アブレーションとアブレーションの合間で，マッピングを再開するまでにカテーテルを解凍する時間が必要であるため，施行時間やアブレーションの種類によっては総透視時間が長くなってしまうリスクがある．

　AF 治療において，全周性の電気的肺静脈隔離を行うために肺静脈入口部に留置したバルーンに冷却剤を注入する新しい方法が現在研究中である．

三次元マッピングシステム

3Dマッピングシステムは，マッピングされている心腔の三次元像を描出し，マッピングカテーテルの位置をリアルタイムに示すことができる。電位情報は，三次元的な再構築画像上に表示され，あとで見直せるように記録される。いくつかのマッピングシステムが利用されており，それぞれについて以下に述べる。

■ CARTO™ electroanatomical mapping(Biosense Webster社製)

患者の下に互いに等間隔に3つの小さな電磁場発生器を置き，患者の背中にリファレンスパッチを貼ることにより，マッピングカテーテル先端電極内に装着された小さなセンサーが三次元的な位置を特定することができる。そして，カテーテルをその心腔内の複数の部位に置くことにより，コンピュータ処理された心腔の3Dマップを形成することができる。カテーテルを置いたそれぞれの部位で心内膜側(心外膜マッピングでは心外膜側)の電位が記録され，その部位に表示される。その後，各部位で記録された電位のタイミングを対照となる部分(通常は，体表面誘導のQRSか冠静脈洞内の安定した電位)と比較して，activation map(興奮マップ)を表示したり，記録された電位高に基づいてvoltage map(電位マップ)を表示することができる。電位のタイミングや電位高は，マップ上のそれぞれの部位から記録された後，activation map(通常は頻拍中に作成される)やvoltage mapとしてカラー表示される。activation mapは，頻拍中の電気的興奮の最早期部位を正確に特定するのに用いられる(図7-3)。これは心房頻拍や右室流出路起源頻拍のような自動能亢進を機序とした頻拍のマッピングにおいて最も有用である。AFLを含むマクロリエントリー型心房頻拍では，異なる興奮パターンが認められる。voltage mapは，リエントリー性不整脈の基質となりうる電位が減高した瘢痕組織を同定するため，しばしば洞調律中に作成される(図7-4)。高出力でもペーシング不能な瘢痕内の領域をより強い瘢痕(dense scar)として定義する考え方もある。これは，このような組織と，瘢痕内にあって低電位だが興奮可能な，リエントリー形成に不可欠な緩徐伝導峡部となる生存組織をさらに識別するためである。

3Dマッピングシステムはまた，高周波エネルギーが伝達された部位，解剖学的あるいは電気的に検討する領域(ダブル・ポテンシャルや細かい分裂電位の記録される部位)，高周波通電を避ける領域(His束電位記録部位)などの特別な部位にタグをつけて表示することもできる。

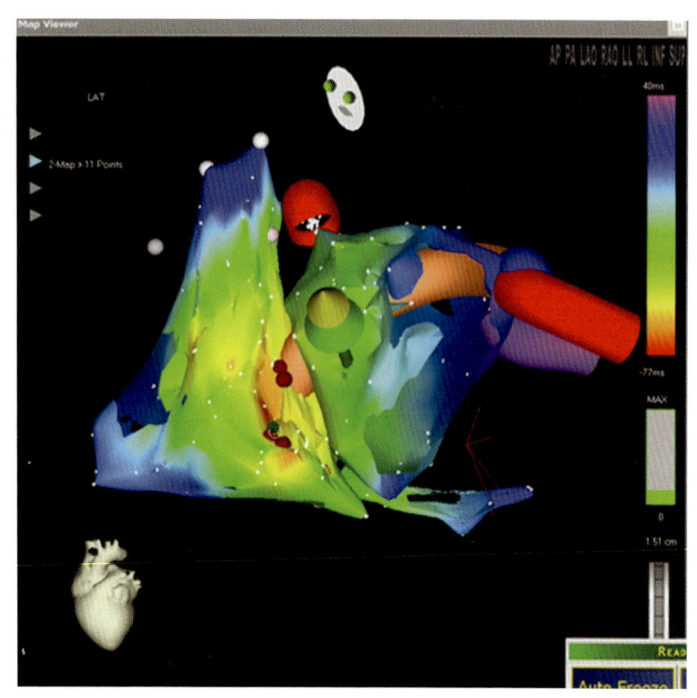

図 7-3　局所起源左房頻拍中の左右心房の electroanatomical activation mapping

■ インピーダンスを利用したマッピングシステム：NavX™ マッピングシステム（St. Jude Medical 社製）

　患者の体表面に貼付された 6 枚のパッチにより胸部の周囲に電磁野を形成し，発生した電位勾配を用いて心内のマッピングカテーテルだけでなく他のカテーテルの電極の位置を特定する．また，マッピングカテーテルを用いて心腔の三次元的な解剖学的マップを作成することができる．マッピングカテーテルで記録された電位と対照電極で記録された電位との時間差が計測され，CARTO™ システムと同様に activation map が作成される．このシステムの利点の 1 つは，複数の電極対を同じマップ上に表示して位置を特定し，マッピング中にカテーテル同士の位置関係を示すことができることである．

■ noncontact mapping

　EnSite Velocity™ cardiac mapping system（St. Jude Medical 社製）は，8 本のワイヤー上に 64 個の電極を設置した多極バスケットあるいはアレイ（multielectrode array：MEA）を心腔内に配置するという，洗練されたコン

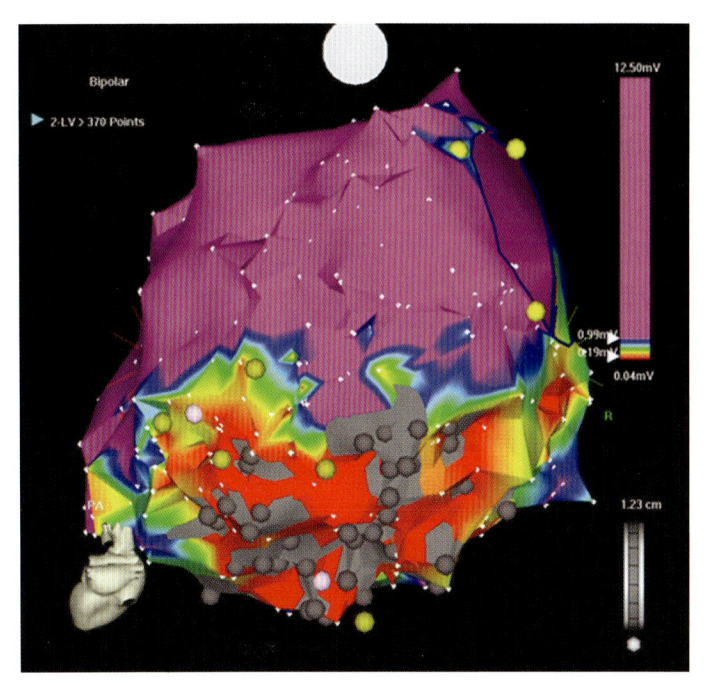

図 7-4 心室頻拍を有する患者の正常洞調律中に作成された左室の voltage map。広範な瘢痕を認める。紫色で表示された領域は，局所電位の振幅＞1.5 mV の健常組織である。赤色の領域は局所電位の振幅＜0.5 mV を示している。グレーは局所電位が感知できなかったことを示しており，電気的に興奮不可能な領域（dense scar）と考えられる。

セプトで作られている。稀にしか使用されない標準的なバスケット型カテーテルとは異なり，MEA は心内膜と接触することなく心腔内に配置される。適切な部位に到達すると，MEA は内部にあるバルーンを膨張させアレイを伸展させる。MEA 上の 64 個の電極はそれぞれ，心臓の外側に留置されたカテーテルのシャフト上にある，MEA から離れたリング状の共有電極に対する単極電位を記録する。記録された心腔内の単極電位はフィルタリングされ，電位が仮に心内膜表面上で記録されたらどのように見えるかを推定するために，La Place の法則の逆解を用いて数学的な操作を施される。心内膜表面の境界は，標準的なマッピングカテーテルを心腔内で移動させることで定義される。標準的なマッピングカテーテルを通して伝達される 5.68 kHz の信号が，MEA バスケット型カテーテルのちょうど上下に配置された 2 つのリング状電極によって記録され，カテーテルの位置が特定される。三次元

的容量は，マッピングカテーテルを心腔内で素早く移動させることで作成される。その後で，不整脈を誘発し，その1心拍周期から記録された電位から，1秒間に1,000回以上更新される3,000以上の仮想電位を作成することができる。このシステムは1心拍周期だけで不整脈回路を「マッピング」することができるので，期外収縮のみならず血行動態の不安定な不整脈のactivation mappingには理想的である。MEAバスケット型カテーテルは血栓を形成しやすいため，患者のACTが右心の手技では250〜300秒，左心の手技では300〜350秒になるようヘパリンを投与しなければならない。dynamic substrate mappingにより，CARTO™システムと同様にvoltage mapを表示することができる。また，ソフトウェアが改良され，術前に撮影された三次元MR像やCT像を同時に登録表示することが可能である。多くのカテーテルの中から複数の電極対の位置を同時に特定し，リアルタイムに3Dマップ上に表示できる機能は，アブレーションカテーテルの位置と心内の他のカテーテルの位置関係を把握するのに特に有用である。

　3D像を統合するソフトウェアは，術前に撮影されたCT造影像やMR像から再構築された心臓の3D像をリアルタイムの心臓の解剖学的マップに統合することが可能である。CTやMRIのデータは3Dモデルに再構築され，ソフトウェアのツールを用いて個々の心腔に分割することができる。その後，マッピングの対象となる心腔は，electroanatomical map（CARTO™）あるいはnoncontact map（St. Jude Medical社）の解剖学的なポイントに組み込まれる。これによって，非常に詳細な解剖学的な情報をマップに取り入れることができ，その結果，術者は特別な解剖学的構造物の位置を特定したり（図7-5），高周波焼灼巣をより正確に（例えば，左上肺静脈と左心耳の間にある左上肺静脈の前縁部分などに）作成したりすることができる。

電気生理学的検査における心エコー

　心エコー検査はEPSの術前，術中，そしてときには術後にも重要な役割を果たしている。心エコー機器をいつでも使用できる状態に準備しておくことは，電気生理検査室の円滑な運営に必要不可欠である。

■ 経胸壁心エコー（TTE）

　心臓に関わる緊急事態がEPSで生じることは稀だが，カテーテルによって，あるいは心房中隔穿刺中に生じる心穿孔は，やはり重大な合併症である。心タンポナーデを迅速に認識し治療することが最善の方法である。このような合併症の診断と管理には経胸壁心エコー（transthoracic echocardiogra-

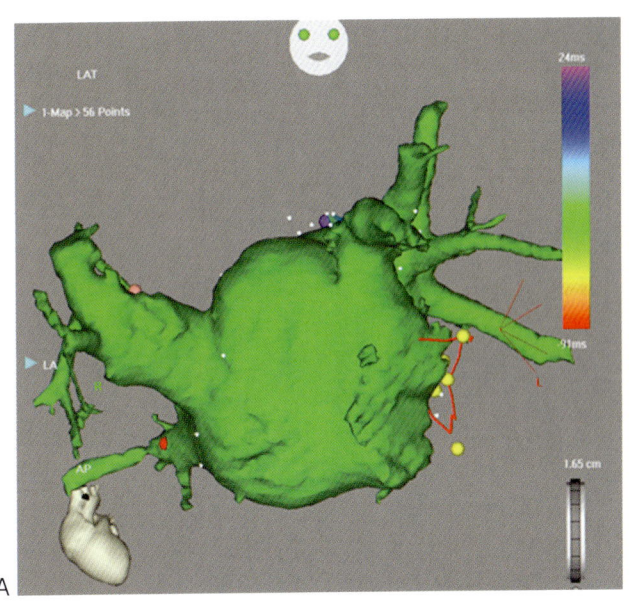

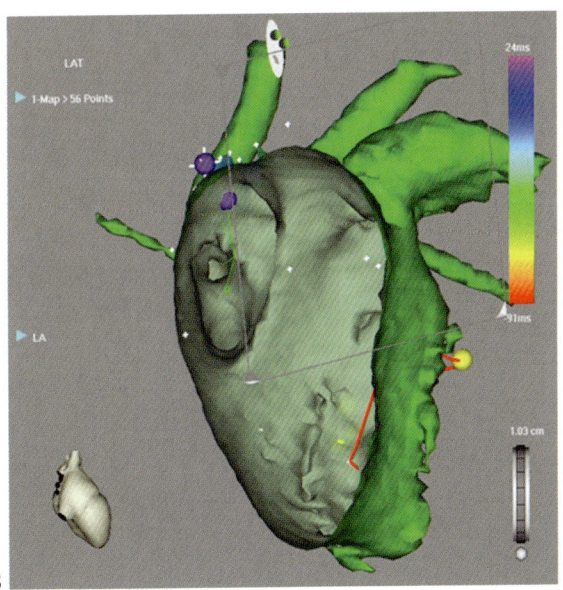

図7-5 A：左房の3D像。左房のelectroanatomical mapに組み込まれ，左房の解剖を表示するとともに，AFのアブレーションの際にカテーテルの位置を誘導するために用いられる。B：高周波焼灼巣を作成する肺静脈入口部を表示した「切り抜き」開放像。

phy：TTE）が必要不可欠である．レーザーを用いたリード抜去のような高リスクの手技においては，手技中に超音波機器をいつでも使用できるよう検査室に準備しておかなければならない．さらに，TTE は左室内血栓の診断に非常に有用であり，器質的心疾患に合併した左室起源頻拍のアブレーションを受ける患者の術前評価には必須である．

■ 経食道心エコー（TEE）

経食道心エコー（transesophageal echocardiography：TEE）は，AFL や AF を有する患者に電気的カルディオバージョンや左房アブレーションを行う際の事前の検査として，重要な役割を果たしている．AF のカルディオバージョンを行う際，患者が術前の最低 4〜6 週間に適切な抗凝固療法（INR≧2）を受けているという報告がなければ，我々は事前に TEE を施行することにしている．TEE はまた，左房アブレーションを受ける持続性 AF 患者において，左心耳内血栓の存在を否定するためにしばしば用いられる．洞調律に復する前に十分な抗凝固療法を受けていたか，TEE で血栓がないことが確認されていたかにかかわらず，術後の患者には抗凝固療法を行わなければならない．これは，電気機械的な心房機能の回復が数日間遅れ，その間に心耳血栓の発生リスクが高いからである．

■ 心腔内エコー（ICUS）

超音波機器の小型化により，機械的トランスデューサ，また最近ではフェーズドアレイ・トランスデューサを装備した，大腿静脈から挿入し心腔内に留置できるカテーテルの作成が可能となった．機械的トランスデューサは，前方の一定の角度の先端部分から像を作るが，比較的視野が小さく，焦点深度も小さい．これは，経中隔穿刺のガイドや，局所組織への接触を評価したりする際に有用である．現在のフェーズドアレイ・システムは，5.5〜10.5 MHz で像を作ることを可能にし，カテーテル・シャフトに直交する 90°の扇形のエコー画像が得られる．カテーテルを回転させることにより，心臓の 360°の像と心臓周囲の構造物を描出することもできる．一般的に，作像の周波数を上げると，軸上の解像度を上げることができるが，焦点深度は低下する．したがって，右房に留置した超音波カテーテルから遠方の構造物（例えば，左肺静脈や左心耳）を見るためには，作像の周波数を 5.5〜7.5 MHz に引き下げなければならない．現在，2D および 3D 画像，Doppler 画像を表示することが可能である．心腔内エコー画像（intracardiac ultrasound）は，マッピングやアブレーションにおいて，左房や左室にアクセスする際に必ず用いられる心房中隔穿刺手技の安全性を非常に高めてくれる（図 7-6）ほか，手技

中に患者の解剖をリアルタイムに評価することを可能にしている。我々の検査室では，多極の Lasso カテーテルが肺静脈入口部の適切な位置と方向にあるかの確認を，主に心腔内エコーを用いて行っている。また，肺静脈隔離術の前後で肺静脈狭窄の存在を否定するために，肺静脈入口部径を計測するだけでなく，肺静脈内の Doppler 流速の計測を日常的に行っている。予測の適中率は明らかになっていないが，流速が 100 m/s 以上に上昇していれば，肺静脈の傷害と，それによる肺静脈狭窄が生じている可能性が疑われる。

アブレーション手技中の心腔内エコーの他の使用法として，カテーテルの心内膜への接触の評価が挙げられ，洞結節リエントリー性頻拍における分界稜上部，左室流出路頻拍における大動脈冠尖など，解剖学的に複雑な領域でのアブレーションの際に有用であることが示されている。また，イリゲーション型カテーテルではないカテーテルを用いて高周波エネルギー通電を行う際には，リアルタイムの心腔内エコー画像を観察することにより，マイクロバブルの発生を認めればエネルギーを微調整して steam pop を避けることができる。

新しい 3D マッピング・ソフトウェア(CartoSound™, Biosense Webster 社製)は，CARTO™ の electroanatomical mapping システムに取り込まれた心腔内エコー像から 3D 再構築像を構成することが可能である。術前に撮影しなければならない CT や MRI と違って，このリアルタイムの画像は術中に更新することができる。この技術が，左房の後方を通過しており，左房

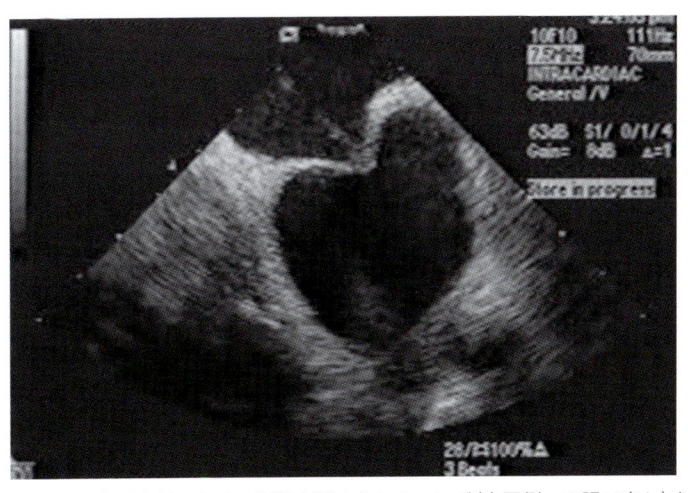

図 7-6 心房中隔穿刺における心房中隔のテンティング(左房側への張り出し)を示す心腔内エコー像。

後壁の高周波アブレーションの際には避けなければならない構造物である食道の走行をリアルタイムに画像化するうえで極めて有用であると我々は考えている(図7-7)。

遠隔ナビゲーションシステム

　マッピングとアブレーションにおいては，カテーテルの先端に配置され心内に留置する電極の正確な操作が要求される。従来のマッピングは，比較的硬くて屈曲可能なカテーテルを用いて行われている。細いワイヤーを引っ張るタイプの器具では，カテーテル先端は一定の半径のカーブに沿って屈曲し，カテーテルを押し進めながらカテーテルシャフトを回転させることによって方向が変わる。遠位端までカテーテル全体にわたってトルクが伝えられるので，マッピング手技がある程度不正確となってしまうのは止むを得ない。複雑なマッピングの手技中は，通常は第2術者が記録された電位を収集・解析し，ベッドサイドの術者にカテーテルをどこに動かすべきかを指示する。そ

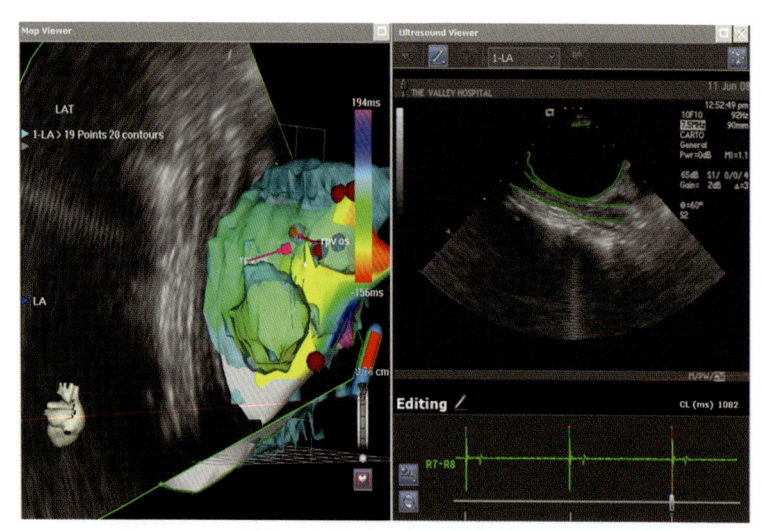

図7-7　AFのアブレーション中の左房3D像。左図：エコー画像で作成された3Dシェルがグレーで，登録された三次元CT画像が青色で示され，色はマッピングカテーテルで得られてシェル上に表示された点を表している。扇形の二次元心エコー画像(ファン)は右肺静脈近傍の左房後壁の後方にある食道のリアルタイムの位置を示している。右図：左房および食道(緑色で縁取りしている)を描出した2D心エコー画像。

の一方で，遠隔ナビゲーションシステムでは，記録操作台やワークステーションのところにいる医師が電位データを収集・解析すると同時に，マッピングカテーテルを次の標的部位に誘導することが可能である。現在，まったく異なる仕様の2つのシステムが使用されている。

■ 磁気ナビゲーションシステム

遠隔磁気ナビゲーションシステム(RMS, Stereotaxis社製)は，患者の両側に配置された2つの大きな静磁石を用いている。磁石が回転し，約0.08テスラ(MRI検査室内の1/10)の磁場を生じる。RMSのカテーテルは軟らかく，非常にしなやかで，一対の電極が遠位端に，3つの小さい磁石がシャフトの遠位部に沿って並んで装着されている。これらの磁石によって，カテーテルは磁石が形成する磁場の方向に向けられる。ワークステーションにいる医師が，CARTO^{TM}の3Dマッピングスクリーン上の連結ソフトウェアを通してNavigant$^®$ワークステーション上のベクトルを目標方向に変えると，磁石が回転して，新しく設定されたベクトルの方向にカテーテルが向くように磁場が設定される。設定されたベクトルと実際のカテーテルのベクトルの差は，介在する構造物あるいは心臓の壁との接触とみなされ，組織とカテーテルの接触の程度を評価するために用いられる。患者の鼠径部に置かれる，カテーテルの近位部端に接続された機械的なケーブル伝動装置は，カテーテルを進めたり引き抜いたりするのに用いられ，コンピュータのキーボードあるいはジョイスティックによって手動で操作する。カテーテルが置かれた部位はマッピングシステムからのベクトル座標に記録され，あとでカテーテルをその場所に誘導することができる。カテーテルが軟らかいため手技中の傷害や穿孔を回避することができ，磁場はカテーテル先端と心内膜間の接触を維持したまま安定した電位を記録できる。RMSシステムは，局所起源およびリエントリー性の心房頻拍，右室流出路起源の頻拍，副伝導路のマッピングに極めて有用である。初期の研究でAFのアブレーションにおけるこのシステムの有用性が示唆されていたが，生理食塩水を用いたイリゲーションカテーテルの発売により，その有用性は向上すると考えられている。

■ ロボティック・ナビゲーションシステム

少なくとも1つのロボティック・ナビゲーションシステム(Hansen Medical社製)が現在使用可能で，その他のシステムは開発段階にある。それらは，ジョイスティックによってコントロールするインターフェイスとともに，機械的な伝動装置のシステムをベッドサイドに取り入れている。Hansen Medical社のシステムでは，かなり太い14 Frの外側サポート用シースと8 Frの

ロボティック内側シースの2本のシースを用いている。このシステムは、シースを進めたり引き抜いたりする動きを含め、三次元的に操作できるジョイスティックで操作する。マッピングカテーテルは内側のガイディングシース内に留置されるが、ジョイスティックによって機械的に回転させたり進めたりするのは、この内側シースである。シースとカテーテルは太くてかなり硬いが、感度の良い圧センサーによりカテーテル先端に過剰な力が加わるのを防ぎ、手技中の傷害や穿孔を予防するうえで、かなり信頼できることが明らかになっている。最近の発表では、AFのアブレーションにこのシステムを用いても、従来のマッピングシステムと比較して心囊液貯留やタンポナーデの増加は認められなかったと報告されている。磁気ナビゲーションシステムとの比較では、ロボティック・システムが有利な点は移動可能であることと安価なことであり、不利な点はシースが太いことである。

電気的除細動器

EPSでは、プログラム刺激中や除細動閾値の検査中に不安定な不整脈がしばしば意図的に誘発される。したがって、それらの手技を安全に施行するには、機能性の良い電気的除細動器とその代替器を用意しておくことが必須である。R-2パッドは通常、術前に患者に装着しておくことになっている。同期させた電気的除細動は、多くのAFのアブレーション手技に不可欠なものである。これは、R-2パッドを用いた体外式除細動器、あるいは冠静脈洞内に留置され全長にわたってコイルが取り付けられている特別なカテーテルや、冠静脈洞内に留置する遠位部と右房自由壁に沿って留置する近位部にそれぞれ10極の電極を配置した20極カテーテルを用いた心内除細動によって行われる。AFの心内除細動に必要なエネルギーは、通常は10〜30Jで十分である。

Key Point

●電気生理検査室に必要な装備
1. 生理学的データの記録装置
2. ペーシング装置
3. 透視装置
4. 3Dマッピングシステム

5. 高周波エネルギー発生装置（ジェネレーター）
6. 心エコー装置
   a. 経胸壁心エコーがすぐに施行できること
   b. 心腔内エコー
7. 体外式除細動器
8. Advanced cardiac life support（ACLS）に使用する薬物と気道確保用器材

（山田　功）

文　献

Bhakata D, Miller JM. Prinicples of electroanatomic mapping. Ind Pacing Electrophysiol J 2008；8910：32-50.

Calkins H, Jais P, Steinberg J. A Practical Approach to Catheter Ablation of Atrial Fibrillation. Philadelphia, PA：Lippincott Williams & Wilkins；2008.

Chinitz L, Sethi JS. How to perform non-contact mapping. Heart Rhythm 2006；3(1)：120-123.

Kort S. Intracardiac echocardiography：Evolution, recent advances and current applications. J Am Soc Echocardiogr 2006；19(9)：1192-1201.

Lemola K, Dubuc M, Khairy P, Transcatheter cryoablation part II：Clinical utility. Pacing Clin Electrophysiol, Feb 2008；31(2)：235-244.

Ren JF. Practical Intracardiac Echocardiography in Electrophysiology. Malden, MA：Blackwell Futura；2006.

8章 電気生理学的検査の適応と限界

Aman Chugh and Fred Morady

　臨床心臓電気生理学的検査(EPS)は，1970年代に上室性・心室性の不整脈の機序の解明および薬効評価を目的として行われるようになり，その後大きな発展を遂げてきた。初期の経験は不整脈機序の理解に不可欠なものであり，根治術，つまりカテーテルアブレーションの基礎となった。今日，EPSは発作性上室頻拍(PSVT)・心房細動(AF)・心房粗動(AFL)・心室頻拍(VT)など様々な不整脈の治療(カテーテルアブレーション)のなかで行われている。本章では，これらの頻脈性不整脈をはじめ，徐脈性不整脈や原因不明の失神，そして突然死の高リスク患者に対する現在のEPSの適応に関して概説する。一般循環器内科のトレーニングにおける臨床心臓電気生理の入門となることも期待する。

電気生理学的検査

　EPSは，一般には大腿動脈または大腿静脈からのアプローチにより行われる。一部の施設では，冠静脈洞へのカテーテルの挿入は，内頸静脈あるいは鎖骨下静脈アプローチで行われる。心房興奮の記録および心房刺激を目的とするカテーテルは通常，右心耳に留置する。また，多極電極を三尖弁の前側に留置してHis束電位の記録を行ったり，右室心尖部にカテーテルを留置して電位の記録やペーシングを行う。体表面心電図を用いて，心拍数・PR間隔・QRS幅・QT間隔を計測し，局所心筋の捕捉が可能な最小出力である刺激閾値を，各ペーシング部位にて測定する。

　最初に心内心電図の解析からAH時間(右房中隔側より房室結節を介してHis束が興奮するまでの伝導時間)およびHV時間(His束から体表面心電図の心室最早期興奮までの伝導時間)を測定する(図8-1)。心房・心室連続刺激により，房室ブロックおよび室房伝導ブロックが生じる刺激周期(図8-2)，心房・心室の期外刺激により局所心筋の捕捉が不可能となる最も長い刺激連結期(心房・心室有効不応期)，およびHis束への伝導が途絶する不応期(房室結節の有効不応期)を確認する。EPSの目的により，他の様々な刺激方法や解析を組み合わせて行う。

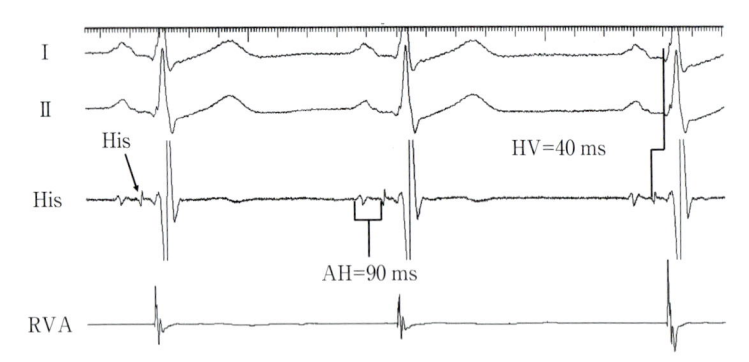

図 8-1 SVT に対する EPS における基本的な心内心電図の計測。上から心電図Ⅰ，Ⅱ誘導，His 束(His)，右室心尖部(RVA)の記録を示す。AH：AH 時間，HV：HV 時間。

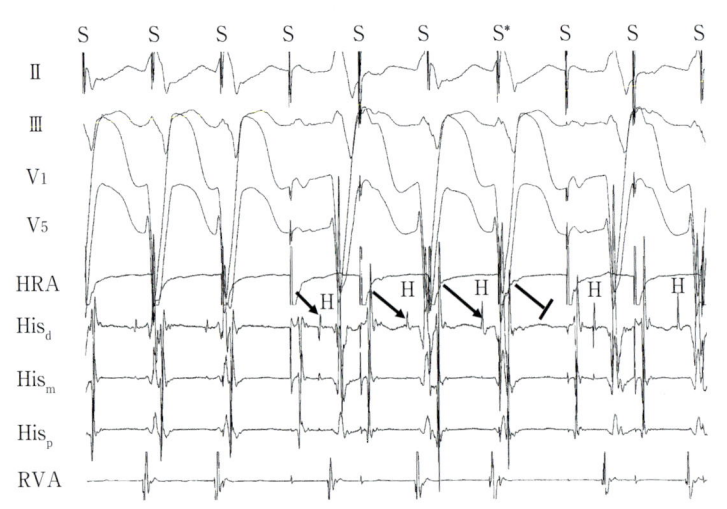

図 8-2 心房頻回刺激時に房室ブロックを生じる刺激周期の計測。周期 400 ms（150/min）において，AH 時間が徐々に延長し房室ブロック(Wenckebach 型)を生じている。右から 4 拍目の刺激(*)の際に房室ブロックを生じ，His 束記録電極に His 束電位を認めない。この現象は房室結節の生理的な反応を示しており，ペースメーカは不要である。HRA：高位右房，RVA：右室心尖部。

発作性上室頻拍

　一般的な EPS の適応としては，繰り返す PSVT が挙げられる。PSVT の患者は，典型的には動悸・呼吸困難・胸部異和感・ふらつきなどを訴え，稀に失神を認める。また，迷走神経刺激法により頻拍の停止が得られる場合も

ある。一般的には，明らかな P 波を伴わない心拍数が一定の QRS 幅の狭い頻拍を認める（図 8-3）。通常，救急を受診する患者の血行動態は安定しており，ほとんどの場合，アデノシン（ATP）の静脈内投与により頻拍の停止が得られることが多い。

狭心症状や失神などの強い症状を伴わない初回の PSVT では，誘因の回避や症状が再発した場合に行う停止方法を指導し経過観察とする。しかし，繰り返し発作を認める PSVT に対しては，EPS およびカテーテルアブレーションはクラス I の適応である。前述したベースラインの EPS データの計測は，頻拍機序の解析に役立つ。PSVT の 95% は房室結節リエントリー性頻拍（AVNRT），副伝導路を介する房室回帰性頻拍（AVRT），および心房頻拍（AT）のいずれかである。

頻拍中の体表面心電図は，頻拍の鑑別診断を行う際に有用である。AVNRT では心房と心室の興奮がほぼ同時に生じることにより，QRS 波の終末部に逆行性伝導の心房興奮に伴う P 波が出現し，V_1 誘導の偽性 R′ もしくは下壁誘導の偽性 S 波を認める（図 8-3）。

AVNRT の患者では，遅伝導路および速伝導路の 2 つの伝導路を EPS で証明することができる。速伝導路は通常長い不応期を有し，長い連結期の期外刺激で伝導ブロックを生じる。興奮は速伝導路を介する順行性伝導がブロックされるために，速伝導路と比較して不応期の短い遅伝導路を順行性に伝導し，AH（すなわち PR）時間の延長を生じる。遅伝導路を伝導した興奮は，

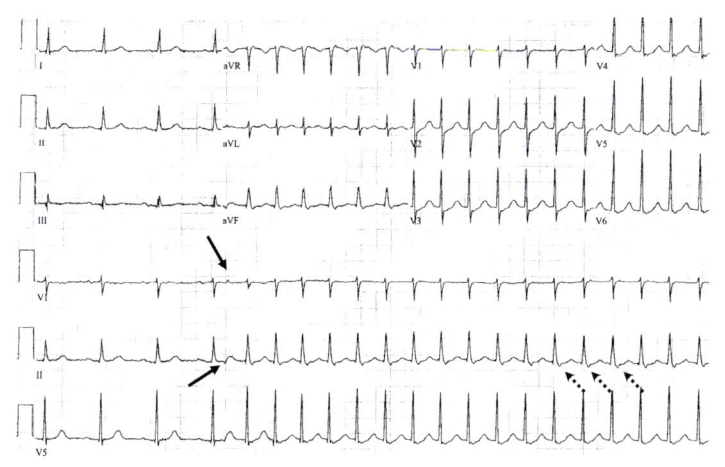

図 8-3　PSVT の開始。左から 4 拍目まで洞調律であり，その後の上室期外収縮（矢印）に続き，PR 時間延長の後に PSVT が開始している。II 誘導における偽性 S 波（破線の矢印）が典型的な AVNRT を示唆している。

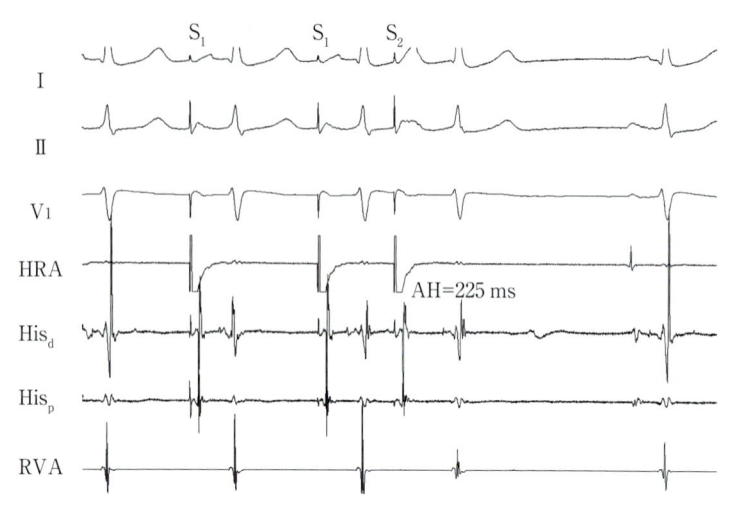

図 8-4 再発性上室頻拍に対する心房期外刺激。基本周期 700 ms, 連結期 250 ms で心房期外刺激を与えたところ, AH 時間 225 ms となっている。このとき頻拍は誘発されていない。HRA：高位右房, RVA：右室心尖部。

その後不応期を脱した速伝導路を逆行性に伝導して, 房室結節エコーを生じる。この現象が連続することで AVNRT が持続する（図 8-4, 8-5）。治療のエンドポイントは, 遅伝導路の消失, もしくは伝導の著明な延長による頻拍の誘発不能である。アブレーション治療は, His 束の後下方にあたる冠静脈洞入口部に対して高周波通電を行う。

　PSVT の既往と体表面心電図で早期興奮を示すデルタ（Δ）波を認める場合, 動悸発作の再発予防および突然死回避のために EPS およびカテーテルアブレーションを施行する。体表面心電図における Δ 波の存在は, 頻拍の機序が AVRT である可能性が高いことを示唆する（図 8-6）。AVRT 中, 興奮は房室結節を順行性に, 副伝導路を逆行性に伝導し, 幅の狭い QRS 波直後の ST 部分に逆行性 P 波を生じる。また, 一部の患者では, 副伝導路を順行性に, 房室結節を逆行性に旋回する逆方向性 AVRT を呈することもある。AVRT を有する一部の患者では, 副伝導路の順行性伝導がないか, もしくは伝導速度が非常に緩徐なために 12 誘導心電図で早期興奮が認められないこともある。副伝導路の心房端あるいは心室端に対する高周波通電により副伝導路を介する伝導が消失することが治療のエンドポイントとなる（図 8-7）。

　心房頻拍は, 右房, 左房あるいは冠静脈洞の心筋から発生する。分界稜, 肺静脈, 三尖弁輪, 僧帽弁輪, および心房中隔が一般的な心房興奮の起源と

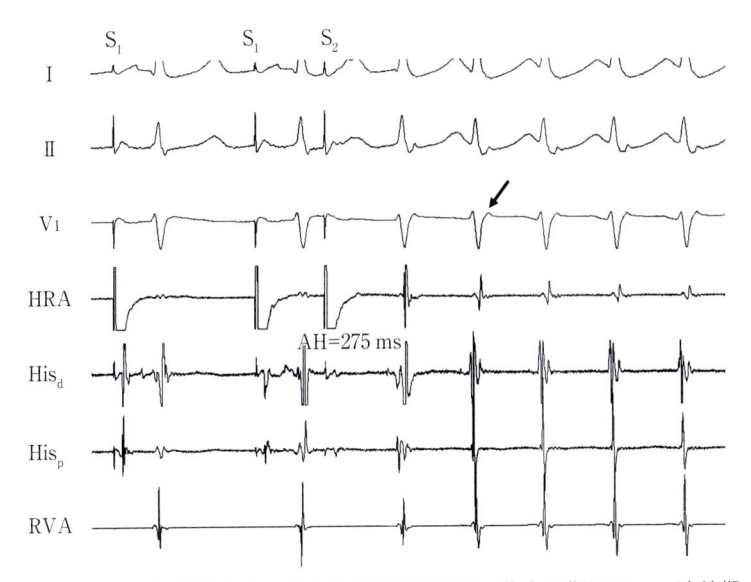

図 8-5 図 8-4 と同じ患者に対する心房期外刺激。基本周期 700 ms, 連結期 240 ms で心房期外刺激を与えたところ, AH 時間は 275 ms に延長し(遅伝導路の順行性伝導と考えられる)速伝導路を逆行性に伝導する頻拍が生じた。心室興奮とほぼ同時に心房が興奮(HRA 誘導)しており, AVNRT の所見と一致している。また V1 誘導において偽性 R′波(矢印)を認める。HRA：高位右房, RVA：右室心尖部。

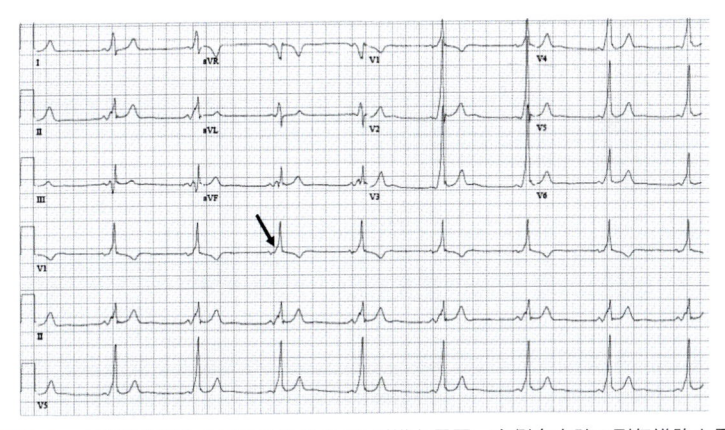

図 8-6 上室頻拍発作を認める患者の 12 誘導心電図。左側自由壁の副伝導路を示す Δ 波(矢印)を認める。僧帽弁輪側壁に位置した副伝導路のアブレーションにより副伝導路は離断された。

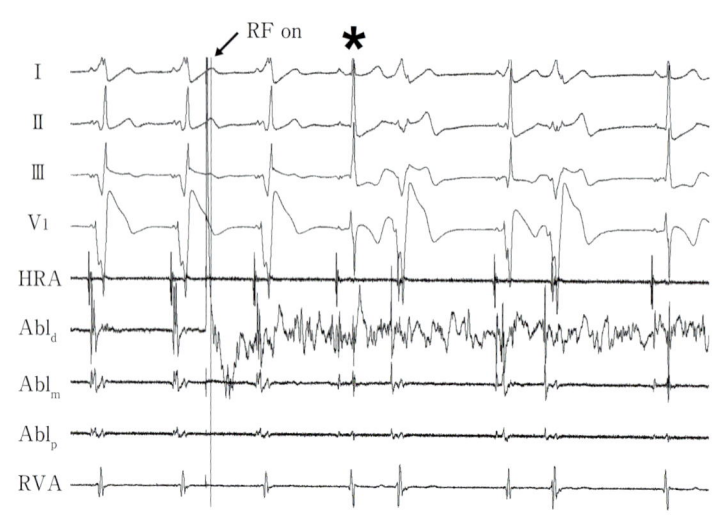

図 8-7 右側自由壁の副伝導路に対する高周波通電。アブレーションにより早期興奮が消失し(*)，その後，幅の広い QRS 波を認めている。この QRS 波は早期興奮波形に近い形であり，熱による副伝導路の自動能と考えられる。

して挙げられる。体表面心電図の P 波と比較して最も早期に興奮する部位が頻拍起源として同定される。

PSVT に対するカテーテルアブレーションでは 95% を超える高い成功率が得られ，その再発率は極めて低い。心穿孔や血栓塞栓症などの重篤な合併症の頻度は 1% 未満である。AVNRT に対するアブレーションにおいて，ペースメーカを必要とするような房室ブロックのリスクは約 0.5% と報告されている。

器質的心疾患患者に対する突然死のリスク評価

以前は，EPS は虚血性心疾患患者や左室機能低下患者の突然死のリスク評価で必ず行われ，器質的心疾患に合併する持続性 VT に対する抗不整脈薬の薬効評価目的にも用いられていた。しかし，MADIT II および SCD-HeFT が発表されて以降，左室機能低下患者に対する EPS は行われなくなってきている。MADIT II 試験では，高度左室機能低下(LVEF≦30%)の心筋梗塞の既往を有する患者が，無作為に薬物療法と ICD の 2 群に振り分けられた。ICD 群で全死亡率の有意な低下を認め，その結果，高度に左室機能が低下した心筋梗塞の既往を有する患者における ICD 治療が標準的に行わ

れるようになってきている．冠動脈疾患を有する重度の低心機能例におけるデバイス治療の有効性が明らかとなり，EPSによるリスク評価は必要ではなくなった．

SCD-HeFT試験の結果は，非虚血性心疾患(LVEF≦35%)を有するNYHA ⅡあるいはⅢのうっ血性心不全患者の管理に役立つ．この無作為化試験では，ICD群はアミオダロンを含めた薬物療法と比較して高い生存率を認めた．MADIT Ⅱ試験と同様に，患者登録時のEPSは必須ではなかった．

MADIT ⅡおよびSCD-HeFT試験は虚血性・非虚血性心筋症の患者の管理を合理化したため，このような患者の突然死リスクを評価するためのEPSの意義が疑問視されるようになった．例を挙げると，心筋梗塞の既往と非持続性VTを有し，LVEFは35%であるが心不全の既往のない患者では，上記の試験によるとICD治療の適応基準を満たさない．そのような患者の管理では，MADIT ⅠやMUSTT試験の結果が思い起こされる．これらの無作為化試験では，非持続性VTを有する虚血性心筋症患者にEPSが行われ，持続性単形性VTの誘発性が評価された．誘発可能であった患者が抗不整脈薬もしくはICD治療に振り分けられ，双方の試験でデバイス治療の明らかな有効性が示された．したがって，予防的ICD植込み基準を満たさない患者においては，EPSはリスク評価に有用である．

また，心停止からの蘇生後や持続性VTを認める器質的心疾患患者では，デバイス治療の優越性が証明されているため，二次予防目的のICD植込みを行わなければならない．

電気生理学的検査によるリスク評価の限界

EPSは冠動脈疾患と中等度の左室機能低下を伴う患者のリスク評価に用いられているが，その陰性適中率は必ずしも満足できるものではない．例えば，MUSTT試験において，VTが誘発不能であった患者における5年間の心停止あるいは不整脈死は24%にも上る．その死亡率は，VTの誘発性を認めたが無治療に振り分けられた群と比較すると低かったものの，VT誘発不能が必ずしも死亡リスクが低いということを示すわけではない．また，MUSTT試験においてVTが誘発された患者は，EPSに基づく治療(抗不整脈薬，もし抗不整脈薬が無効の場合はICD)あるいは無治療群に割り付けされたが，両群の死亡率に有意差は認められなかった．実際には，EPSに基づいてICD治療を受けた群においてのみ高い生存率を認めた．このことから，EPSでVTが誘発された患者に対する抗不整脈薬治療は，基礎心疾患を有する患者の場合，それ単独ではほとんど効果がないことが明らかとなった．

心室プログラム刺激の実際

　様々な心室刺激の誘発プロトコールがあるが，いずれも1回もしくは複数回の期外刺激を行う。我々は通常，基本周期の刺激の後に4連続の期外刺激を加えている(図8-8)。このプロトコールは，より少ない期外刺激で行うプロトコールに比べ，より短い時間で持続性単形性VTが誘発可能である。ときに，心室プログラム刺激の最中に心室細動(VF)が誘発される場合がある。VFは正常な心臓においても，特に心室の有効不応期に近い間隔で複数の期外刺激が加えられた場合に誘発されることがある。積極的なプロトコールでは，単形性VTの誘発性を評価する際のVFの誘発は非特異的な所見である可能性もある。一方，VFが2発の期外刺激などのより簡単なプロトコールで誘発された場合，臨床背景によっては重要な意味をもつ。

Brugada症候群に対する電気生理学的検査

　Brugada症候群の患者は，右側前胸部誘導における不完全右脚ブロックおよびSTの上昇といった特徴的な心電図所見を呈する(図8-9)。典型的には，若年患者で，明らかな器質的心疾患は認めないが，VFによる突然死のリスクを有している。原因不明の失神や心停止の病歴をもつBrugada症候群患者はICD植込みを受けなければならないが，無症候性のBrugada症候群に対する管理についてはいまだに議論がある。このような無症候性のBrugada症候群の患者に対しては，突然死のリスクが低いため定期的な経過観察を推奨する専門家がいる一方，リスク評価のためにEPSを行うことを推奨している専門家もいる。後者の専門家は，VTあるいはVFが誘発された場合はICD治療を勧めている。現在進行中の無作為化試験が，このような患者に対するエビデンスに基づいたアプローチを可能にすると期待される。

器質的心疾患を伴わない患者における失神

　器質的心疾患に合併する失神患者の管理は，前述した画期的なICD研究の報告により大きく進歩した。しかしながら，器質的心疾患を認めず正常な心電図を呈する失神患者の突然死のリスクは極めて低い。そのため，失神の原因が非侵襲的検査により明らかにされない場合には，EPSの有用性は乏しい。

　洞不全症候群が疑われる失神患者に対するEPSの診断能も，やはり十分

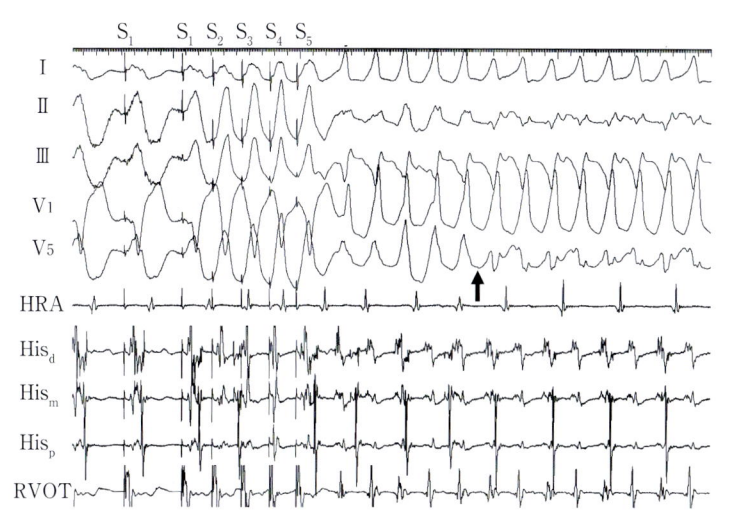

図 8-8 失神を認めた陳旧性心筋梗塞患者に対する心室プログラム刺激による VT の誘発。450 ms の基本周期ペーシングの後，4 発の期外刺激（240 ms，230 ms，220 ms，210 ms）が右室流出路（RVOT）から行われた。数発の多形性 VT を認めた後に，周期 220 ms の単形性 VT を認めている（矢印）。VT は，右脚ブロックおよび上方軸であった。房室解離を認めており，VT として矛盾しない。本症例では，二次予防目的で ICD 植込み術が施行された。

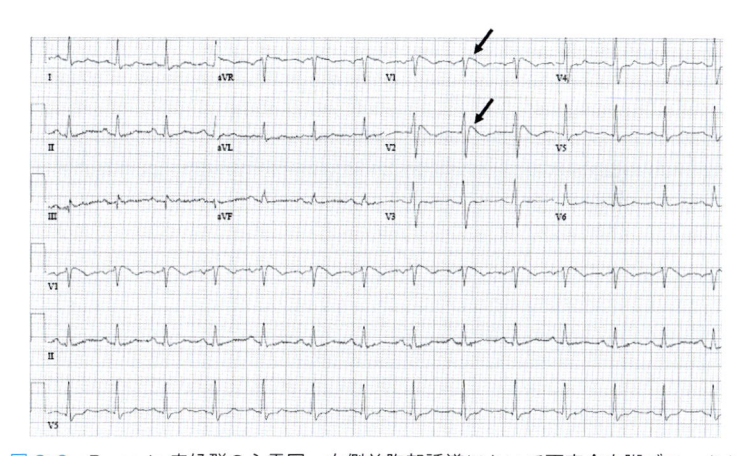

図 8-9 Brugada 症候群の心電図。右側前胸部誘導において不完全右脚ブロックおよび J 点の上昇（矢印）を認める。本症例は失神の既往と突然死の家族歴（母親）のために，ICD 植込み術が施行された。

とはいえない。洞結節回復時間などが洞機能の評価に用いられてきたが，その基準値にばらつきがあり，鎮静や自律神経による影響もあって，ルーチンで用いることは難しい。その代わりに，詳細な病歴聴取に加えて運動負荷試験やモニター心電図を行うことが洞不全症候群の診断に有用であることが多い。

原因不明の失神を認め左脚ブロックを呈する患者では，EPS は有用である。この場合，His 束下ブロックや分裂した His 束電位（図 8-10）を認めれば，恒久ペースメーカの植込みが必要である。また EPS で失神の原因診断に至らなかった場合，長時間のモニタリングにより房室ブロックが原因であることを証明できることもあるため，植込み型ループレコーダーも有用である。二束ブロック（右脚ブロックに左脚前枝あるいは左脚後枝ブロックを合併）を有する患者において，HV 時間が 100 ms を超える場合や，His 束下あるいは His 束内ブロックを認める場合は，ペースメーカ治療を考慮しなければなら

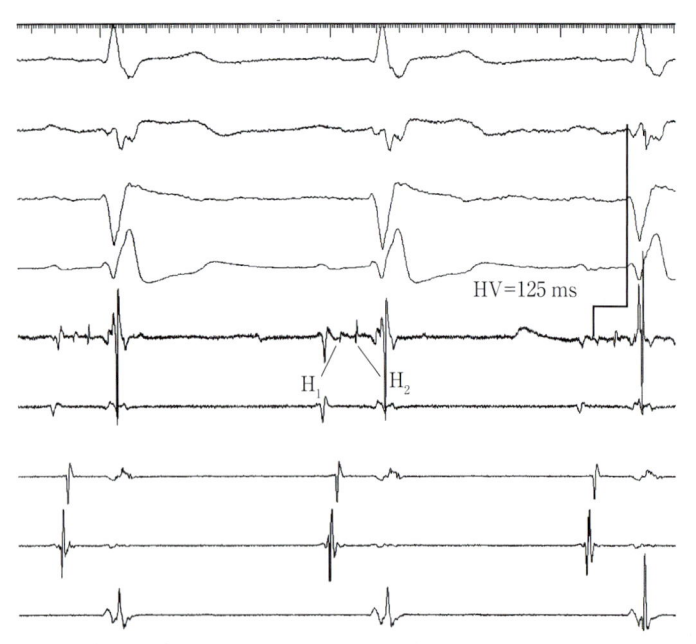

図 8-10 His 束内ブロックの症例。本症例は通常型心房粗動のために EPS が施行された。右脚ブロック，および左脚前枝ブロックを認めた。AFL アブレーション後に図のような心電図が His 束に留置したカテーテルで記録された。His 束電位は分裂しており，HV 時間の著しい延長（125 ms）を認めた。完全房室ブロックおよび失神の可能性があるため，本症例ではデュアルチャンバー・ペースメーカが植込まれた。

ない。このような患者は，His-Purkinje 刺激伝導系の障害が今後進行し，最終的に高度房室ブロックや失神を生じる可能性がある。一方で，明らかな 2 度房室ブロック（Mobitz II 型）を認める場合は，EPS を行わずにペースメーカ植込みを行うべきである（図 8-11）。

　血管抑制型の失神患者に対する EPS の意義は乏しい。熱感・発汗・嘔気・嘔吐・めまいや意識が遠のくような前駆症状を伴い，かつ失神後の疲労感を認める場合，血管抑制型の失神が示唆される。一部の患者，特に高齢者では，このような典型的な症状を認めないことがあり，ティルト試験が診断に有用な場合がある。失神の原因としての起立性低血圧は，高齢者において特に見逃されやすい。過敏性頸動脈洞症候群が疑われる場合も，診断的検査である頸動脈洞マッサージを診察室やティルト試験中に行うことが可能であり，EPS を施行する必要はない。

各種不整脈に対する電気生理学的検査とカテーテルアブレーション

■ 心房粗動

　通常型 AFL は，三尖弁輪の心房側を反時計方向に旋回する大きなリエントリーがその機序である。器質的心疾患のない患者にも認めるが，多くは高血圧，AF に対する抗不整脈薬投与，うっ血性心不全，開心術後，右心系の拡大を伴う呼吸器疾患など，様々な心血管疾患を有する患者に認められる。

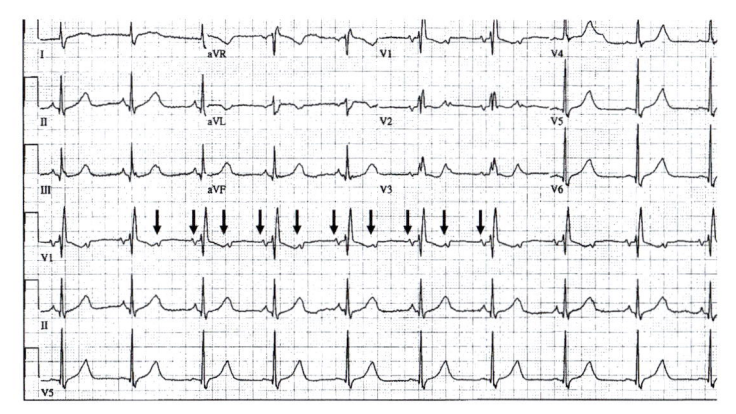

図 8-11　原因不明の失神を認めた 70 歳男性の心電図。2：1 房室ブロックを伴う洞頻脈を認めた。右脚ブロックを認めることより，ブロック部位は His 束内もしくは His 束以下と考えられ，かつ病的なブロック（Mobitz II 型）である。恒久ペースメーカ植込みの適応と考えられた。

臨床症状としては，無症状の場合から，呼吸困難，運動耐容能の低下，動悸，倦怠感，心筋症やうっ血性心不全を呈する場合まである．AFLの心電図は，程度は様々であるが下壁誘導において初期の深い陰性成分および終末部の陽性成分を呈し，鋸歯状の粗動波を認める（図8-12）．電気的除細動は洞調律に復すために有効であるが，可逆性の誘因を認める場合を除き，AFLの再発を認めることが多い．AFとAFLの薬物治療は同様であり，アブレーション治療がともに有効であるが，AFLに対するアブレーションは比較的容易でリスクも非常に低いため，AFとの鑑別が重要となる．

　通常型AFLに対する治療法のなかでは，アブレーション治療は好ましいものである．典型的な心電図による頻拍回路の同定は特異度が高いが，アブレーションを行う前に頻拍が三尖弁輪-下大静脈間峡部（isthmus）を回路に含むことを証明する必要がある．三尖弁輪-下大静脈間峡部は，三尖弁輪下端から下大静脈に進展する心房組織の縁と定義されている．粗動周期は通常200〜300 msであるが，峡部が回路に含まれていることは，頻拍周期よりも少し短い周期でペーシングを行うことにより証明できる（図8-13）．もし，全ペーシングが心房組織を捕捉することができた場合には，頻拍が「エントレイン（entrain）された」という．頻拍がペーシング終了後も持続した場合には，ポストペーシング・インターバル（postpacing interval：PPI）を計測する．PPIとは最後のペーシングからAFLの最初の1拍，つまりAFLの興奮がペーシング部位に戻ってくるまでの時間であり，ペーシング部位からリエントリー回路までの距離を表している．PPIは，ペーシングにより生じ

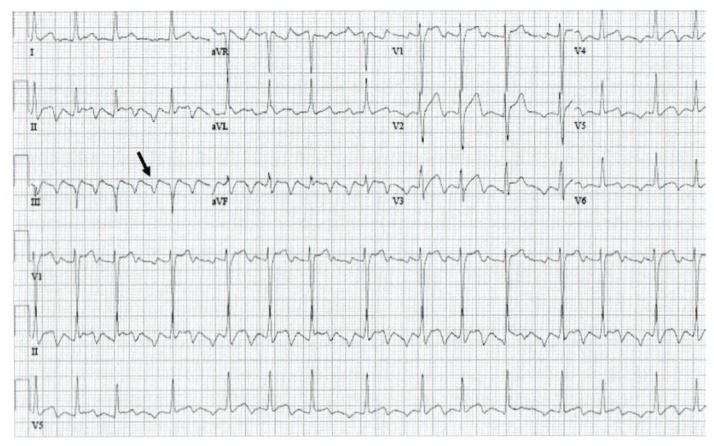

図8-12　器質的心疾患を伴わない通常型AFLの12誘導心電図．下壁誘導に鋸歯状波を認める（矢印）．

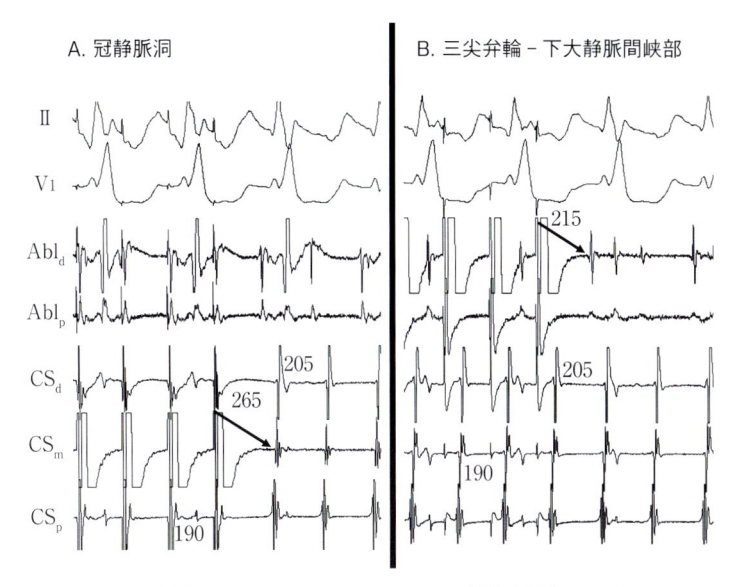

図8-13 AFLに対するentrainment mapping。A：頻拍周期（205 ms）より15 ms短い周期で冠静脈洞（CS）内中部よりペーシングし，頻拍周期の短縮を認めた。ペーシング後にはPPIは265 msであった。PPIは頻拍周期より20 ms以上長く，CSは頻拍回路に含まれないと考えられた。B：Aと同様の周期でペーシングを三尖弁輪-下大静脈間峡部で行い，興奮が戻ってくるまでの時間は215 msであった。これは，AFL周期に近く，峡部が頻拍回路に含まれていることが示された。峡部への通電により，AFLは停止した。

た興奮がリエントリー回路に侵入する時間と回路を旋回する時間（すなわち粗動周期），および回路からペーシング部位に興奮が戻ってくる時間の合計である（図8-13）。通常型AFL中に三尖弁輪-下大静脈間峡部でエントレインメントが行われた場合，興奮がペーシング部位より頻拍回路に進入する時間と回路からペーシング部位まで戻る時間はほとんどないため，PPIは頻拍周期とほぼ一致する。しかし，三尖弁輪-下大静脈間峡部より離れた部位からペーシングが行われた場合には，興奮が頻拍回路に進入し回路からペーシング部位まで戻るのに時間を要するため，PPIは粗動周期より著しく長くなる。

　三尖弁輪-下大静脈間峡部が回路内に含まれていることが証明された場合，三尖弁下方（左前斜位の6時方向）から下大静脈にかけて高周波通電を行うと，頻拍の停止が得られる（図8-14）。頻拍の停止後も，峡部の伝導ブロックが確認されるまで追加通電を行う。手技に要する時間は約1時間で，治療当日の退院も可能である。成功率は95％と高く，再発率は低い。心穿孔や

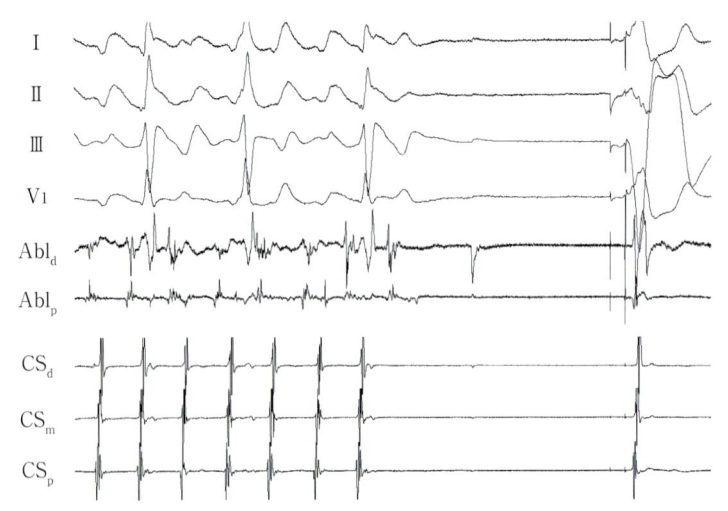

図 8-14 三尖弁輪-下大静脈間峡部への通電中の通常型 AFL の停止。上から心電図 I，II，III，V₁，アブレーションカテーテル(Abl)双極電位，冠静脈洞(CS)内に留置されたカテーテルの双極電位。

房室ブロックなど手技に伴う重篤な合併症は 1% 以下である。通常型 AFL に対するアブレーション治療は極めて安全かつ有効であるが，一部の患者ではその後に AF の発症を認める場合もある(下記参照)。

心房細動に対するカテーテルアブレーション

　AF は，日常診療で最も頻繁に遭遇する不整脈である。AFL と同様に，AF も様々な心血管疾患を有する患者に生じるが，器質的心疾患をもたない患者にも認めることがある〔孤立性 AF(idiopathic AF/lone AF)〕。AF 患者は，まったく脈の不整に気がついてない場合もあるし，倦怠感・動悸・胸部圧迫感・呼吸困難・めまいを訴えることもある。AF 患者の経過中には，脳梗塞，左室機能不全およびうっ血性心不全などを合併する場合もある。

　AF は一般的には 3 つに分類される。発作性(paroxysmal)AF は，7 日以内に発作が自然停止するものと定義される。持続性(persistent)AF は，7 日以上の持続，あるいは停止に除細動を必要とするものと定義される。1 年以上 AF が持続している場合は，長期間持続性(long-lasting persistent)AF とされる。

　症候性の AF 患者に対しては，抗不整脈薬とレートコントロール薬による

薬物療法が行われる。しかし，薬物療法はしばしば無効であり，催不整脈作用や心臓以外の臓器に対する重篤な副作用のため，薬物療法が制限されることがある。このような薬物療法の限界と AF 患者の増加により，近年は AF に対するカテーテルアブレーションを受ける患者数が大きく増加してきている。実際に，ミシガン大学では EPS・カテーテルアブレーションの 50% が AF に対するカテーテルアブレーションである。

ひと通りの薬物療法が無効な症候性の AF 患者は，カテーテルアブレーション治療のよい適応である。非代償期のうっ血性心不全例や，左房径が 65 mm 以上，複数の他の疾病の合併，出血性素因を認める場合には，アブレーション治療は適していない。AF に関連した血栓塞栓症や心不全の既往例は禁忌ではない。

AF の発生には，ほとんどの患者で左房が重要な役割を果たしている。左房へのアプローチは経中隔的に行われる。卵円窩を心腔内エコーや透視にて確認し，中隔穿刺針で穿刺する。その際には，造影剤の注入や左房圧モニタリングも併用される。その後，リング電極を順次に 4 本の肺静脈へ挿入する。肺静脈入口部よりも心房側で高周波通電を行い，肺静脈の電気的隔離を行う。左房の著しい拡大を伴わない発作性 AF では，肺静脈隔離術により 85% の症例で抗不整脈薬を使用せずに洞調律が維持可能である。術時間は多くの場合 3～3.5 時間である。約 30% の症例で再アブレーションが必要となるが，最も多い原因は肺静脈の再伝導である。心穿孔・心タンポナーデ・一過性脳虚血・脳梗塞・肺静脈狭窄などの重篤な合併症は約 1% である。

発作性 AF では肺静脈が中心的な役割を果たしている一方，持続性 AF では多くは左房，ときに右房がアブレーションの標的となる。このような場合には，肺静脈隔離術の後に，心房内の複雑電位に対する通電や線状アブレーションが行われる（図 8-15）。このステップワイズ・アプローチには約 4～5 時間を要する。左房起源 AFL や AT のため，約 50% の症例で再アブレーションが必要である。持続性 AF に対するアブレーション治療は発作性 AF に比べ複雑で困難なものであるが，85% 近くの症例で抗不整脈薬を用いることなく AF が抑制される。

房室接合部に対するカテーテル治療

AF 患者の治療の目的の 1 つは，症状を緩和するとともに頻脈による左室機能不全と心不全を予防するために房室結節をブロックする薬物を用いて行うレートコントロールである。レートコントロールが不十分な場合には，房室接合部アブレーションとペースメーカ植込み術が考慮される。この方法は，

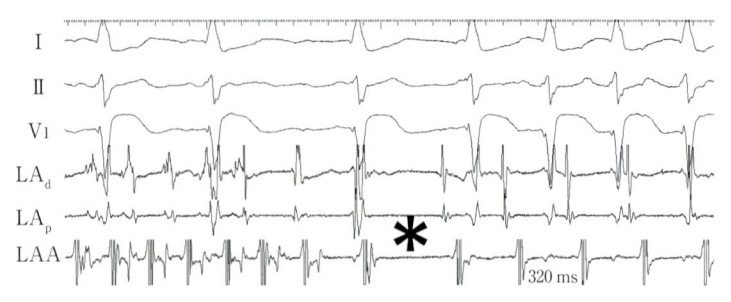

図 8-15 虚血性心筋症の 72 歳男性で，アミオダロンも無効であった長期間持続性 AF の停止。肺静脈隔離術および左房(LA)内分裂電位に対する通電後に，天蓋部(ルーフ)の線状アブレーションにより AF が停止した(＊)。このような場合にはよくあることだが，AF 停止後に AFL に移行し，三尖弁輪-下大静脈間峡部に対する通電により洞調律に復した。LAA：左心耳。

症状や左室機能の改善効果があることが示されている。この ablate & pace 治療は，高齢患者や慢性閉塞性肺疾患(COPD)などの合併疾患のため薬物治療に忍容性がない患者に適している。房室接合部アブレーションは姑息的な治療方法であるため，症状を有する若年者に対しては不整脈そのものを取り除くために左房を標的としたアブレーションを行うべきである。また，房室接合部アブレーション後はペースメーカが絶対的に必要な状態となる。若年患者は複数回のジェネレーター交換を必要とし，生涯にわたるリード不全のリスクがあるため，ペースメーカ依存は若年患者にとっては大きな問題である。実際，AF アブレーション治療が始まったことで，房室接合部アブレーションは 10 年前に比べはるかに少なくなっている。

心室性不整脈

EPS やアブレーション治療のもう 1 つの適応は，症候性の心室期外収縮(PVC)や VT である。PVC は高い頻度で認められ，基礎心疾患を伴わない場合には，通常は良性の不整脈と考えられている。しかしながら，PVC を頻回に認める患者は心筋症や心不全を呈する場合もある。頻回の PVC により QOL や左室機能の低下を認める場合は，アブレーション治療の適応である。右室流出路は PVC の起源として頻度が高い。右室流出路起源の PVC は，12 誘導心電図で左脚ブロックおよび下方軸を示す。PVC の他の起源としては，左室内の刺激伝導系，僧帽弁輪，大動脈弁冠尖に近接する心筋，また冠

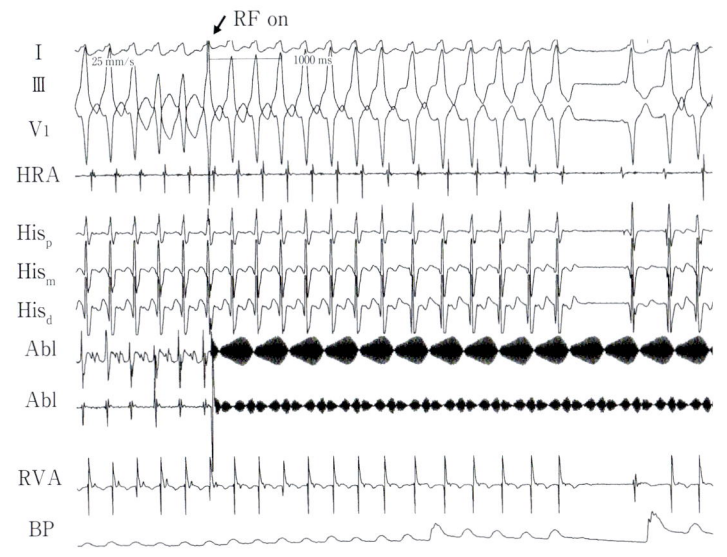

図 8-16　器質的心疾患症例における，高周波通電中の右室流出路起源 VT の停止。BP：血圧。

静脈洞経由もしくは心外膜穿刺を用いる必要のある心外膜側が挙げられる。アブレーション治療は 80 〜 85％の症例で PVC を抑制し，穿孔や血栓塞栓症，重篤な出血などの合併症のリスクは低い。さらに，頻回の PVC による心筋症ではアブレーションが成功すれば左室機能が完全に回復するという点は重要である。基礎心疾患を伴わない持続性心室性不整脈，すなわち特発性 VT も前述の部位より発生し，約 90％の症例で安全に VT を抑制することができる（図 8-16）。

すでに述べたように，虚血性・非虚血性心筋症に認められる頻回の VT に対しては，ICD の使用と抗不整脈薬の投与が最もよい治療である。しかし，薬物治療にもかかわらず VT が再発し，頻回の ICD 作動と electrical storm を認めることがある。アブレーションにより多くの症例で ICD の作動回数が減少することが示されており，このような難治例では生命予後の改善も期待できる。重要なことだが，ICD の頻回作動の抑制は患者の QOL と心理面の改善にも関連する。

瘢痕組織を有する VT 患者では高頻度に複数の VT が誘発され，その多くは血行動態が不安定である。そのような場合には，頻拍中の詳細な activation mapping（興奮マッピング）の作成が困難である。梗塞巣に関連した VT

患者の左室のマッピングは洞調律時に行われることもある。電位を認めない瘢痕領域，低電位領域（瘢痕周囲），分裂した電位の記録部位（緩徐伝導部に一致する）には三次元マップ上でタグをつけてマークする。洞調律下にペーシングを行い，ペーシングによる QRS 波形と誘発された VT の波形とを比較する。もし似ている場合には，同部位に通電を加え，さらに解剖学的障壁（僧帽弁）もしくは瘢痕領域まで通電が追加されることもある。瘢痕に関連した VT は通常はマクロリエントリーであるため，血行動態が維持される場合には前述したエントレインメントによりマッピングすることも可能である。決して稀なことではないが，心内膜アブレーションが奏功しない場合には，心外膜アプローチによるマッピングとアブレーションが必要となることもある。経皮的な心外膜アプローチは，胸骨下縁から穿刺することで可能となる。その際には，通電ターゲットが冠動脈から十分な距離にあることを確認するために冠動脈造影が必要とされる。

まとめ

電気生理学的手法は，機序の同定や診断に有用であるだけでなく，複雑な不整脈に対する治療さえ可能とするまでに進歩したが，その進歩の速度は驚くべきものであった。しかしながら，多くの進歩にもかかわらず重要な問題は未解決であり，数多くの研究課題がある。例えば，多くの患者の AF が治療できるようになったが，その機序はいまだ十分に解明されていない。また，複雑な不整脈のカテーテルアブレーションを行うには，より優れた機器が必要である。突然死リスクが高い患者に適切な治療を行い，リスクの低い患者を ICD なしでフォローするためには，より優れたリスク階層化の方法が必要である。これらの問題は，今後数年で解決されるかもしれないが，臨床心臓電気生理は患者の人生に大きな影響を与えるものであり，今後も我々の知的好奇心を刺激し，大きなやりがいを感じさせてくれるだろう。

Key Point

1. EPS およびカテーテルアブレーションの適応
   a. 再発性の PSVT
   b. 心電図で早期興奮を呈する患者（WPW 症候群）の PSVT
   c. AFL

d. 薬物治療にもかかわらず症状を認める発作性・持続性 AF
   e. 根治的 AF アブレーションのよい適応とならず，薬物治療にもかかわらず速い心室レートを示す AF に対する房室接合部アブレーション
   f. 症候性もしくは左室機能低下を伴う頻回の PVC
   g. 特発性 VT
   h. ICD 頻回作動を伴う器質的心疾患に合併した再発性 VT
2. EPS の適応
   a. 心筋梗塞の既往のある中等度の左室機能不全に合併した非持続性 VT 症例における VT 誘発試験
   b. 心電図で左脚ブロックを認める患者の原因不明の失神
3. コンセンサスが得られていない領域
   a. 心電図で Brugada 型を呈する無症候性患者における心室プログラム刺激
4. EPS が有用ではないことが多い状況
   a. 血管抑制型失神の患者
   b. 器質的心疾患を認めず正常心電図を呈する患者の原因不明の失神
   c. 頸動脈洞過敏

（山﨑　浩，爽田　浩）

文　献

Bardy GH, Lee KL, Mark DB, et al. Amiodarone or an implantable cardioverter-defibrillator for congestive heart failure. N Engl J Med 2005；352(3)：225-237.

Blomstrom-Lundqvist C, Scheinman MM, Aliot EM, et al. ACC/AHA/ESC Guidelines for the management of patients with supraventricular arrhythmias—executive summary：A report of the American College of Cardiology/American Heart Association Task Force on Practice Guidelines and the European Society of Cardiology Committee for Practice Guidelines (Writing Committee to Develop Guidelines for the Management of Patients With Supraventricular Arrhythmias). Circulation 2003；108(15)：1871-1909.

Buxton AE, Lee KL, DiCarlo L, et al. Electrophysiologic testing to identify patients with coronary artery disease who are at risk for sudden death. Multicenter Unsustained Tachycardia Trial Investigators. N Engl J Med 2000；342(26)：1937-1945.

Buxton AE, Lee KL, Fisher JD, et al. A randomized study of the prevention of sudden death in patients with coronary artery disease. Multicenter Unsustained Tachycardia Trial Investigators. N Engl J Med 1999；341(25)：1882-

1890.
Hummel JD, Strickberger SA, Daoud E, et al. Results and efficiency of programmed ventricular stimulation with four extrastimuli compared with one, two, and three extrastimuli. Circulation 1994 ; 90(6) : 2827-2832.
Moss AJ, Hall WJ, Cannom DS, et al. Improved survival with an implanted defibrillator in patients with coronary disease at high risk for ventricular arrhythmia. Multicenter Automatic Defibrillator Implantation Trial Investigators. N Engl J Med 1996 ; 335(26) : 1933-1940.
Moss AJ, Zareba W, Hall WJ, et al. Prophylactic implantation of a defibrillator in patients with myocardial infarction and reduced ejection fraction. N Engl J Med 2002 ; 346(12) : 877-883.

9章 マッピングとアブレーションの基礎

Eric Buch, Noel G. Boyle, and Kalyanam Shivkumar

　カテーテルアブレーションによる不整脈治療を成功に導くには，不整脈のメカニズムを明らかにする必要がある。また，マッピングにより不整脈の回路や起源を同定しなければならない。この回路や起源に対するアブレーションは，主に高周波（radiofrequency：RF）エネルギーにより可能となっている。多くの上室性あるいは心室性の不整脈は，安全かつ有効にアブレーションすることが可能であり，薬物治療の有効な代替治療であるだけでなく，多くの場合，根治的治療が可能である。

　本章では，上室性および心室性の不整脈に対するマッピングとアブレーションの基本を紹介する。まずアブレーションの歴史と原理を簡単に紹介した後に，様々なマッピング方法と，それぞれの不整脈に対するアブレーションの方法を述べる。

カテーテルアブレーション：進歩の歴史

　不整脈に対する最初の非薬物治療は外科的治療であった。1960年代の後半，開心術中の心外膜マッピング法が開発され，副伝導路の外科的離断によるWPW症候群の治療が可能となった。カテーテルアブレーションと同様，不整脈の再発を予防するため副伝導路の伝導ブロックを行うことを目標としたこの手術は，正確にターゲット部位を同定し，周囲の組織への影響を最低限に，永続的なブロックを作成するものである。

　不整脈の外科的治療の成功と経静脈的に電極カテーテルを使用した心内電位記録法の開発をもとに，Scheinmanらは1982年に最初のカテーテルアブレーションを行った。彼らは心房性不整脈の心拍数コントロールのために高出力の直流除細動（DCショック）を用いて完全房室ブロックを作成し，ペースメーカ植込みを併用した。His束近傍に留置したカテーテル先端電極と，皮膚の対極板との間に直流通電を行い，プラズマアークと水蒸気バブルにより房室接合部の組織を破壊し，永続的な房室ブロックを作成するものだった。この方法は効果的ではあったが，周辺組織に傷害を与え，ときに心穿孔をきたしたり，死亡する例もあった。院内死亡率は6％に及び，そのため広くは

普及しなかった。

　高周波によるアブレーションは，最初に房室結節に対して行われ，1987年にHuangらにより報告された。高周波は安全性が高いことから，1991年にはDCアブレーションに取って代わるようになった。外科的な焼灼と同様に，高周波アブレーションは500〜1,000 Hzの交流電流を利用し，カテーテル先端と患者背部に貼付された対極板との間で通電が行われる。この結果，抵抗熱と熱伝播により，不整脈起源の組織が傷害を受ける。組織傷害の大きさは通電エネルギーと組織温度に依存し，これらは術者がコントロール可能であることから，組織を焼灼するうえで微調節が可能となった。様々なタイプのアブレーションカテーテルとガイディングシースが開発され，心臓のあらゆる部位へのアプローチが可能となった。高周波アブレーションは，その安全性と有効性により，不整脈治療における最も一般的な治療法の1つとなるに至った。

カテーテルアブレーションの原理

　組織温度が50℃に維持されると，組織の蛋白の変性が起こる。この結果，アブレーションが目的とする不可逆的な伝導ブロックが生じる(図9-1)。温度コントロールによる通電では，カテーテル先端が設定された温度に達すると高周波発生装置が自動的に出力を下げる仕組みになっている。この方法により，血塊(血液成分の炭化したもの)形成とsteam pop(水蒸気爆発)を最小限にすることができる。抵抗熱はカテーテル先端からの距離に従って減弱する熱伝播に依存するため，組織傷害は通常，カテーテル先端周囲の数mm

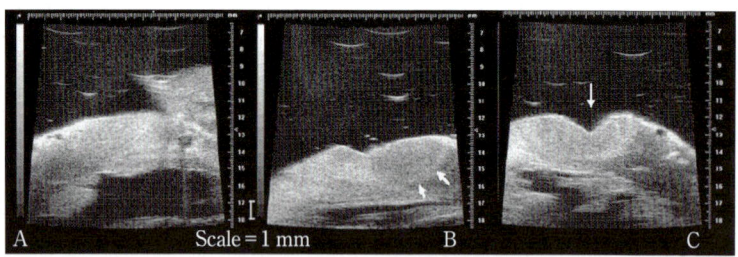

図9-1　高周波アブレーションによるLangendorff灌流ラットの心外膜焼灼。30 MHzの超音波画像(Visual Sonic)。A：アブレーション前。B：焼灼範囲を矢印で示す。C：焼灼による組織傷害を矢印で示す。(Courtesy of Aman Mahajan, MD, PhD, UCLA)

の範囲に限局する。

　術者はアブレーション施行中，カテーテルコンタクト，出力，通電時間，最大温度などを調節することで，焼灼範囲の大きさや深さをコントロールすることができる。ラージチップ（4 mm より大きな 8 mm チップ），生理食塩水を灌流させる先端冷却型カテーテル（internal cooling もしくは open-irrigated カテーテル）が開発され，より焼灼範囲が大きくなり，アブレーションの有効性が向上した（図 9-2）。internal cooling カテーテルでは，カテーテル先端と接触する組織の過剰な温度上昇を抑え，先端電極の血塊形成を予防しつつ，より深部まで焼灼を作成する出力設定が可能である。open-irrigated カテーテルは，カテーテル接触部を直接冷却することで，血塊形成，steam pop を予防する。しかしこのような技術は，焼灼の大きさと深さを増加させると同時に，周辺組織の傷害をきたす可能性を伴う。

アブレーションに使用されるその他のエネルギー

　高周波はアブレーションに最も頻用されるエネルギーではあるが，その他のエネルギーを用いるカテーテルもすでに製品化され使用可能である。凍結療法（cryothermy）はクライオアブレーション（cryoablation 凍結アブレーション）とも呼ばれ，熱ではなく冷凍することで組織を破壊する。最初の経

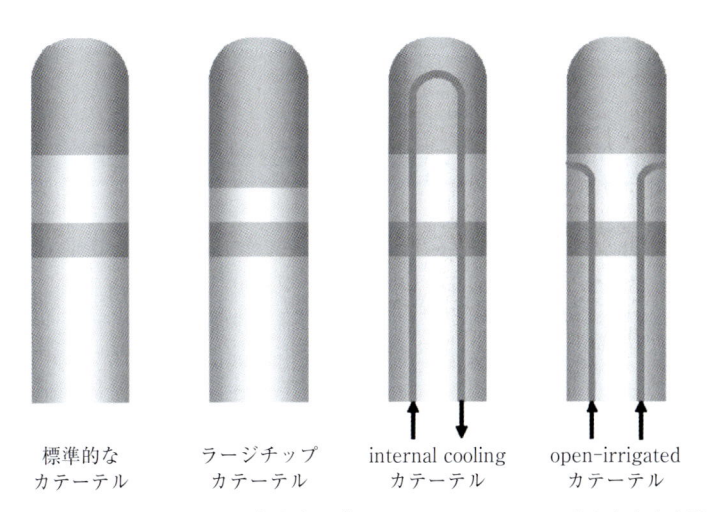

図 9-2　現在用いられている高周波アブレーションカテーテル。大きな出力を発する先端電極が大きいカテーテルおよび先端冷却型カテーテルにより，深い焼灼が可能になった。通常の電極長は 4 mm である。

静脈的クライオアブレーションは，1999年にKhairyにより報告された。クライオアブレーションでは，液体酸化窒素をカテーテル内に流し，気化することでカテーテル先端を冷却し，先端温度は最低−75℃に至る。カテーテルに接した細胞外の水分が凍結し，細胞外へ水分を流出させることで組織を傷害する。組織が解凍されると，低張な水分が細胞内に戻り，細胞の膨張と細胞膜の破裂を引き起こす。また血液循環が途絶することでも，組織傷害が起こる。

クライオアブレーションの最大の長所は，その安全性である。−30℃で中等度に冷却するという可逆的なテスト凍結を行うことで，不可逆的な損傷を避けることができる。いったん安全性が確認できたら，引き続き−75℃で4分間冷却することにより，不可逆的な変化を形成できる。その他の長所としてはカテーテル先端が凍結により組織に接着しカテーテルの固定が容易になる点や，高周波アブレーションと比較して小さくかつ有効な組織傷害を作成することができるという点も報告されている。短所としては，不完全な組織傷害のため急性効果が不良で，不整脈の再発率が高いことが挙げられる。

カテーテルアブレーションにその他のエネルギーを用いる方法も開発中である。例えば，従来のようなカテーテル先端と対極板間ではなく，2つのカテーテル電極間で焼灼する双極高周波アブレーション(bipolar radiofrequency ablation)がある。動物実験や臨床で試用されている高周波以外のエネルギーとして，レーザー，マイクロ波，高密度焦点式超音波(high-intensity focused ultrasound)などがあり，さらに高い安全性と有効性を得るため新たなカテーテルが開発されている。

マッピングとアブレーション：アプローチのための解剖

カテーテルアブレーションは通常は大腿静脈から経静脈的に行われる。下大静脈を介して右房へ到達し，心房粗動(AFL)や右房起源の心房頻拍(AT)のアブレーション，房室結節のアブレーションが可能である。また三尖弁を越えて右室や右室流出路のアブレーションも可能である。心房細動(AF)や左房起源AT，左側の副伝導路のアブレーションは，経中隔的に行われる。この手技ではロングシースを用い，透視ないしエコーガイド下に穿刺針により卵円窩を穿刺した後に左房にアプローチする。

心室頻拍(VT)における左室へのアプローチは，大腿動脈から大動脈を逆行性に経由し大動脈弁を越えて左室にカテーテルを挿入する。経中隔的に左房から僧帽弁を越えて，左室にアプローチする方法もある。忘れてはならないことだが，左心系のマッピングやアブレーションでは，血栓形成や脳梗塞

などの血栓性合併症を予防するため，通常は未分画ヘパリン静注を用いた抗凝固療法が必要である．手技中は活性凝固時間(activation clotting time：ACT)を随時測定し，ACTを300秒以上に保つようにする．

　経血管的にすべての心腔にアプローチすることが可能ではあるが，これは心内膜側へのアプローチに限定される．非虚血性心筋症に伴うVTなどで心外膜に起源ないしリエントリー回路が存在する場合には，心臓の外側に通電を行う心外膜アプローチが有用である．近年までは，これには外科医による開胸術を要したが，Sosaらが1996年に報告した経皮的心窩部穿刺により心外膜にアプローチすることが可能となり，心外膜アブレーションのため低侵襲で心囊内にカテーテルを挿入することができるようになった．側開胸による低侵襲の外科的アブレーションも進歩し，AF治療において有用性が報告されている．

マッピングの目標

　electroanatomical mapping(電気解剖学的マッピング)は解剖学的位置と，心電図に基づく局所の電気生理学的情報とを同時に表示する．カテーテルの電極が心筋に接触し局所電位を記録するcontact mappingでは，心内膜・心外膜双方のマッピングが可能である．使用頻度は高くはないが，多電極アレイ(multi-electrode array)を用いたnoncontact mappingは，心内膜に接触させずに心臓の電気的活動を計算し解析することが可能である．現在，体表面マッピング装置が開発中であり，体表に貼られた数百の電極により心腔内の興奮伝播が推定可能である．本章では主にcontact mappingについて述べる．マッピングは洞調律中，頻拍中いずれでも可能で，それぞれの例について紹介する．

　マッピングの目的は，不整脈のメカニズムを明らかにし，アブレーションの至適部位を決定することにある．異常自動能や撃発活動，マイクロリエントリーなど局所(focal)興奮パターンを示す不整脈では，頻拍の興奮は単一の起源から発し伝播していく．このような頻拍に対しては，マッピングにより頻拍中の最早期興奮部位を明らかにすることで興奮発生部位を同定する．ATにおいてはP波の開始点を，VTの場合はQRSの開始点をリファレンス(基準)として，局所電位のタイミングを計測する．この方法は局所興奮のAT・VTにおいて最も有用な方法である．

　一方で，リエントリー性頻拍では興奮波がリエントリー回路を持続的に旋回することから，絶対的な最早期部位は存在しない．AFL，房室回帰性頻拍，VTの多くはリエントリー性頻拍である．このような頻拍におけるマッピング

の目的は，リエントリーのメカニズムを明らかにし，回路を同定することにある。正常心筋への出口，解剖学的障壁間の必須緩徐伝導部位など，リエントリー回路の峡部を同定できれば，アブレーションによりその部位を遮断し頻拍を停止させることができる。リエントリーには2つの伝導路と緩徐伝導部位が必須であることから，多くのリエンリー性頻拍は，副伝導路，心筋梗塞や開心術後，また先天性異常などに伴う異常な心筋接合に伴って発生する。

正確な頻拍のメカニズムの把握が不可能でも，マッピングにより不整脈の発生部位を推測することができる。不整脈基質の修飾もしくは解剖学的アブレーションと呼ばれ，正確な電気生理学的な不整脈回路の同定なしに，不整脈に関与していると考え得る部位をターゲットにする。AFの多くは正確なメカニズムが不明であるが，左房内の特定の部位を焼灼することにより臨床的な効果が認められる。同様に，血行動態が不安定なVTにおいては，頻拍中のマッピングが不可能でも，不整脈基質に基づいたアブレーションが有効である。

マッピングのツール

基本的には，マッピングのシステムは局所電位を表示し，その位置を記録できる。効果的なマッピングのためにはクリアな単極および双極電位の記録が必要で，そのタイミング，電位，形態が明瞭に，各部位で安定して記録される必要がある。また電位記録部位を確認するための透視システムが必要である。通常型AFLや副伝導路をもつ頻拍などでは通常，局所起源もしくはリエントリー性頻拍のアブレーションの成功のためには，電位記録装置と透視装置のみで十分である。

しかし，より進化したelectroanatomical mappingシステムが開発され，それらは非通常型AFLや血行動態の不安定なVTの回路同定には特に有用である。これらのシステムは磁界や電界を利用し，心腔内のカテーテル位置を正確に表示するものである。術者は心腔の三次元(3D)モデルを作成し，このモデル上に局所電位の情報を表示することができる。また，CTやMRI，心エコーの画像を取り込むことにより，心腔内の形状(ジオメトリー)の描出を補助するシステムもある。このようなシステムでは，透視より正確にカテーテルを誘導することが可能であるだけでなく，必要な部位をマークしておき，そこに戻るということも可能になる。さらに透視を使用する時間が短縮されるため，患者・医療者双方の放射線被曝を減少できる。これらの技術は，ジオメトリーの正確性には限界があるが，特に解剖学的変位のある例の複雑な不整脈の治療において，重要な補助ツールとなっている。

activation mapping

　局所興奮による頻拍が誘発され，持続し，頻拍中も血行動態が安定している患者では，activation mapping(興奮マッピング)は頻拍の起源を最も正確に同定できる手段である。また，リエントリー性頻拍，あるいは一定の頻度で出現する期外収縮の興奮発生の部位を同定するためにも使用される。activation mappingで重要なことは，安定した状態でのリファレンス電位のタイミングと比較するため，局所の興奮時間を正確に求めることである。このリファレンスには，体表面心電図のP波やQRSの開始点，もしくは冠静脈洞内などの安定した電極カテーテルで記録された心内心電図を用いる。

　頻拍中の最早期興奮部位を探すことにより，頻拍発生部位を正確に求めることができる。さらに興奮のタイミングとそれぞれの位置を同時記録することで，心臓の興奮順序のelectroanatomical mappingを作成することができる(図9-3)。カラー表示された等電位線(線ないし色は同じ興奮時間を示す)は，頻拍の興奮パターンを示す。AT ではP 波の開始点，VT ではQRS 波形の開始点よりも早く興奮する前収縮期電位(presystolic potential)が記録できる部位をアブレーションすると成功率が高い。頻拍の起源を同定するうえで，activation mapping は後述する pace mapping よりも有用である。

　局所起源の頻拍(focal VT)のみならず，リエントリー性頻拍においてもactivation mapping は有用である。これまで報告されている例では，アブレー

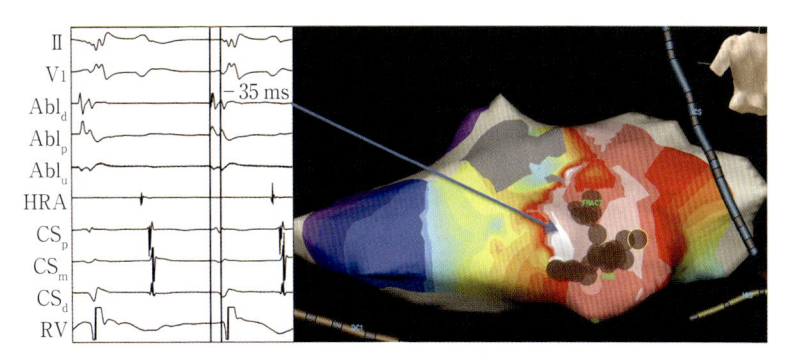

図9-3　VT の activation map。数百点の局所興奮時間が記録され，electroanatomical map 上に表示されている。色はリファレンスとの時間差を示す。最早期興奮部位は白，最も遅い部位は紫色である。矢印で示された部位では，VT 中の QRS 開始点から 35 ms 先行している。異常電位をもつこの最早期部位(茶色の円)の焼灼により，頻拍は誘発不能となった。HRA：高位右房，CS：冠静脈洞(p：近位，m：中間，d：遠位)，RV：右室，HIS：His束，FRACT：局所の分裂電位，PM5：pace map 5。

ションの至適部位となり得る瘢痕部に関連したVTの出口の同定に有用である。マクロリエントリー性頻拍においてすべてのリエントリー回路が記録できれば，いわゆる"early meets late（最早期興奮と最終興奮が一致する現象）"と呼ばれる興奮パターンが同定できる。activation mappingはさらに副伝導路のアブレーションにも有効である。顕性WPW症候群（早期興奮症候群）では，洞調律ないし心房ペーシング中の心室最早期興奮部位をマッピングすることにより，副伝導路の心室端が同定できる。不顕性WPW症候群においても，心室ペーシングないし頻拍中の心房最早期興奮部位により，副伝導路の心房端を同定可能である。このような検討により部位を選択してアブレーションを行うことで，副伝導路の遮断，頻拍の根治が可能となる。

pace mapping

　pace mapping（ペースマッピング）は主にVTのアブレーションの際に用いられる。洞調律中に，頻拍の起源と推定される部位にカテーテルを置き，同部位からペーシングを行う。ペーシングにより得られた12誘導心電図のQRS波形と，頻拍中のQRS波形を比較する（図9-4）。ペーシングによるQRS波形がVT中の波形と一致していなければ，カテーテルを少し動かして，一致するQRS波形が得られるまでペーシングを繰り返す。頻拍中の12誘導波形が得られていれば，この方法により頻拍の起源もしくはリエントリー性頻拍の出口を推定することができる。12誘導波形それぞれに大きな違いがなければ，頻拍の起源とペーシング位置の距離は5mm以内と考えられる。

　刺激周期の違いに伴う機能的ブロックにより伝導の遅延や遮断をきたしてQRS波形が変化することを避けるため，頻拍と同じ周期でペーシングすることが望ましい。また，高出力によるペーシングでは，周辺の広い範囲の心筋を捕捉してしまいQRS波形が変化することがあるため，できるだけ低い出力でペーシングすべきである。体表面心電図の電極は，VTが記録されたときと同じ位置に貼る必要がある。ほんの小さな違いでも，心室興奮を反映する心電図に微妙な違いを生むことがある。理論的には，局所起源のATにおいても同じ方法が適用可能であるが，P波が小さく，またT波に隠れてしまうことがあるため，実際にはあまり用いられない。

　pace mappingの利点は，たとえ頻拍は誘発されなくても，また血行動態が不安定な場合にも，施行可能な点にある。欠点は，頻拍のメカニズムを明らかにすることができず，アブレーション至適部位とは必ずしも言えないリエントリー回路の出口を同定するだけであり，局所起源のVTにおいてもアブレーションを成功に導く正確性に乏しいことである。とはいえ，pace

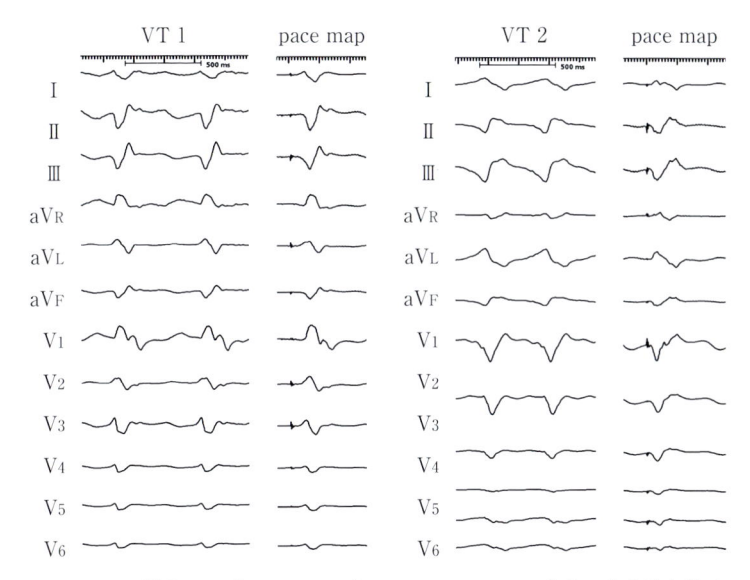

図9-4 VTに対するアブレーション中のpace mapping。患者は虚血性心筋症を有し，2種類のVTを有しているため，pace mapが異なる部位で行われている。VT 1に対するpace mapは，VT 2のそれに比べ臨床的頻拍の12誘導心電図の波形により類似している。これはカテーテル先端が，VT 1が局所起源であればその起源，リエントリー性であれば回路の出口付近にあることを示している。(Courtesy of Shiro Nakahara, MD, PhD, UCLA)

mappingにより頻拍の起源を推定でき，他のマッピング方法と組み合わせることでアブレーションを成功に導くことが可能である。

entrainment mapping

entrainment mapping（エントレインメント・マッピング）はリエントリー回路内の部位を認識するのに有用であり，アブレーション有効部位を判定することができる。頻拍周期(tachycardia cycle length：TCL)から10〜40 ms短い(やや速い)刺激頻度でペーシングを行い，頻回刺激で頻拍を持続的にリセットする。entrainment mappingは，VT，AFL，房室結節リエントリー性頻拍，副伝導路による房室回帰性頻拍などのリエントリーによる頻拍の診断に用いられる。頻拍がペーシング後も持続していれば，エントレインメント中の重要な所見であるポストペーシング・インターバル(postpacing interval：PPI)が得られる。これは，最終ペーシング刺激からペーシン

グ部に戻ってくる頻拍1拍目の局所興奮までの時間と定義される．PPIをTCLと比較し，その差が小さいほど，ペーシング部位が頻拍回路の近くにあることを意味する．PPIが30 ms以内であればこの部位は頻拍回路に近接しており，アブレーションにより頻拍が停止する可能性がある．

さらにentrainment mappingでは，ペーシング部位が必須緩徐伝導部位内部や回路の外側，もしくはバイスタンダー部位にあることを判定できる（図9-5）．必須緩徐伝導部位はアブレーションの至適部位である．これは，1）頻拍のQRSとペーシングのQRSが同じ（concealed fusion），2）PPIがTCLとほぼ同様（通常30 ms以内），3）頻拍中の刺激-QRS時間が局所電位-QRS時間と同じ（20 ms以内）であることによって示される．持続性リエントリー性頻拍において，頻拍のメカニズムを診断し，頻拍回路を同定してアブレーション部位を決定するうえで，entrainment mappingは最も強力な

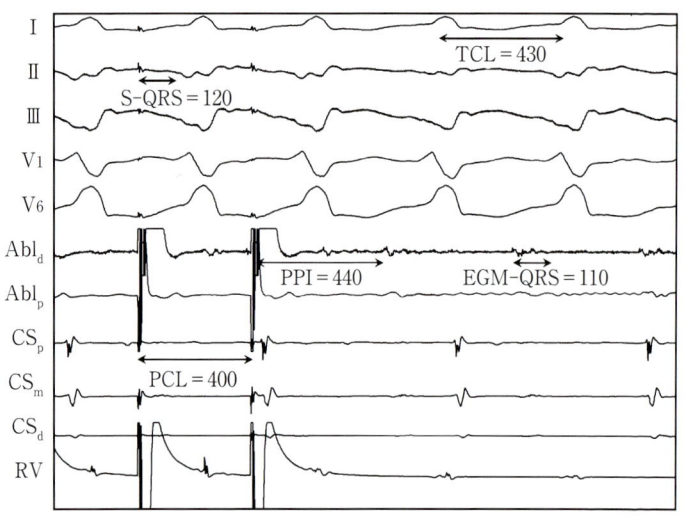

図9-5 VTに対するアブレーション中のentrainment mapping．頻拍が血行動態的に安定していれば，頻拍周期（TCL）より少し早い頻度（短い周期）でペーシングを行い，エントレインメントを行う．この例では頻拍周期より30 ms短い周期でペーシングされている（PCL=400 ms）．この結果，concealed fusion（ペーシングにより頻拍は速くなっているが，QRSの波形が12誘導心電図のVT波形と同じ．図中には5つの誘導のみ示す）が得られている．同一部位における最終ペーシング刺激から最初の頻拍の局所電位までの時間として得られるポストペーシング・インターバル（PPI）は440 msで，TCL（430 ms）との差10 ms以内と，カテーテルが頻拍回路上にあることを示している．刺激-QRS時間（S-QRS）は，局所電位-QRS時間（EGM-QRS）とほぼ同じである．この部位の焼灼により頻拍は停止した．（Courtesy of Roderick Tung, MD, UCLA）

substrate mapping

いくつかの不整脈では,アブレーションの戦略をたてる前に不整脈基質を把握する必要がある。これは血行動態的に不安定な不整脈,例えば頻拍中に血圧低下を伴い安全にマッピングを行うことが不可能な VT では特に言えることである。substrate mapping(基質マッピング)の1つの方法としては,まず基本調律中(洞調律ないしペーシング)に,電気解剖学的情報を得る。通常,対象となる部位の局所電位の波高を計測する。この情報は 3D の elec-

心外膜側 voltage map

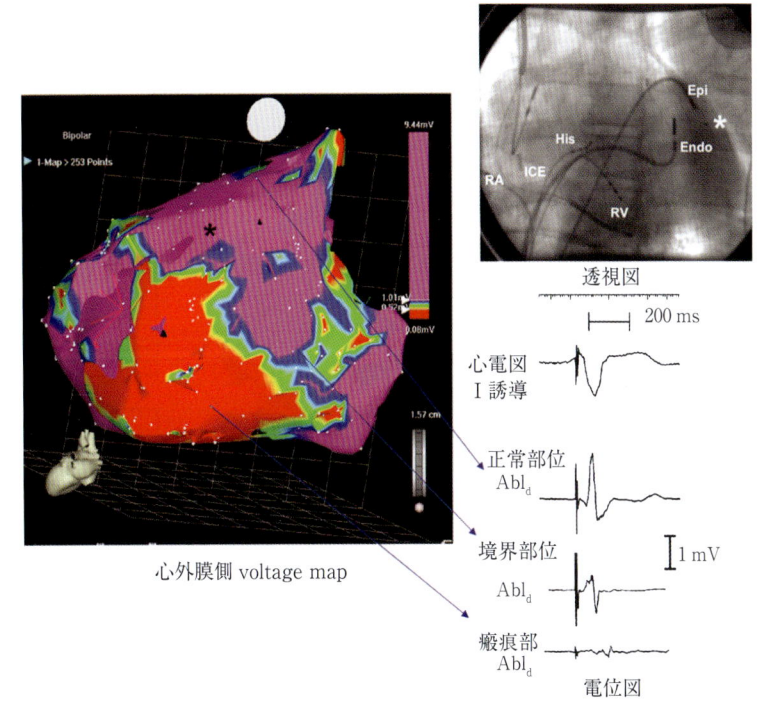

透視図

心電図 I 誘導

正常部位 Abl_d

境界部位 Abl_d

瘢痕部 Abl_d

電位図

図 9-6 非虚血性心筋症患者の心外膜側に大きな瘢痕が記録された electroanatomical map。透視像によるカテーテル位置と,正常部位,境界部位,瘢痕部の典型的な局所電位を右に示す。RA:右房内カテーテル,ICE:心内エコー,RV:右室内カテーテル,Endo:左室心内膜側マッピングカテーテル,Epi:左室心外膜マッピングカテーテル,Abl_d:遠位双極アブレーション電位。(Courtesy of David Cesario, MD, PhD, University of Southern California) troanatomical mapping上にvoltage mapとして表示され，心内膜・心外膜双方において施行可能である（図9-6）。通常，低電位領域は線維化や瘢痕組織を示し，心筋梗塞や開心術後の瘢痕，アブレーション，もしくは心筋炎や移植後の拒絶反応による炎症などの結果生じる。これはscar mapping（瘢痕マッピング）とも呼ばれる。瘢痕部位は伝導遅延やブロックと関連するため，voltage mapはリエントリー回路となり得る部位を，頻拍を誘発することなく推測することができる。

substrate mappingでは低電位領域のみでなく，その他の電位所見もマークすることが可能である。例えば，分裂電位（fractionated electrogram）は複数の振幅をもつ電位で，不均一な伝導〔異方性伝導（anisotropic conduction）〕によるものと考えられている。これは瘢痕領域の周辺，異なる組織の結合部位，また心臓の神経支配部位（ganglionic plexiなど）でしばしば記録でき，electroanatomical mapping上で標識される。また遅延電位は拡張期に低電位な領域として記録され，緩徐伝導部位に一致する。この遅延電位をelectroanatomical mapping上に標識しておくことも，アブレーションの戦略を決定するうえで有用である（図9-7）。

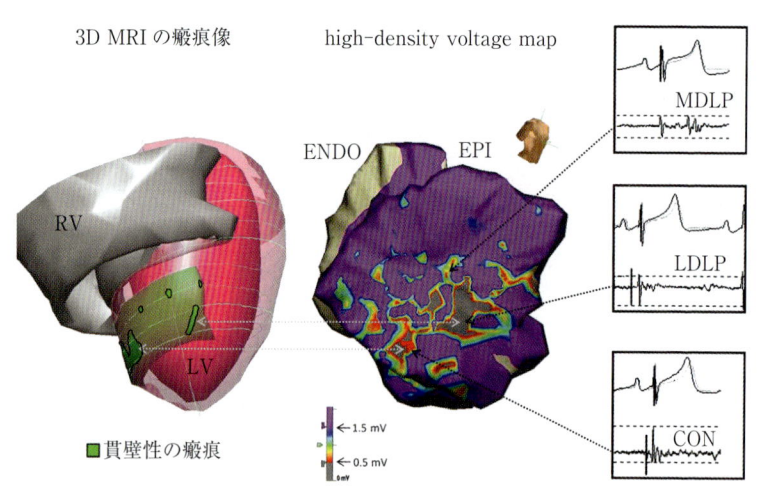

図9-7 MRI画像と対比させたsubstrate mapとelectroanatomical voltage map。MRI上で認められる瘢痕は，electroanatomical mapにおいて低電位領域として表示されている。また，瘢痕内ないし瘢痕周囲で遅延電位が記録されている。RV：右室，LV：左室，ENDO：心内膜側，EPI：心外膜側，MDLP：拡張中期遅延電位，LDLP：拡張後期遅延電位，CON：連続電位。（Courtesy of Shiro Nakahara, MD, PhD, UCLA）

Key Point

1. カテーテルアブレーションは多くの不整脈治療に有効な方法である。
2. アブレーションは多くの頻拍に対して極めて安全かつ有効な治療法である。高周波が頻用されるが,その他のエネルギーも開発中ないし臨床応用されつつある。
3. 本章に記述した様々なマッピング方法(表9-1)を用いてアブレーション標的部位を同定し,アブレーションを成功に導くことが可能である。

(里見 和浩)

表9-1 マッピング法の比較

	マッピング中のリズム	長所	短所	アブレーションが有効な例
activation mapping	頻拍	頻拍の起源ないし出口の正確な同定	頻拍の持続または期外収縮が頻回であることが必要	局所起源の,血行動態が安定した頻拍(AT, VT)
pace mapping	洞調律またはペーシング	頻拍の持続を必要としない	不正確(5 mm程度の誤差)出口のみ同定可能	血行動態が不安定なVT
entrainment mapping	頻拍	頻拍回路内であることの証明	補足ないしエントレインメント不能な場合ありPPIが測定不可能な場合あり	持続する安定したリエントリー性頻拍(VT, SVT)
voltage mapping	洞調律またはペーシング	頻拍の持続を必要としない	頻拍の回路上ではない可能性もある	不安定な頻拍(特にVT)複数回路をもつ複雑な頻拍

VT:心室頻拍,AT:心房頻拍,SVT:上室頻拍,PPI:ポストペーシング・インターバル。

文　献

Bogun F, Taj M, Ting M, et al. Spatial resolution of pace mapping of idiopathic ventricular tachycardia/ectopy originating in the right ventricular outflow tract. Heart Rhythm 2008；5：339-344.

Cobb FR, Blumenschein SD, Sealy WC, et al. Successful surgical interruption of the bundle of Kent in a patient with Wolff-Parkinson-White syndrome. Circulation 1968；38：1018-1029.

Edgerton JR, Edgerton ZJ, Weaver T, et al. Minimally invasive pulmonary vein isolation and partial autonomic denervation for surgical treatment of atrial fibrillation. Ann Thorac Surg 2008；86：35-38；discussion 39.

Evans GT Jr, Scheinman MM, Bardy G, et al. Predictors of in-hospital mortality after DC catheter ablation of atrioventricular junction. Results of a prospective, international, multicenter study. Circulation 1991；84：1924-1937.

Haines DE, Watson DD. Tissue heating during radiofrequency catheter ablation：A thermodynamic model and observations in isolated perfused and superfused canine right ventricular free wall. Pacing Clin Electrophysiol 1989：12：962-976.

Huang SK, Bharati S, Graham AR, et al. Closed chest catheter desiccation of the atrioventricular junction using radiofrequency energy—a new method of catheter ablation. J Am Coll Cardiol 1987；9：349-358.

Jackman WM, Wang XZ, Friday KJ, et al. Catheter ablation of accessory atrioventricular pathways (Wolff-Parkinson-White syndrome) by radiofrequency current. N Engl J Med 1991；324：1605-1611.

Kadish AH, Childs K, Schmaltz S, et al. Differences in QRS configuration during unipolar pacing from adjacent sites：Implications for the spatial resolution of pace-mapping. J Am Coll Cardiol 1991；17：143-151.

Khairy P, Novak PG, Guerra PG, et al. Cryothermal slow pathway modification for atrioventricular nodal reentrant tachycardia. Europace 2007；9：909-914.

Ramanathan C, Ghanem RN, Jia P, et al. Noninvasive electrocardiographic imaging for cardiac electrophysiology and arrhythmia. Nat Med 2004；10：422-428.

Scheinman MM, Morady F, Hess DS, et al. Catheter-induced ablation of the atrioventricular junction to control refractory supraventricular arrhythmias. JAMA 1982；248：851-855.

Sosa E, Scanavacca M, d'Avila A, et al. A new technique to perform epicardial mapping in the electrophysiology laboratory. J Cardiovasc Electrophysiol 1996；7：531-536.

Stevenson WG, Khan H, Sager P, et al. Identification of reentry circuit sites during catheter mapping and radiofrequency ablation of ventricular tachycardia late after myocardial infarction. Circulation 1993；88：1647-1670.

Yokoyama K, Nakagawa H, Wittkampf FH, et al. Comparison of electrode cooling between internal and open irrigation in radiofrequency ablation lesion depth and incidence of thrombus and steam pop. Circulation 2006；113：11-19.

Zipes DP, Jalife J. Cardiac Electrophysiology：From Cell to Bedside. 5th Ed. Philadelphia, PA：W.B. Saunders/Elsevier；2009.

10章 植込み型デバイスの適応

Gautham Kalahasty and Kenneth Ellenbogen

　不整脈に対するデバイス治療の適応を理解することは，心臓電気生理部門を研修中の循環器フェローがまず学ばなければならないことの1つである。ACC/AHA/HRS 2008 デバイス治療のガイドラインは患者管理の際に準拠すべき優れた枠組みを提供している。これらのガイドラインは臨床試験データ（可能なかぎり無作為化比較試験から）および専門家の間で一致している見解（データが限られている場合）に基づいている。クラスⅠ適応は有益性がリスクを大きく上回り，その手技を施行すべきであることを意味する。クラスⅡa適応は有益性がリスクを上回り，その手技を施行することが適切であること，クラスⅡb適応は有益性がリスクを上回るか同等で，その手技を施行することが検討に値することを意味する。クラスⅢ適応はリスクが有益性を上回るため，その手技を施行すべきでないことを意味する。ペースメーカ，除細動器のクラスⅠ，Ⅱa適応は十分な臨床データがあり意見の一致が得られている。ガイドラインの厳密な適用が常に適切または効果的とは限らず，慎重なクラスⅡb適応のデバイス使用が妥当なこともある。本章の目的はデバイス植込みのガイドラインを単に再確認することではなく，適切な患者選択とその管理について実践的な考え方を提示することである。本章では要約して示すが，ACC/AHA/HRS ガイドラインを通読しておくことは循環器専門医にとっての義務である。現在，不整脈管理のため使用されているデバイスとしては，ペースメーカ，植込み型除細動器（implantable cardioverter/defibrillator：ICD），心臓再同期療法用ペースメーカ（cardiac resynchronization pacemaker：CRT-P），心臓再同期療法付き植込み型除細動器（cardiac resynchronization defibrillator：CRT-D），そして植込み型ループレコーダー（implantable loop recorder：ILR）が挙げられる。

生理的ペーシング

　植込み型デバイス（implantable devices for cardiac rhythm management）の適応を検討するときには，生理的ペーシングの重要性を十分に考慮する必要がある。ペースメーカの機能は，正常な心臓の機能にできるだけ近づける

表10-1 洞結節機能不全に対する心室ペーシング（右室）の有害作用

心室非同期
心房収縮の欠落による心血行動態の変動
心房性催不整脈
心室性催不整脈
弁逆流の悪化
AF発生を助長する心房の電気的リモデリング
ペースメーカ症候群

ことを目的に作られている。したがって，ペーシングの有益性を引き出し，有害な効果を最小限にするには，慎重なペーシングモード選択（AAI，VVI，DDI，DDDなど）と，適切なプログラミング〔房室遅延時間，ヒステレシス（hysteresis 履歴現象）[注1]，モードスイッチレート[注2]など〕が必要である。心室デマンドペーシング（ventricular demand pacing）[注3]は1960年代から臨床で用いられており，直観的にはデュアルチャンバー・ペーシング（dual chamber pacing）[注4]が心室デマンドペーシングより有効であると考えられていながら，その結論を裏づける臨床データの集積には約20年の歳月が必要であった。洞結節機能不全（SND）と発作性心房細動（AF）を有する患者に対するデュアルチャンバー・房室同期ペーシングの有益性は，現在では広く受け入れられている。最近，心室ペーシング（房室同期か非同期かにかかわらず）の潜在的な有害作用が認識されてきており，表10-1にそれらをまとめた。これらの作用のうちいくつかは房室非同期心室ペーシングに特有のものではなく，後述するようにデュアルチャンバー・ペーシングでも起こり得る。心室性不整脈〔心室頻拍（VT）および心室細動（VF）〕の誘発もシングルチャンバーおよびデュアルチャンバー・ペーシングの双方で報告されている。心室リモデリング，血行動態，QOL，AF・脳梗塞・うっ血性心不全・死亡の発生率など臨床的なエンドポイントがすべて調査されており，これらの有害作用を予防するために適切なデバイス選択とプログラミングが必要である。ペーシングおよびモード選択に関する重要な臨床試験を表10-2にまとめた。

MOST試験の二次解析では2つの重要な知見が報告された。すなわち，

注1：自己調律を温存させる機構。
注2：自動的にペーシングモードが切り替わる機構の設定心拍数。
注3：自発興奮を感知するとペーシングが抑制され，同時にペーシング周期が更新されるのがデマンド（応需）ペーシングである。
注4：心房・心室の2つの心腔をペーシングすること。

心室ペーシング頻度の増加は VVIR, DDDR いずれのペーシング中においても AF の発生率増加に関連しており, さらに心室ペーシングの頻度が高いほど心不全入院のリスクも大きかった. 心室ペーシングが 40% を超えると, 心不全発症のリスクは 2 倍に増加した. 心室単独ペーシングと比較したときの房室同期ペーシングの有益性は右室ペーシングの悪影響に起因しており, 当初想定されていた房室同期ペーシング自体の優位性によるものではないことがこの試験から示唆された. CTOPP 試験および MOST 試験では, 心室ペーシング混入の影響がない純粋な心房ペーシング (AAI) の患者が比較的少なかった. MADIT II 試験では, ICD 治療を受けた患者は高い生存率を示したが心不全発症率が高い傾向にあり, 通常治療群の 73 例 (14.9%) に対して ICD 治療群は 148 例 (19.9%) が心不全入院していた ($p=0.09$). DAVID 試験では, 全死亡と心不全初回入院を複合エンドポイントとして, ICD 患者に対するデュアルチャンバー・ペーシング (DDDR-70) と心室バックアップペーシング (VVI-40) を比較した. 1 年後に複合エンドポイントに至らなかったのは, VVI-40 群の 83.9% に対して, DDDR-70 群では 73.3% であった. 心不全入院は VVI-40 群の 13.3% に対して DDDR-70 群では 22.6% と, VVI-40 群に有利な傾向にあった. VVI-40 群における心室ペーシングは DDDR-70 群に比べてごくわずかであった. DAVID 試験は ICD 患者だけを対象としていたが, その結果はデュアルチャンバー・ペーシングのプログラム方法に大きな影響を与えるものであった. つまり, 右室ペーシングの有害作用が強調されたことにより, SND および発作性 AF 患者に対するモード選択の重要性が浮き彫りにされた. ペースメーカまたは ICD をプログラムする際は, 右室ペーシングを最小限にすべきである. すべての主なパルスジェネレーターには, 自己心室伝導を生かすために房室遅延時間を最大限に伸ばすプログラムパラメーター/アルゴリズムが組み込まれている. デュアルチャンバー・ペースメーカには心房ペーシング (AAI/R) を自動的にデュアルチャンバー・房室同期ペーシング (DDD/R) に切り替えるアルゴリズムも備わっている. このアルゴリズムが選択されると, デバイスは房室ブロックが生じるまで AAI/R モードで作動し, それから DDD/R モードに切り替わる (図 10-1). 心室ペーシングを最小限にするアルゴリズムに関する Sweeney らの前向き無作為化臨床試験 (SAVE PACe) では, 左室機能正常の SND 患者にこのアルゴリズムを用いた場合, 通常のデュアルチャンバー・ペーシングに比べて持続性 AF 発生の相対リスクが 40% 減少した. 両群のペーシング患者間の死亡率に差はなかった.

これらの検討から明らかなように, 生理的ペーシングの定義は進歩してきている. 心室ペーシングは発作性 AF 患者および SND 患者では避けるべき

表 10-2 ペーシングとモード選択に関する重要な臨床試験

試験	年度	平均観察期間	デザイン	主要所見
Danish (Andersen et al.). Lancet 1997；350：1210-1216	1994	5.5年	SSS患者225名をAAIとVVIに割り付け	長い観察期間（平均5.5年）における発作性AFおよび持続性AFの発生はAAI群で少なかった。全死亡率・心不全および血栓塞栓症発症は心房主体のペーシングで少なかった
PASE N Engl J Med 1998；338：1097-1104	1998	2.5年	SSS，房室ブロックおよび他の適応患者407名を単純盲検でVVIRとDDDRモードに割り付け	SSS患者はAF発生率・全死亡率が低い傾向にあった（AF：19% vs 28%，$p=0.06$。死亡率：12% vs 20%，$p=0.09$）。QOLは2群間で差がなかった。VVIRモードでペーシングした群の26%がペースメーカ症候群をきたした
Mattioli et al. Clin Cardiol 1998 Feb；21(2)：117-122	1998	2.0年	房室ブロック患者100名とSSS患者110名をVVI/VVIRとAAI/DDD/DDDR/VDDペーシングに割り付け	AF発症率は1年で10%，2年で23%，5年で31%であった。VVI/VVIR群のSSS患者で持続性AFの発症率が増加した
CTOPP N Engl J Med 2000；342：1385-1391	2000	6.0年	ペーシング治療患者2,568名を心室ペーシング（VVI/R）と生理的ペーシング（DDD/RまたはAAI/R）に無作為に割り付け	AFの年間発生率は生理的ペーシング群で少なかった。脳梗塞・心血管死は2群間で差がなかった。持続性AFへの年間移行率は生理的ペーシング群で27%減少した
MOST Circulation 2003；107：2932-2937	2002	4.5年	SND単独の患者2,010名をVVIRとDDDRに無作為に割り付け。50%以上にAF既往あり	生理的ペーシング群でAFが少なかった。死亡・脳梗塞に2群間で差はなかった。患者の31%がVVIRからDDDRに変更され，そのうちの49%はペースメーカ症候群によるものだった

（続く）

表10-2（続き） ペーシングとモード選択に関する重要な臨床試験

試験	年度	平均観察期間	デザイン	主要所見
PAC-ATACH Circulation 1998；98：I-494	2001	2.0年	心房性不整脈の既往があるSND患者198名をDDDRとVVIRペーシングに無作為に割り付け	抄録のみ。論文未発表。死亡率はデュアルチャンバー・ペーシング群で低かった（3.2% vs 6.8%, $p=0.007$）。AF再発率に差はなかった
UKPACE Heart 1997；78：221-223	2002	4.6年	70歳以上の患者2,021名をDDD（50%），VVIR（25%），VVI（25%）の3群に無作為に割り付け	全死亡・脳梗塞・AF発生率はデュアルチャンバー・ペーシングと心室ペーシング間で差がなかった
SAVE PACe N Engl J Med 2007；357(10)：1000-1008	2007	1.7年	症候性SND患者をDDD 530名，AAI↔DDD 535名に割り付け。両群にほぼ同様の発作性AF既往あり（38%）	持続性AF発生率は，従来ペーシング群で12.7%，心室ペーシングを最小限にした群で7.9%であった

SND：洞結節機能不全，SSS：洞不全症候群。

である。心房主体のデュアルチャンバー・ペースメーカで房室同期を維持するだけではもはや不十分であり，可能なら自己房室伝導を促して有害作用のある右室ペーシングを最小限とすべきである。そのためにはモード選択が重要となる（AAI↔DDD，DDI，または房室遅延時間を長くしたDDD）。未解決の問題として，血行動態的に許容できる最大の房室遅延時間，右室ペーシングの至適部位などが挙げられる。

一般的なペースメーカ適応を表10-3にまとめた。これらのほとんどがクラスⅠ適応である。クラスⅡ・Ⅲについては本文で論じた。

洞結節機能不全に対するペーシング

洞結節機能不全（sinus node dysfunction：SND）は米国で最も一般的なペースメーカ植込み適応であり，洞不全症候群（sick sinus syndrome：SSS）や徐脈頻脈症候群（tachycardia-bradycardia syndrome）として認められる。様々な症状や不整脈を特徴とし，最も一般的な症状は失神，前失神，疲労，

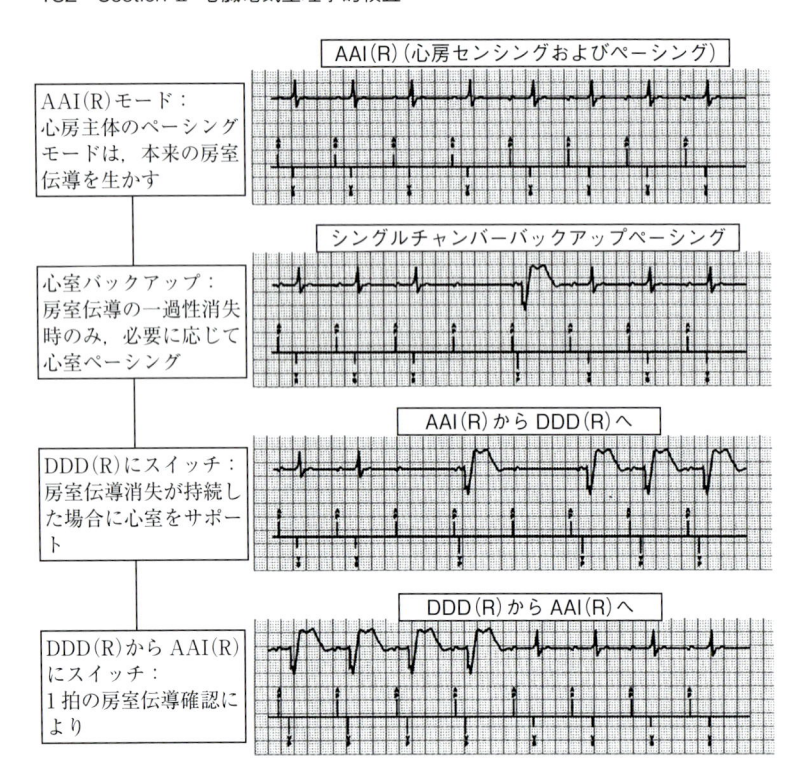

図 10-1　managed ventricular pacing（MVPTM, Medtronic社, Minneapolis, MN）は心房主体のペーシングモードであり，基本的に AAI（R）ペーシングモードで作動する。必要に応じてデュアルチャンバー・ペーシングによるバックアップモードで安全性を確保することで，不必要な右室ペーシングを著明に減少させる。図に示すように，この心室バックアップペーシングのアルゴリズムでは 1 心拍のみのブロックは許容し，4 拍中 2 拍がブロックされたときにのみモードスイッチが作動する。心室バックアップペーシングにより，連続した 2 拍のブロックは起こらない。

運動耐容能低下，そして動悸などである。失神は高齢の SND 患者の最も重要な症状である。多くの場合，症状は前触れなく生じる。転倒を繰り返す高齢者では，その潜在的な増悪因子として失神の可能性を考えるべきである。失神をきたす典型的な上室性不整脈として洞徐脈，洞停止（AF 停止後に多い），発作性または持続性の AF，心房粗動，心房頻拍などが挙げられる。

　洞徐脈は SND によって生じるだけでなく迷走神経活性亢進によって生理的にも生じる。覚醒中の安静時心拍数が 40〜50/min，あるいは就寝中の心拍数が 30/min 前後であっても，心血管系にまったく問題のない患者では正常所見のこともある。偶然発見された洞徐脈のみではペースメーカ植込みの

表10-3 ペーシングの適応

洞結節機能不全（SND）
1. 症候性徐脈を伴った SND
2. 症候性の変時性応答不全
3. 必須薬物による症候性洞徐脈

後天的な房室ブロック
1. 症候性徐脈を伴う3度または高度房室ブロック，あるいは房室ブロックに起因する心室性不整脈
2. 必須薬物による症候性徐脈を伴う3度または高度房室ブロック
3. 無症状だが覚醒中にポーズ≧5秒を認める AF 患者
4. 無症状だが覚醒中に心停止≧3秒，または補充調律＜40/min を認める洞調律患者
5. 房室接合部アブレーション後または術後の回復の見込みがない房室ブロック
6. 症状の有無にかかわらず，3度または高度房室ブロックを伴う神経筋疾患（例：筋強直性ジストロフィ，Kearns-Sayre 症候群，Erb 筋ジストロフィ，腓骨部筋萎縮症）
7. 運動中の2度または3度房室ブロック
8. 無症状だが幅の広い QRS（脚ブロック）を伴うII型2度房室ブロック患者

慢性の二束ブロックに対するペーシング
1. 高度または間欠性の3度房室ブロック
2. II型2度房室ブロック
3. 交代性脚ブロック
4. 原因不明の失神，考え得る他の原因が除外された場合

急性心筋梗塞時のペーシング
1. 持続性で症候性の2度または3度房室ブロック
2. 交代性脚ブロックを伴う持続性2度房室ブロック
3. 脚ブロックに関連する一過性2度または3度房室ブロック

適応とはならない．しかし，患者が原因不明の失神を繰り返す，易疲労感を訴えて安静時に過度の徐脈を認めるなどの場合は，恒久ペースメーカ植込みを検討すべきである．

　症候性洞徐脈は β 遮断薬，カルシウム拮抗薬などの薬物治療が原因となることがある．そのような状況で，これらに代わる薬物がない場合は，ペースメーカの適応となる．例えば，慢性の安定狭心症や陳旧性心筋梗塞の患者の多くは β 遮断薬を服用しなくてはならないが，β 遮断薬服用を維持するためにペースメーカが必要となることがある．正常 QRS 幅の患者における高度房室ブロックの発症率は年間 1.8％ に達し，脚ブロックを有する患者ではもっと高い．そのため，米国では SND に対してほとんど例外なくデュアルチャンバー・ペースメーカ植込みが行われている．

　AF 時の速い心室応答を予防するための薬物療法の結果生じる徐脈も無視できない．β 遮断薬，カルシウム拮抗薬，ジゴキシンは AF のレートコント

ロールに用いられるが,これらは間欠的な症候性徐脈や長いポーズをきたして失神・前失神を引き起こすことがある。ただし,就寝中に3〜4秒の洞停止を認めることは稀ではなく,それだけではペースメーカの適応とはならない。この徐脈はむしろ,就寝中の迷走神経活性亢進を反映している。服薬量の調節あるいは内因性交感神経刺激作用(intrinsic sympathomimetic activity：ISA)を有するβ遮断薬の使用により徐脈や洞停止を軽減できることがあるが,患者の活動中や覚醒時のレートコントロールが不適切となることもある。その薬物の使用が不可欠であり,ほかに適当な選択肢がなければ,薬物の継続を可能とするためペースメーカ植込みの適応となる。発作性AF患者で,AF停止時に間欠的な症候性徐脈や長いポーズを伴う患者には,デュアルチャンバー・ペースメーカによる治療を行うべきである。また,間欠的な症候性ポーズを伴う持続性AF患者はシングルチャンバー・ペースメーカによる治療を行うべきである。至適レートコントロールのためには,薬物療法に加えて房室結節接合部アブレーションが必要となることがある。

　ペーシングに関するガイドラインでは徐脈による症状の重要性を強調している。無症候性の安静時徐脈は,覚醒時の心拍数が40/min未満であっても恒久ペースメーカの適応にはならない。症候性徐脈は,可逆的な原因によるものでなければ,機序にかかわらずペーシングの適応であると広く考えられている。しかし,臨床的に症状と徐脈の関連を明らかにすることが困難な患者もいる。このような場合には,Holter心電図やイベントモニター,植込み型ループレコーダーなどの機器によるモニターが必要となる。必須ではないが,トレッドミル運動負荷試験が変時性応答不全の診断に必要なことがある。洞機能の評価における電気生理学的検査(EPS)の有用性は概して限られている。しかし,EPSで洞機能回復時間の延長を認める原因不明の失神患者にはペースメーカ植込みが妥当である。稀に原因不明の失神患者のティルト試験で頸動脈洞過敏症によるSNDが明らかになることがある。これらの検査を行っても症状と心拍の関連を明らかにできないことがあるが,心拍数40/min未満の患者に失神のような徐脈の症状があれば,直接的な関連が証明されなくてもペースメーカ植込みが妥当である(クラスⅡa)。

　発作性AFはSND患者に認められる頻脈で最も一般的なものである。AFの一部の患者にはペースメーカ植込みと房室接合部アブレーションの併用が臨床的に有用で,レートコントロールが不適切なすべての患者,頻脈誘発性の心不全を発症,または発症するリスクを有するすべての患者に考慮すべきである。この治療法は主に持続性AF患者に対して行われるが,一部の発作性AF患者にも有効なことがある。AF患者における心臓再同期療法(CRT)の有益性は,房室接合部アブレーションを受けた患者で最もよく発

揮されると考えられており，CRTを受けたAF患者で左室ペーシングをするための適切なレートコントロールが薬物療法では得られない場合は，房室接合部アブレーションが推奨される。CRTを受けた発作性AF患者に対するこの方法の効果については結論が出ていない。AF中に両室ペーシング(biventricular pacing)を行うペーシングアルゴリズムは無効であり，AFを抑制するためのペーシングアルゴリズムも限られた効果しかない。徐脈に対する適応がなければ，AFの予防アルゴリズムを用いるためだけで恒久ペースメーカ植込みを行うことは現在推奨されていない。多点(multisite)や新たな部位(Bachmann束)をペーシングする方法は，現時点では広く臨床応用されておらず，例外として心臓手術直後に短期間だけ多点ペーシングが行われている。

後天性または慢性の房室ブロックに対するペーシング

　ペースメーカ植込みを必要とする徐脈のもう1つの主な原因は，房室ブロックである。1度，2度(I型，II型)[注5]，そして3度房室ブロックが恒久ペースメーカの適応となり得る。これらの伝導障害の定義を理解しておかなければならない。高度房室ブロックとは，2つ以上の連続するP波がブロックされ，房室伝導がいくらか残っていることを示す何拍かのQRSを認めることをいう。AF時に認められる長いポーズ(例えば>5秒)は高度房室ブロックによるものであることを念頭におくべきである。SNDと同様に，徐脈による症状が認められれば，ブロックの解剖学的な部位にかかわらずペースメーカの適応となる。房室ブロックの症状としては，倦怠感，失神，前失神だけでなく，心不全，運動耐容能低下も認める。SND患者とは異なり，症状がなくてもクラスI，IIa適応となる房室ブロックのタイプがある。徐脈によるtorsade de pointes，VTに関連する完全房室ブロックや高度房室ブロックは，症状がなくてもクラスI適応である。完全房室ブロックや高度房室ブロックで，3秒を超える洞停止，または40/minより遅い補充調律を伴うものは，覚醒時に無症状の患者でもペーシングの適応である。

　1度房室ブロックが恒久ペースメーカ適応となることは稀である。しかし，2度または3度房室ブロックに進展しなくても，極めて長いPR間隔(>300 ms)では症状を経験する患者も稀にいる。とても長いPR間隔では動悸，胸痛，倦怠感などのペースメーカ症候群(pacemaker syndrome)と同様の症状を認めることがある。房室遅延時間を短くプログラムしたデュアルチャンバー・

注5：I型はMobitz I型またはWenckebach型，II型はMobitz II型とも呼ばれる。

ペーシングによりこれらの症状は軽減するが，死亡率改善を示唆するデータはない。

Ⅰ型2度房室ブロックは房室結節でのブロックが多く，通常は完全房室ブロックに進展することはない。Ⅰ型2度房室ブロックでも症状と関連があればペースメーカ植込みの適応となる。His束内またはHis束下のブロックによるⅡ型2度房室ブロックは，予期せず高度房室ブロックや3度房室ブロックに進展することがある。幅の広いQRSのⅡ型2度房室ブロックは，多くはびまん性の刺激伝導系疾患を示唆し，症状がなくてもペーシング適応となる。正常QRS幅のⅡ型2度房室ブロックはHis束内またはHis束下ブロックによるものではないことが多い。無症状でも，これらの患者のブロック部位を同定するためにEPSが必要となることがある。

恒久ペースメーカを必要とするもう1つのタイプの房室ブロックは，心臓手術後に起こる。大動脈弁，僧帽弁，三尖弁のいずれの手術でも，術後の恒久ペースメーカ植込みが必要となることがある。完全房室ブロックやあらゆるレベルの高度房室ブロックが起こり得るが，その発生率は報告により1〜5%とされている。心臓手術後の恒久ペースメーカ植込みの予測因子として，複数弁の手術，再手術，長時間の体外循環，術前からの脚ブロックあるいは洞調律以外の心調律などが挙げられる。術後3〜5日待ってからペースメーカ植込みを行うのが適当である。この期間中に慎重に観察を行ったとしても，植込み時に安定した接合部調律を示す患者においては特に，その後に房室伝導が回復することがある。

睡眠時呼吸障害患者における睡眠中の房室ブロックや長い洞停止はペースメーカ植込みの適応ではない。こうした徐脈は睡眠時無呼吸に対する治療で改善するからである。運動中の房室ブロックはHis束下ブロックによるものであり，虚血性でなければペースメーカの適応である。サルコイドーシスやアミロイドーシスなどの浸潤性心筋疾患は進行性であるため，房室ブロックが一過性であっても，臨床医はペースメーカ植込みの必要性を考慮するか，少なくとも経過観察を密に行わなければならない。

慢性の二束ブロック（左脚前枝ブロックを伴う右脚ブロックなど）は房室結節以下の有意な刺激伝導系疾患を反映する。徐脈が疑われる原因不明の失神などの症状があればペースメーカ植込みが妥当である。EPS中に偶然認められた漸減ペーシングによるHis束下の房室ブロックやHV間隔＞100 msは，症状にかかわらずクラスⅡa適応である。慢性二束ブロックにⅠ型2度房室ブロックを伴う患者には，EPSを行って房室伝導遅延部位を同定するのが適切である。偶然認められた無症状の三束ブロック（左前枝ブロックを伴う右脚ブロックに加えてPR間隔延長）はペーシング適応ではない。

急性心筋梗塞の回復期における恒久ペースメーカ植込みの必要性は，必ずしも房室ブロックに起因する症状の有無によらない。さらに，急性心筋梗塞時に一時的ペーシングが必要であったとしても，それだけでは恒久ペースメーカの適応とはならない。交代性脚ブロック（alternating bundle branch block）や，脚ブロックを伴った2度房室ブロックは，症状の有無にかかわらず予後不良の徴候であり，恒久ペースメーカ植込みの適応である。急性心筋梗塞では病変部位も考慮に入れなければならない。下壁梗塞に伴うブロックは概して一過性であり，通常は恒久ペースメーカを必要としない。一方，前壁梗塞に伴うブロックは広範な刺激伝導系の障害を示唆し，通常は恒久ペースメーカの適応である。

洞結節機能不全や房室ブロック以外のペースメーカ適応

恒久ペースメーカの適応とされる状態は上記のほかにもいくつかある。しかし，それらをひとまとめにしても米国のペースメーカ植込み総数のほんの一部に過ぎない。そのような疾患として，神経心原性疾患，睡眠時無呼吸，頸動脈洞過敏症，神経筋障害，そして心臓移植後の徐脈などが挙げられる。

筋強直性ジストロフィ，Emery-Dreifuss型筋ジストロフィなどの神経筋障害は，予期せず完全房室ブロックをきたすことがある。症状にかかわらず，2度および3度房室ブロックは明らかなペースメーカ適応であり，1度房室ブロックでも考慮される。

睡眠時無呼吸症候群（sleep apnea syndrome）は睡眠中に生じる呼吸障害としては最も一般的であり，特に心不全患者に認められる。睡眠時無呼吸に対する睡眠中の基本心拍数を上回る心房オーバードライブ・ペーシングでの改善効果は一定しておらず，この治療を目的とした恒久ペースメーカ植込みは適応とならない。しかし，閉塞性，中枢性の睡眠時無呼吸はともに睡眠中の有意な徐脈性不整脈（洞徐脈，洞停止，房室ブロック）と関連する。夜間の徐脈性不整脈の程度には同一患者内あるいは患者間でも大きな変動がある。このような患者を管理する際の主な目標は睡眠時無呼吸の治療である。経鼻的持続陽圧呼吸による治療にもかかわらず睡眠中に極端な心停止（例えば10秒）を繰り返す患者に対しては，恒久ペースメーカを勧める医師が多い。

閉塞性肥大型心筋症患者のペーシング時の血行動態に関する初期の研究では流出路圧較差の減少が示されたが，より大規模な無作為化臨床試験ではQOLや生存率の改善がみられなかった。そのため，薬剤抵抗性の閉塞性肥大型心筋症に対する流出路圧較差軽減のためのペーシングの適応は，クラスⅡbである。これらの患者に対する恒久ペースメーカ適応は徐脈に対する通

常の適応に準じる。読者はガイドラインで詳細を参照されたい。

植込み型除細動器の適応

心臓突然死(sudden cardiac death：SCD)とは，症状出現後すぐに生じる心原性の死亡と定義される。不整脈関連死では定義はさらに限定され，症状出現から1時間以内とされる。もちろん，肺塞栓や急性心筋梗塞などでも発症1時間以内に突然死することがある。死因解明に努めても，確実に同定できるわけではない。そのため，臨床試験では全死亡をエンドポイントとして

表10-4 一次予防および二次予防のためのICD適応

クラスⅠ
1. VFまたは血行動態的に不安定なVTによる心停止からの蘇生後
2. 器質的心疾患に伴う持続性VT
3. 原因不明の失神で，EPSにより持続性VTまたはVFが誘発される
4. 心筋梗塞の既往があり(少なくとも40日以上前)，LVEF＜35%，NYHA Ⅱ～Ⅲの心不全，あるいは心筋梗塞の既往がありLVEF＜30%，NYHA Ⅰの心不全
5. 非虚血性拡張型心筋症で，LVEF≦35%，NYHA Ⅱ～Ⅲの心不全
6. 非持続性VT，心筋梗塞の既往，LVEF＜40%で，EPSによりVT/VFが誘発される

クラスⅡa
1. 原因不明の失神，拡張型心筋症，著明な左室機能不全
2. 持続性VTで正常または正常に近い左室機能
3. 肥大型心筋症でSCDの危険因子を1つ以上有する
4. 催不整脈性右室心筋症でSCDの危険因子を1つ以上有する
5. β遮断投与中に生じたQT延長症候群またはカテコラミン誘発性多形性VTに関連するVTまたは失神
6. Brugada症候群に関連する失神またはVTの既往
7. 心臓移植待機中で入院していない患者
8. 心サルコイドーシス，巨細胞性心筋炎，Chagas病の患者

クラスⅡb
1. 非虚血性心筋症で，LVEF≦35%，NYHA Ⅰの心不全
2. 原因不明の失神で進行した器質的心疾患を認めるが，失神の原因が同定できない患者
3. QT延長症候群でSCDの危険因子を有するが，失神やVTの既往がない患者
4. 突然死と関連する家族性心筋症
5. 左室緻密化障害の患者

クラスⅢ：本文参照

EPS：電気生理学的検査，ICD：植込み型除細動器，LVEF：左室駆出率，SCD：心臓突然死。

ICD の有益性が検証されてきた。

ICD 植込みの適応は,心停止(または持続性 VT)後の二次予防と,SCD に対する一次予防に分けられる。二次予防と一次予防の適応を表 10-4 にまとめた。二次予防は,突然の心停止または持続性 VT から救命された患者に適用される。SCD の一次予防は,リスクを有するが,持続性 VT や VF,心停止からの蘇生などをまだ経験していない患者に適用される。

主な二次予防試験(心停止または自然発生の持続性 VT)の結果を表 10-5

表 10-5 ICD の二次予防試験

試験	患者数	選択基準	デザイン	結果
Multicenter Automatic Defibrillator Implantation Trial (MADIT). N Engl J Med 1996;335(26):1933-1940	196	LVEF≦35%,NYHA Ⅰ~Ⅲ,非持続性 VT 自然発生かつ VT 誘発	全死亡率を ICD と薬物療法で比較	ICD 群で相対リスク 56% 減少
Multicenter Unsustained Tachycardia Trial (MUSTT). N Engl J Med 1999 Dec16;341(25):1882-1890	704	LVEF<40%,NYHA Ⅰ~Ⅲ,陳旧性心筋梗塞,非持続性 VT 自然発生かつ VT 誘発	不整脈による心停止または死亡を ICD と抗不整脈薬で比較	ICD 群で一次エンドポイントの相対リスク 76% 減少
Cardiac Arrest Study Hamburg (CASH). Am Heart J 1994 Apr;127(4 Pt 2):1139-1144	191	VF/VT による心停止,可逆的な原因ではない	全死亡率を ICD と薬物療法で比較	ICD 群で一次エンドポイントの相対リスク 23% 減少
Canadian Implantable Defibrillator Study (CIDS). Circulation 2000 Mar 21;101(11):1297-1302	659	VF,持続性 VT かつ失神,持続性 VT かつ LVEF≦35%,失神で VT が誘発,可逆的な原因ではない	全死亡率を ICD とアミオダロンで比較	ICD 群で一次エンドポイントの相対リスク 20% 減少
Antiarrhythmics vs. Implantable Defibrillators (AVID). N Engl J Med 1997 Nov 27;337(22):1576-1583	1,016	VF,持続性 VT かつ失神,持続性 VT で LVEF≦40% かつ重い症状を伴う,可逆的な原因ではない	全死亡率を ICD と抗不整脈薬で比較	ICD 群で一次エンドポイントの相対リスク 31% 減少

にまとめた。原因不明の失神があり EPS で持続性 VT が誘発された患者は，失神を起こす重篤な心室性不整脈を有していた可能性がある〔中断された心停止（aborted cardiac arrest）〕。そのため，EPS で VT が誘発される患者は誘発されない患者よりもリスクが高いグループに分けられ，二次予防の適応とされる。全体として，二次予防試験における薬物療法との比較で，ICD は一貫してリスクを有意に（50％までも）低下させることが示されている。

　二次予防の適応を検討する際には，心停止または VF の原因が可逆的かどうかを調べる必要がある。心停止が可逆的な原因によるものと考える前に慎重な臨床判断が必要であり，結論が出るまで ICD 植込みは控えたほうがよい。心停止蘇生後の患者ではときに電解質異常が認められる。極度の電解質異常（重度の高カリウム血症など）が心停止の唯一の原因でないかぎり，電解質異常のない VT/VF の患者と同様に扱うべきである。同様に，VT/VF 時に抗不整脈薬を服用していた患者では，抗不整脈薬の毒性が心停止の直接の原因（フレカイニド中毒など）であることが明らかでないかぎり，ICD 植込みを行うべきである。陳旧性心筋梗塞患者の持続性単形性 VT は，急性の心筋虚血イベントが原因であることは稀であり，むしろ瘢痕心筋が関与するリエントリーによることが一般的である。心筋バイオマーカーの軽度上昇があるからといって，VT/VF の原因が急性冠症候群であると判断してはならない。こうした患者の多くが臨床では心臓カテーテル検査に進み，有意ではあるが決定的ではない冠動脈狭窄に対して経皮的冠動脈インターベンション（percutaneous coronary intervention：PCI）が施行されている。そのような患者に心筋梗塞の既往または左心機能不全があるようなら，ICD 植込みを遅らせてはならない。急性の心筋虚血イベントに伴う VF から救命され緊急再灌流療法を行った患者の扱いは難題の1つである。これまでのデータでは，LVEF が正常で陳旧性心筋梗塞がなければ再灌流療法のみが妥当とされている。なお，非代償性心不全は VT/VF に心筋バイオマーカーの上昇を伴うことがある。ICD は心不全を治療してから植込むべきである。

　心臓病の既往がなく VT/VF をきたした患者では，心臓血管系の精密検査および他の適切な医学的評価を行うべきである。精密検査には詳細な心エコーと，適応があれば心臓カテーテル検査を含む心筋虚血の評価が必要である。一部の患者には EPS か心臓 MRI，あるいはその両方を施行することもある。チャネル病が疑われる場合，確定診断のための遺伝子検査は必須ではないが，そのような患者には二次予防の適応があれば ICD 植込みを施行すべきである。

　一次予防目的の ICD 植込みに関する臨床試験を表 10-6 にまとめた。LVEF はリスクを層別化して ICD 植込みが必要な患者を同定する重要な指

表 10-6　ICD の一次予防試験

試験	患者数	選択基準	デザイン	結果
Second Multicenter Automatic Defibrillator Implantation Trial（MADIT II）. N Engl J Med 2002；346：877-883	1,232	陳旧性心筋梗塞, ＬＶＥＦ＜30％, NYHA Ⅰ～Ⅲ	全死亡率を ICD と最適な薬物療法で比較	一次エンドポイントの相対リスク 31％減少
Amiodarone vs. Implantable Cardioverter Defibrillator Trial（AMIOVIRT）. J Am Coll Cardiol 2003；41(10)：1707-1712	103	拡張型心筋症, ＬＶＥＦ≦35％, NYHA Ⅰ～Ⅳ, 非持続性 VT	全死亡率を ICD と薬物療法で比較	ICD に明らかな有益性なし
Cardiomyopathy Trial（CAT）. Circulation 2002；105(12)：1453-1458	104	拡張型心筋症, 最近発症の心不全（9 カ月以内）, ＬＶＥＦ≦30％, NYHA Ⅱ・Ⅲ	全死亡率を ICD と薬物療法で比較	ICD に明らかな有益性なし
Sudden Cardiac Death Heart Failure Trial（SCD-HeFT）. N Engl J Med 2005；352(3)：225-237	1,676	NYHA Ⅱ・Ⅲ, LVEF≦35％, 最近の発症ではない心筋梗塞・心不全	全死亡率を ICD とアミオダロンで比較	ICD 群で相対リスク 23％減少
Defibrillators in Nonischemic Cardiomyopathy Treatment Evaluation（DEFINITE）. N Engl J Med 2004；350(21)：2151-2158	458	NYHA Ⅰ～Ⅲ, LVEF≦35％, 拡張型心筋症, 非持続性 VT, または心室期外収縮≧10 回/hr	全死亡率を ICD と薬物療法で比較	ICD 群で相対リスク 35％減少
Defibrillator in Acute Myocardial Infarction Trial（DINAMIT）. N Engl J Med 2004；351：2481-2488	674	NYHA Ⅰ～Ⅲ, ＬＶＥＦ≦35％, 心筋梗塞後 6～40 日, 心拍変動の障害	全死亡率を ICD と薬物療法で比較	全死亡率には差がなく, ICD 群で不整脈死のリスクが減少

標である．注意すべきは，ICD の適応となる左室機能不全の程度(LVEF 30% vs 35%)が心不全機能分類の程度によって異なることである．LVEF のゴールドスタンダード値がないことから，利用できるすべてのデータを用いて判断することが重要である．対象患者は一連の検討中に LVEF を 2 回以上評価すべきである．1 回の計測結果を過度に強調すべきではなく，他の検査結果と整合性がない場合はなおさらである．相対リスクの低下は二次予防適応よりも小さいが，この比較的大きな患者グループに対して ICD 植込みの妥当性を評価することの意義は大きい．総計では，3 年間で 1 人の患者を救うのに必要な ICD 植込み患者数は 13～17 人とされており，このことは多くの患者が ICD による死亡率改善の恩恵に浴せないことを意味する．

　患者の一次予防適応を検討する際，器質的心疾患や併存疾患の状態を明らかにすることが重要である．心筋症の治療可能な病因を同定するには，包括的であると同時に特異的な評価を行う必要がある．冠動脈疾患のリスクを有するすべての患者には心筋虚血の精密検査が必要である．催不整脈性右室心筋症の診断には心臓 MRI または右室造影が必要と考えられる．QT 延長症候群，Brugada 症候群，カテコラミン誘発性多形性 VT(CPVT)などのチャネル病には遺伝子検査が利用できるが，高額の検査であり，陰性結果でもチャネル病は否定できないため，広く用いられてはいない．Brugada 症候群が疑われる患者にはプロカインアミド静注を併用した診断目的の EPS が役立つことがある[注6]．

　冠動脈疾患および陳旧性心筋梗塞の患者は ICD 適応の最も大きなサブグループである．患者には ICD 植込み前に安定した最適な薬物療法を行うべきである．β 遮断薬や ACE 阻害薬(禁忌がなければ)などの薬物療法は適切な用量に調整し，左室機能をしかるべき期間(90 日)をおいて再評価すべきである．ICD 植込み前の薬物療法の期間については，現在はガイドラインに明記されていない．しかし，心筋梗塞後 6～40 日以内の早期の予防的 ICD 植込みは，高リスク患者であっても推奨されていない．DINAMIT 試験は，心筋梗塞後 6～40 日以内に ICD 植込みを受けた患者と最適な薬物管理のみの患者を比較した無作為化試験である．両群ともそれぞれ最良の薬物療法を受けていた．予想されたように不整脈関連死は ICD 群のほうが少なかったが，ICD 群では非不整脈関連死のリスクが高く，全死亡率は両群間で同様であった．したがって，ほかの点ではガイドラインに適合する患者であっても，予防目的の ICD 植込みは心筋梗塞発症から少なくとも 40 日以降

注6：プロカインアミドを含むナトリウムチャネル遮断薬負荷による Brugada 型心電図の顕在化は診断に有用であるが，同時に EPS で VT/VF 誘発を行うと停止困難な心室性不整脈をきたすことがあるので注意が必要である．

に行うべきである。最近発症した心筋梗塞例を除き，現在のガイドラインは待機(空白)期間を明記していない。しかし，血行再建に関連した予防的ICDのタイミングは依然として重要な懸案事項である。現在でもPCI後は少なくとも40日間，CABG後は90日間，ICD植込みを待機するのが一般的である。血行再建後に機能改善が見込める場合は，左室機能を繰り返し評価する必要がある。

　前版のガイドラインでは，非虚血性の拡張型心筋症に対する予防的ICD植込み前に9カ月の待機期間をおくことを推奨していた。非虚血性拡張型心筋症の患者が致死的不整脈を発症する確率は，診断後のどの期間においても同様である。実際，DEFINITE試験のデータは，最近になって拡張型心筋症と診断された患者と以前に診断された患者に対するICDの有益性は同等であったことを示している。最適な薬物療法が左室機能に与える影響を判断する際に必要とされる治療期間は明らかではない。現在のガイドラインは拡張型心筋症患者に対する予防的ICD植込みに関して空白期間を明記していないが，3カ月待機するのが妥当である。これはCRT植込み前に推奨されている待機期間と同じである(後述)。推奨される予防的ICD植込みを遅らせる場合，特に適切な薬物療法にもかかわらず心不全や左室機能不全をきたした患者では，臨床医の慎重な判断が求められる。

　一次予防目的のICD植込みに適した潜在的な患者数はかなりの数にのぼる。このことは不適切作動(inappropriate shock)の影響を考慮すると極めて重要である。不適切作動の可能性は10～24%とされているが，これには心室応答の速いAFなどの非致死的不整脈，電磁干渉に関連する作動，あるいは心内電位のオーバーセンシングなどが含まれる。ICDの作動はQOLを低下させることが示されており，稀ではあるが不適切作動がVFの引き金となった事例も報告されている。重い精神疾患の患者，高度の認知症のためICD治療の特性が理解できない患者には，ICD治療は適さない。

　一次予防目的のICD植込みが死亡率改善に無効であるケース，ICD植込みをすべきでないケースを理解しておくことも重要である。臨床医にとっての大きな問題として，併存疾患の状態(末期の腎臓疾患，重度の慢性閉塞性肺疾患，肺高血圧，NYHA Ⅳの心不全，悪性疾患など)および高齢がICDの死亡率改善効果にどのような影響を与えるか見極め，考慮する必要がある。併存疾患のため生命予後が1年未満の患者では，一次予防目的のICDの有益性は期待できない。心臓移植の候補者にならない強心薬依存性のNYHA Ⅳの心不全患者には，ICDは用いるべきではないと考えられる。しかし同じNYHA Ⅳの心不全でも，歩行可能で，心臓移植へのブリッジとして長期的に強心薬投与を受けている患者は，ICD植込みの候補者である。頻発(incessant)型VTやVFでは，ICD植込み前に抗不整脈薬によるコントロールを行うべきである。electrical storm（血行動態が不安定なVT/VFの頻発。24～48時間以内に複数回のカルディオバージョンを要する）はICD植込みの禁忌である[注7]。VTは器質的心疾患やチャネル病がなくても起こり，特発性VTと呼ばれている。これには右室流出路起源VT，左室流出路起源VT（無冠尖起源VTを含む），束枝起源VT（Belhassen VT）があり，治療にはICDよりも薬物療法，カテーテルまたは外科的アブレーションのほうが適している。WPW症候群患者の心室応答の速いAFに伴うVFは，ICD植込みの適応ではなく，副伝導路のカテーテルアブレーションが適応となる。

心臓再同期療法

虚血性・非虚血性心筋症の死亡率が低下した一方で，慢性心不全の患者人口は大きく増加しつつある。米国では症候性の重度心不全患者の数は約80万人にのぼる（NYHA ⅢまたはⅣ）。拡張型心筋症，そしてやや少ないが虚血性心筋症は，電気機械的イベントの破綻に関連している。心周期における最も重要な電気機械的イベントには，心房内同期，房室同期，心室内同期，そして心室間同期がある。心筋症患者ではこれらの要因が様々な程度で障害されている。同期（synchrony）という用語は同時（simultaneous）を意味するのではなく，むしろ順次（sequential）と捉えたほうがよい。例えば，左室の機械的事象は通常右室に先行するが，左脚ブロック（LBBB）では左室よりも先に右室が興奮し，全体として心拍出量の減少をきたす。さらに，左脚ブロックは左室の非同期収縮と関連する。通常，この左室非同期が収縮障害のある患者の心拍出量に最も影響を与えている。非同期について広く受け入れられている定義はなく，非同期を同定または定量する広く認められた指標もない。機械的非同期の計測法の有用性が証明されていないため，現時点ではQRS幅が電気的非同期の指標として代用されている。

心臓再同期療法〔cardiac resynchronization therapy：CRT，調節ペーシング（titrated pacing）とも呼ばれる〕は，左室非同期を伴う重度心不全患者における重要な治療方法として発展してきた。数多くの臨床試験データによりCRTの効果として，急性・慢性の血行動態，QOL，心不全機能分類，運動耐容能，心不全入院および死亡率などの臨床転帰の改善に加え，心室リモデリングの改善（逆リモデリング），僧帽弁逆流の軽減，心腔容積の縮小，

注7：electrical stormの定義は，24時間以内に3回以上カルディオバージョンを要するVT/VF，とするものが一般的である。

LVEF 増加が示されている．

　LVEF≦35％，QRS 幅≧120 ms（日本では≧130 ms），NYHA Ⅲ の心不全患者に対しては CRT デバイスの植込みを検討すべきである．CRT は限られた症候性心不全患者に対する補助的な治療であるため，施行前に少なくとも 90 日間は安定した薬物療法を行う．最適な薬物療法は患者によって異なるが，ACE 阻害薬と β 遮断薬は使用すべきである．初回発症の非代償性心不全患者は，正常体液量の状態（euvolemic state）で心不全機能分類を再度評価すべきである．CARE-HF 試験は除細動機能のバックアップがない CRT-P を使用して死亡率低下を示したが，CRT デバイス治療を受ける患者のほとんどに CRT-D が用いられている．

　CRT の有益な効果は，主に左室の早期興奮と房室タイミングの最適化を介したものである．慎重な患者選択を行った CRT の有効率は約 70％ である．左脚ブロックは左室非同期を有する患者の同定において現時点で最も実際的な指標であるが，すべての左脚ブロック患者に著しい非同期があるわけではない．治療前の QRS 幅は効果予測の確実な指標とはならないが，QRS 幅＞150 ms では CRT の効果が期待できる．心エコーの非同期指標は CRT 有効例の予測における再現性のある指標とはならないことが示されている．

　現在の CRT デバイス適応に該当するのは，中等度〜重度の心不全患者のうち比較的限られたサブグループである．NYHA Ⅲ の心不全患者は多いが，左脚ブロックの患者は多くはない．比較的狭い QRS 幅の患者において心エコー指標により左室非同期を同定し，臨床効果を予測する試みは期待外れであった．左脚ブロックを伴う NYHA Ⅰ・Ⅱ の心不全患者で，CRT によって心不全の進行を遅らせる可能性がある患者も数多くいると考えられる．現在これらの仮説を検証する臨床試験が進められている．ガイドラインは QRS 幅は明記しているものの，心室内非同期の形状には触れていない．しかし，右脚ブロックや非特異的心室内伝導障害の患者では，左脚ブロックの患者ほどの CRT の効果はみられない．左脚前枝ブロックを伴う右脚ブロックは，右脚ブロック単独に比べ CRT によく反応する．AF や心房粗動を合併した患者では，CRT の効果は低下する．

まとめ

　心調律異常を有する患者におけるデバイス治療は，合併症発生率と死亡率に多大な影響を及ぼす．薬物療法と同様，デバイスによる潜在的な有害作用を予防するために，慎重な患者選択とデバイス選択が必要である．ペースメーカ治療を受けている患者では，心室ペーシングが最小限となるように配慮し

たプログラミングとフォローアップが必要である。ICD 治療を受けている患者では，不適切作動を最小限にすることが一番の難題である。現在進行中の臨床試験は，一次予防目的で ICD 植込みを行うべき患者のさらに精度の高い同定法の確立を目指している。また，CRT に関する臨床試験では治療無効の患者の予測因子の同定を目指している。デバイス治療の適応は拡大しつつあり，臨床医にとっては，デバイス治療が有効な患者を適切に選択することが大きな課題である。

Key Point

1. ペーシングの適応は主に症候性の徐脈であり，倦怠感・運動不耐容・失神などの症状と調律の関連を確認することが重要である。洞機能不全，後天性房室ブロックによる症候性徐脈は，いずれもペーシングのクラス I 適応である。
2. AF の薬物療法を容易にするため，または重要な薬物療法を補助するためのペーシングは，恒久ペースメーカ植込みの重要な適応である。
3. ペースメーカ，ICD の適切なプログラミングにより，自己心室伝導を促進し，右室ペーシングを最小限としなければならない。
4. 持続性 VT または VF による心停止後の患者は，可逆的な原因がなければ ICD 適応である（二次予防）。可逆的な原因と，偶発的な電解質異常あるいは重篤な冠動脈病変を伴わない心筋バイオマーカー上昇などの所見とを，慎重に区別しなければならない。
5. 併存疾患により予後が 1 年未満の場合，一次予防，二次予防いずれも ICD 植込みは禁忌である。
6. 現在のガイドラインでは，CRT デバイスが有効と考えられる患者は心不全症例の一部でしかない。CRT が有効と考えられる患者の同定に有用な非同期の指標は，QRS 幅≧130 ms を除いて証明されていない。

（横山　泰廣）

文　献

ガイドライン

ACC/AHA/ESC 2006 Guidelines for the management of patient with ventricular arrhythmias and the prevention of sudden cardiac death. J Am Coll Cardiol 2006；48：e247-e346.

ACC/AHA/HRS 2008 Guidelines for device-based therapy of cardiac rhythm abnormalities. J Am Coll Cardiol 2008；51：e1-e62.

ESC Guidelines：Guidelines for cardiac pacing and cardiac resynchronization therapy. Europace 2007；9：959-998.

臨床試験と総説：ペーシング

DAVID：Dual chamber pacing or ventricular backup pacing in patients with an implantable defibrillator：The Dual Chamber and VVI Implantable Defibrillator (DAVID) Trial. JAMA 2002；288 (24)：3115-3123.

MOST：Adverse effect of ventricular pacing on heart failure and atrial fibrillation among patients with normal baseline QRS duration in a clinical trial of pacemaker therapy for sinus node dysfunction. Circulation 2003；107：2932-2937.

Review：Device-based therapies for atrial fibrillation. Curr Treat Opitions Cardiovasc Med 2005；7：359-370.

SAVE PACe：Minimizing ventricular pacing to reduce Atrial Fibrillation in Sinus-Node Disease：The Search AV Extension and Managed Ventricular Pacing for Promoting Atrioventricular Conduction (SAVE PACe) Trial. N Engl J Med 2007；357 (10)：1000-1008.

UKPACE：The United Kingdom Pacing and Cardiovascular Events Trial [UK Pacing Clin Electrophysiol]. Heart 1997；78：221-223.

臨床試験：ICD治療

AVID：A comparison of antiarrhythmic-drug therapy with implantable defibrillators in patients resuscitated from near-fatal ventricular arrhythmias. The Antiarrhythmics versus Implantable Defibrillators (AVID) Investigators. N Engl J Med 1997；337 (22)：1576-1583.

DEFINITE：Prophylactic defibrillator implantation in patients with nonischemic dilated cardiomyopathy. N Engl J Med 2004；350 (21)：2151-2158.

DINAMIT：Prophylactic use of an implantable cardioverter-defibrillator after acute myocardial infarction. N Engl J Med 2004；351：2481-2488.

MADIT：Improved survival with an implanted defibrillator in patients with coronary disease at high risk for ventricular arrhythmia. Multicenter Automatic Defibrillator Implantation Trial Investigators. N Engl J Med 1996；335 (26)：1933-1940.

MADIT II：Prophylactic implantation of a defibrillator in patients with myocardial infarction and reduced ejection fracton. N Engl J Med 2002；346：877-883.

Review：Implantable cardioverter-defibrillators after myocardial infarction. N Engl J Med 2008；359：2245-2253.

SCD-HeFT：Amiodarone or an implantable cardioverter-defibrillator for congestive heart failure. N Engl J Med 2005；352 (3)：225-237.

臨床試験と総説：CRT

CARE-HF：The effect or cardiac resynchronization on morbidity and mortality in heart failure. N Engl J Med 2005；352：1539-1549.

Cardiac resynchronization therapy and death from progressive heart falilure：A metaanalysis of randomized control trials. JAMA 2003；289：730-740.

PROSPECT：Results of the predictors of response to CRT trial. Circulation 2008；117：2608-2616.

ReTHINQ：Cardiac-resynchronization therapy in heart failure with narrow QRS complexes. N Engl J Med 2007；357 (24)：2461-2471.

Review：Cardiac resynchronization therapy：Past, present and future. Rev Cardiovasc Med 2007；89 (2)：69-77.

11章 不整脈関連の様々な検査法

Aysha Arshad and Suneet Mittal

　症状から不整脈が疑われる患者の評価を行う際には，様々な非侵襲的モニターが活用される。これには，不整脈を捉えるためのHolter心電図や，心臓突然死の可能性を有する患者に対してリスク層別化を行う際に用いられる機器がある。循環器内科を研修する医師は，電気的除細動，ヘッドアップティルト試験，経静脈的対外式ペースメーカ挿入などの手技に精通することが要求される。最新のACCF COCATS (American College of Cardiology/Core Cardiology Training System)研修要項には，研修期間中に体外式ペースメーカ挿入，電気的除細動の施行を少なくともそれぞれ10回以上行うよう明記されている。本章では不整脈に関連する多様な検査法の適応と手技について概説する。

非侵襲的モニタリング機器

　非侵襲的モニタリング機器は，動悸，めまい，失神などの症状を間欠的に自覚する外来患者に対して，不整脈との関連を評価したり，薬物療法あるいはカテーテルアブレーション治療の効果を判定するために行われる。これらの手法のなかで重要なものをいくつか以下に紹介していく。最終的にどの手法を選択するかは，臨床的な適応，症状が生じる頻度や間隔，不整脈基質の存在，イベント記録や伝送に対する患者の適応能力，さらには費用対効果が重要である(表11-1)。

Holter心電図

　Holter心電図は持続型心電図モニターの基本的装置であり，臨床で最も活用されているものである。この装置はバッテリーによって稼働し，双極電極に接続することによって24～48時間，2～5誘導での連続記録が可能である(最近は12誘導で記録可能なものがある)。データはマイクロカセット，磁気カセット，CDなどに記録され，デジタル化されて，心拍数のトレンドやリズムの乱れを認識するためのソフトを用いて解析される。患者自身によ

表 11-1　持続的心電図モニタリングの方法

Holter 心電図	・イベントが高頻度に(毎日)起こる場合 ・リアルタイムの心拍ごとの分析は不要な場合 ・結果の報告が数日後でもよい場合
イベントモニター	・症候性だが，イベントがそれほど高頻度ではない場合 ・患者自身が自覚し，送信し，後日症状について報告できる場合 ・医師への報告が必要な場合
電話伝送式携帯型心電計	・イベントが症候性・無症候性で，高頻度ではなさそうな場合 ・患者がデバイスを作動できない場合 ・リアルタイムの心拍ごとの分析が必要な場合 ・医師への報告が必要な場合
植込み型ループレコーダー	・イベントが症候性・無症候性で，稀に生じる場合 ・患者が外来受診可能な場合 ・医師への報告が不要な場合
伝送式心電図モニター	・急性期治療が必要な場合 ・リアルタイムの心拍ごとの分析が必要と思われる場合 ・医師への報告が必要な場合

るイベント表示や時間表示が可能で，症状と心拍リズムとの関連性の評価に有用である。Holter心電図は装着や使用法も簡便であり，患者の負担も少ない。心拍数トレンド，心房期外収縮(PAC)あるいは心室期外収縮(PVC)の数の評価に優れている。しかし，記録時間が短いため，間欠的にしか症状が生じない患者の確定診断には適さない。

伝送式心電図モニター

　伝送式心電図モニター(transtelephonic electrocardiographic monitoring)は，1〜2日以上の心電図モニタリングが必要な患者に使用される。得られた心電図情報は，ファックスあるいはインターネットを介して，心電図診断をする医師が勤務する施設に設置された中央モニターシステムに伝送される。伝送式心電図モニターには2つのタイプがある。症状後イベントモニターは，患者が胸部電極を装着する必要はなく，装置を腕につけるか，または患者自身が携帯していればよい(患者は症状が起こったときに装置を胸に当てるだけでよい)。症状が起こったときに，患者がボタンを押して心電図の記録を開始する。このタイプは，患者が症状を自覚してからモニターを稼動させるので，記録できるくらいに持続する間欠的な症状で，かつ意識消失をきたさない患者において最も利便性が高い。一方，症状前イベントモニター[ループレコーダー(loop recorder)]は前もって患者に胸部電極を装着しておく必

要があり，一般に30日間までの使用となっている．この装置では，持続的に稼動する回転式の記録器の一部に心電図波形が保存される．患者が装置を稼働させた場合，症状出現の数分前から出現1分後くらいまでの1〜2誘導の心電図波形が保存される．ループレコーダーの最大の問題点は，症状のある不整脈しか捉えることができないことである．そのため，外来患者のほとんどは，ループレコーダーではなく電話伝送式携帯型心電計が用いられている．

電話伝送式携帯型心電計

　電話伝送式携帯型心電計(mobile cardiac outpatient telemetry monitoring system)は，数日〜数週間にわたり継続的に心電図データを提供できるようなメモリーを備えており，外来患者の心イベントモニターとして広く活用されている．入院患者で行われているのと同じような伝送システムによってデータを得ることができる．このシステムは，自動不整脈感知機能と携帯型電話転送機能を併せもつため，すべての心電図データを自動的かつ継続的に中央モニタリングセンターに伝送することができる．あらかじめ医師が設定した基準を満たすような不整脈を認めた際には，そのデータはすぐに医師に提供される．また，不整脈を認めない場合でも，レポートは毎日医師に送られる．このシステムの最大の強みは無症状であっても不整脈を捉えられることであり，その点で従来のループレコーダーよりも優れている．

　非侵襲的モニタリング装置のもう1つの重要な役割は，心臓突然死の予備軍とみなされる患者のリスクを層別化することである．使用頻度の高い検査(指標)には，加算平均心電図，心拍変動解析，T-wave alternansなどがある．しかしながら，左室機能障害患者においてこれらの指標を用いたリスク評価の確固たる有用性を示した前向きコホート研究のデータはまだ出されていない．

加算平均心電図

　加算平均心電図(signal-averaged electrocardiogram：SAECG)は，心筋の活動電位が遅延した領域すなわちリエントリー性心室性不整脈の基質を表す遅延電位(late potential)を検出する．この検査では，標準双極誘導であるX, Y, Z誘導を用いて心電図が記録される．電極は，X誘導は腋窩中央線上の第4肋間の両側，Y誘導は胸骨上縁と左腸骨稜，Z誘導は第4肋間と脊柱の左側後部に装着される．

ノイズを減らすために心電図は加算平均され，高感度で増幅された後，さらにフィルターをかけることによって，体表面心電図上に遅延電位を表すことができる。一般に，200心拍以上が40 Hzの周波数で加算平均され，0.3 μV以下（平均0.22 μV）のノイズレベルで表示される。高解像度の心電図を測定する際には3種類のノイズが影響する。電子機器が発する固有のノイズ，電極コードの干渉によるノイズ，胸壁の筋肉から発生する生理的ノイズ（筋電位）である。ノイズと生理的な心臓信号は一致したものではないため，多くの心拍を平均化することによってノイズの影響を緩和できる。

　SAECGは，一般に40 Hzのhigh-pass bidirectional（Butterworth）filterと250 Hzのlow-pass filterを用いた時間領域解析で評価される。3つの標準的な指標である，フィルター処理されたQRS波の平均持続時間（filtered QRS：fQRS），40 μV以下の低電位信号の平均持続時間（low-amplitude signal：LAS），fQRSの終末部より前40 msの平均信号電位（root mean square：RMS）がコンピュータで計算される。遅延電位は，以下の3つの基準のうちいずれか2つを満たす場合に陽性とする：(i) fQRS＞114 ms，(ii) LAS＞38 ms，(iii) RMS＜20 μV（図11-1）。

　SAECGを用いたデータは，心筋梗塞の既往のある虚血性心疾患患者に対して有用であることが報告されている。しかし現在のガイドラインでは，この患者群における電気生理学的検査（EPS）または植込み型除細動器（ICD）の適応決定において，SAECGの使用を強く推奨していない。一方で，現在の催不整脈性右室心筋症の診断基準ではこれを加えることが推奨されている。

心拍変動解析

　心拍変動（heart rate variability：HRV）は心拍数の（周期的）変動を表す指標である。健常者でも安静時にRR間隔の周期的変動が認められる。この現象は呼吸性の洞性不整脈（RSA）として知られており，吸気時には心拍動亢進，呼気時には心拍動減少といった変動を呈し，心臓に対する遠心性の副交感神経活動が呼吸と連動することによって起こる。HRVの減弱は迷走神経活動の低下を表す指標として使用されている。これまでに26種類以上の異なったRR間隔の計算指標がHRVに関する報告のなかで示されているが，心筋梗塞患者を対象にした6つ以上の前向き研究から，HRVの減弱はLVEFなど他の予測指標とは無関係に不整脈性突然死を予測することが示されている。加えて，少数例での検討ではあるが，HRVの減弱は虚血性心疾患以外の患者，特にうっ血性心不全患者において生命予後の予測に有用であると報告されている。

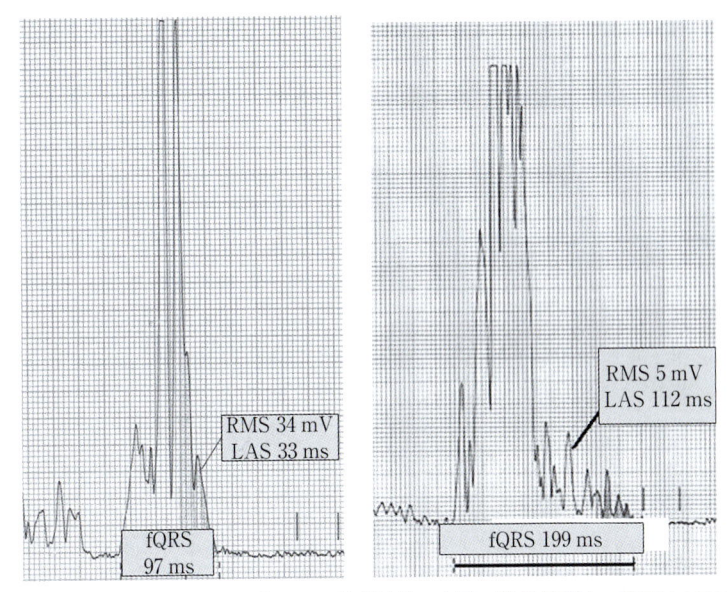

図11-1 加算平均心電図。左図：正常(陰性)。右図：異常(陽性)。詳細は本文を参照。

　HRVは時間領域解析あるいは周波数領域(スペクトル)解析のいずれかによって評価される。HRVで最も一般的に用いられる指標は，時間領域解析によって得られるSDNN(standard deviation of all normal to normal intervals)である。SDNNとは全区間(連続した洞調律時)の正常RR間隔の標準偏差のことで，24時間Holter心電図から容易に計算され，最初から最後の心拍のなかでPACあるいはPVCを除いた心拍から計測される。通常は24時間記録で解析され，ms単位で表示される。SDNNに関連した指標には，24時間Holter心電図記録を5分間に分割することによって得られるSDNN indexとSDANN(standard deviation of average NN intervals) indexの2種類がある。SDNN indexは24時間における5分区間ごとのNN(正常RR)間隔標準偏差の全区間での平均値(すなわち288回のNN間隔の標準偏差の平均値)であり，SDANN indexは5分区間ごとのNN間隔平均値の全区間にわたる標準偏差(すなわち288回のNN間隔の平均値の標準偏差)である。その他の重要な時間領域解析の指標としては，r-MSSDとpNN50がある。r-MSSD(すなわちRMSの連続の差)とは，24時間での隣り合うNN間隔の差の2乗の平均値の平方根のことである。pNN50とは，24時間での隣り合うNN間隔の差が50 msを超える割合のことである。両指標とも連続した

心拍間での比較に基づいて計測されるため，NN間隔を用いて計算される指標のなかでは短期間の変動を表す指標として認識されている。これらのHRV指標は，すべてが正常RR間隔の連続的な計測に基づく時間領域解析によって得られる。

一方の周波数領域解析では，時間軸に沿った一連の心拍を高速フーリエ変換する手法で行われている。この方法では，心拍数分散をスペクトル成分で分割し，それらを定量化することによって，1セットの周波数領域解析指標を算出する。これにより，心調律の日内変動また長期的な変動を反映する極超低周波(1.15×10^{-5} ～ 0.00335 Hz)のパワー値，交感神経・副交感神経に加えて体温調節，末梢血管運動，レニン-アンジオテンシン系などの影響を受ける超低周波(0.0033 ～ 0.04 Hz)のパワー値，主に交感神経の活動状態を反映する低周波(0.04 ～ 0.15 Hz)のパワー値，呼吸によって調整され，健常者では主に迷走神経を反映する高周波(0.15 ～ 0.45 Hz)のパワー値といった指標が算出される。

UK-Heart試験では，慢性心不全患者においてHRV指標の有用性を前向きに評価している。この試験の対象者は，NYHA Ⅰ～Ⅲのうっ血性心不全をきたした433例(62 ± 10歳)の外来患者であり，平均LVEFは$41 \pm 17\%$であった。HRVの時間領域解析指標と従来からの一般的な指標が多変量解析によって心臓死と関係することが示された。平均観察期間482 ± 161日において，41.2 msのSDNN減少のリスク比は1.62(95%CI 1.16 ～ 2.44)であった。この研究で対象となった患者の死亡率／年は，SDNN＞100 msでは5.5%，SDNN 50 ～ 100 msでは12.7%，SDNN＜50 msでは51.4%であった。進行性の心不全および心臓死と有意な関連性を示したのは，評価された指標のなかではSDNN，血清クレアチニン値，血清ナトリウム値であった。また，心臓突然死と有意な関連性を示したのは，心胸比，左室拡張末期径，非持続性心室頻拍の存在，血清カリウム値であった。SDNN減少は，進行性心不全による心臓死の予測において最も関連性の高い指標であった(図11-2)。また同様に，ATRAMI試験では心筋梗塞後患者におけるHRV指標の有用性が評価されたが，HRV減弱をきたした患者はそうでない患者に比べて3.2倍という高い死亡率を示した。

禁煙，β遮断薬，アンジオテンシン変換酵素(ACE)阻害薬，心臓再同期療法によりHRVが改善することが示されている。実際のところ，ICDに関する研究からHRVに関連する多くの情報が寄せられているが，HRV指標を用いたICD植込みの適応決定を支持するデータは出されていない。DINAMIT試験では，心筋梗塞後40日以内にLVEF≦35%または低HRVであった675例を対象に，適切な薬物治療群とICD治療群に無作為に割り

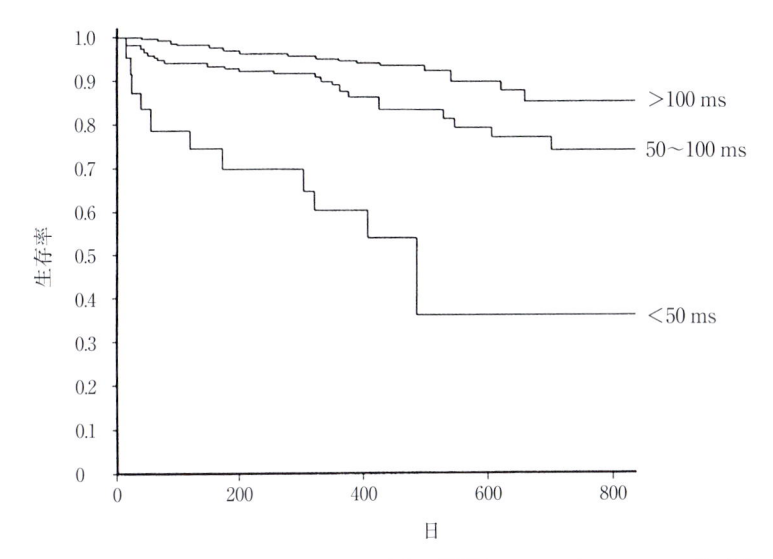

図 11-2 慢性心不全患者での HRV と死亡率の関係（UK-Heart）。SDNN のサブグループ別の Kaplan-Meier 生存曲線。$p<0.0001$。(Reproduced from Nolan J, et al. Prospective study of heart rate variability and morality in chronic heart failure: Results of the United Kingdom heart failure evaluation and assessment of risk (UK-Heart). Circulation 1998；98：1510-1516, with permission)

付けたが，結果として ICD 治療は生存率の改善を示すことはできなかった。したがって，HRV を考慮に入れた治療法決定には限界がある。

T-wave alternans

T-wave alternans（TWA）とは，波形の異なる T 波が 1 拍ごとに交互に現れる現象である。稀ではあるが TWA は肉眼的に観察されることがあり，古くから不整脈死と関係する現象として知られてきた。最近，マイクロボルトレベルで検出される TWA（microvolt T-wave alternans：MTWA）が，心臓突然死をきたす高リスク患者を同定するための非侵襲的指標として注目されている。MTWA 検査は心拍数調節下の運動負荷中に行われるため，患者の胸部に装着する電極は電気抵抗を最小限にできるような高感度の特殊なものを使用している。この電極を用いれば，T 波の振幅（図 11-3）の変動をマイクロボルトの精度で検出することができる。MTWA 検査の解析方法には現在，スペクトル法と modified moving averaging 法の 2 種類がある。これまでの多くの研究はスペクトル法を用いて行われている（表 11-2）。最近，

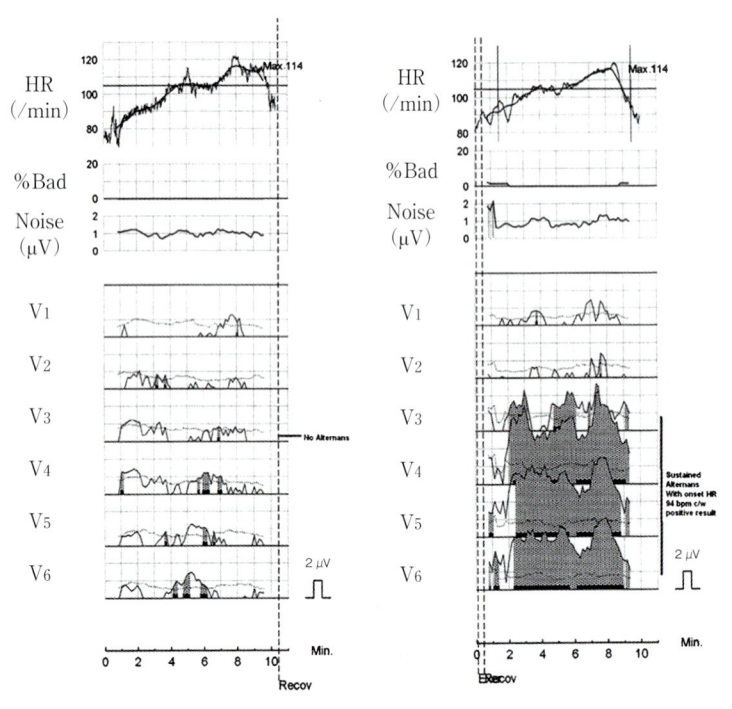

図 11-3 運動負荷 MTWA 検査。上から心拍数(HR), 解析不能波率(%Bad), ノイズレベル(Noise), V_1 ～ V_6 誘導での MTWA 電位。左図：MTWA 陰性例。運動負荷による最大心拍数 114/min。右図：MTWA 陽性例。運動負荷による MTWA（グレーの部分）。MTWA 発生時の心拍数 94/min。

表 11-2 MTWA に関する前向き研究

研究	年	コホート	患者数	平均期間
ABCD (AHA, 2006)	2006 年 11 月	初回心筋梗塞 非持続性 VT EF≤40% EPS	566	24 カ月
ALPHA (ACC, 2007)	2007 年 4 月	非虚血性心筋症 NYHA Ⅱ～Ⅲ EF≤40%	446	18 カ月 ICD 植込み なし
SCD-HeFT substudy	2008 年 11 月 (Circulation 2008；118：2022-2028)	NYHA Ⅱ～Ⅲ EF≤35%	490	30 カ月
MASTER	2008 年 11 月 (Circulation 2008；52：1607-1615)	初回心筋梗塞 EF≤30%	575	2.1 年

EP/TWA：電気生理学的検査/T-wave alternans, NPV：陰性適中率。

虚血性心筋症患者のリスク層別化における TWA の有用性を支持しないデータも出されている。TWA 検査は非虚血性心筋症患者において心室性不整脈に対する低リスク患者の同定に有用かもしれないが，今後さらに多くの患者でその有用性を評価する必要がある。

Heart rate turbulence

　heart rate turbulence(HRT)とは，洞調律中に自然発生した PVC 直後の短期間における心拍の乱動のことである。健常者に PVC が出現すると，その直前の洞調律と比べて心拍数は一時的に上昇し，その後いったん低下して元の心拍数に戻る。HRT は，一般に Holter 心電図で評価され，複数の PVC に対する反応の平均値として表示される。1つ1つの PVC に対する RR 間隔の反応を重ね合わせて平均化することで，単一の PVC に対するタコグラムを作成する(図 11-4)。HRT にははじめの心拍数上昇相とその後の下降相の2相があり，turbulance onset と turbulance slope と呼ばれる2つのパラメータで定量的に表示される。概念的に HRT は圧受容器反射機能を間接的に反映していると考えられる。今後，心筋梗塞後の患者あるいはうっ血性心不全の患者のリスク層別化における HRT の役割が評価されていくであろう。

電気的除細動

　心房細動(AF)は一般に臨床でみられる不整脈のなかで最も頻度の高いものであり，しばしば電気的除細動によって管理される。電気的除細動器は

一次エンドポイント	MTWA 陽性	MTWA 陰性	Hazard 比	p 値
心室性不整脈	71%	29%	イベント中は， ・EP/TWA 　(−): 2.3% 　(+): 12.6%	0.016
心臓死，重篤な不整脈	292 人 (65%)	154 人 (35%)	4.01 NPV 98.7% 12カ月時点	0.002
心臓突然死，持続性 VT/VF，適切な ICD 植込み	355 人 (72%)	135 人 (28%)	1.28 (95%CI 0.65〜2.53)	0.46
VT/VF (全患者に ICD 植込み)	361 人 (63%)	214 人 (37%)	1.26 (95%CI 0.76〜2.09)	0.37

45年前にはじめて導入され，初期には典型的な減衰正弦波の単相性波形が用いられた(図11-5)。しかし，そのようなアプローチでは20%の患者が洞調律に復帰することができなかった。電気的除細動を行えば一時的にはAFから洞調律に回復するが，早期にAFに戻ってしまうという結果であった。洞調律への回復ができなかったAF患者は，以前は心内除細動を行うか，もしくはそのまま永続性AFとなっていた。

　AFに対して単相性(monophasic/減衰正弦波 damped sine wave)ショックを用いる場合，胸壁からの電気的除細動において除細動効率を上げるための方法がいくつかある。米国心臓病協会(AHA)の二次救命処置(ACLS)ガイドラインでは，はじめに100Jでショックを行い，その後必要に応じてエネルギーを上げて除細動を行うことを推奨している。しかし，最近報告された比較的少数例での研究では，はじめから360Jの単相性ショックを行ったほうがより高い成功率を得ることができ，さらに総エネルギー量においても従来からの徐々にエネルギー量を上げて行う連続的な方法と比べて少なくてすむことが示された。

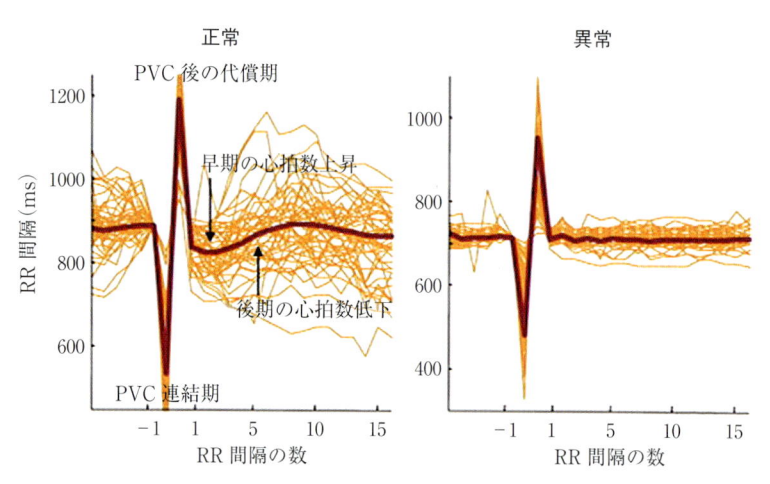

図11-4　heart rate turbulence。PVCタコグラムでのHRT正常(左)と異常(右)。HRTは，PVC後の代償性休止期後の一過性の心拍数上昇相(RR間隔短縮)と徐々に低下する心拍数下降相(RR間隔延長)からなる。オレンジ色の曲線：PVCタコグラム，太い茶色の曲線：24時間のPVCタコグラムの平均。(Reproduced from Bauer A, Malik M, Schmidt G, et al. Heart rate turbulence：Standards of measurement, physiological interpretation, and clinical use：International society for Holter and noninvasive electrophysiology consensus. J Am Coll Cardiol 2008；52：1353-1365, with permission)

電気的除細動に抵抗性のある患者においては，さらに2つのオプションがある。1つは720Jでショックを行うことである。これには2つの除細動器を使用し，同時にそれぞれの除細動器から360Jの単相性ショックをかける

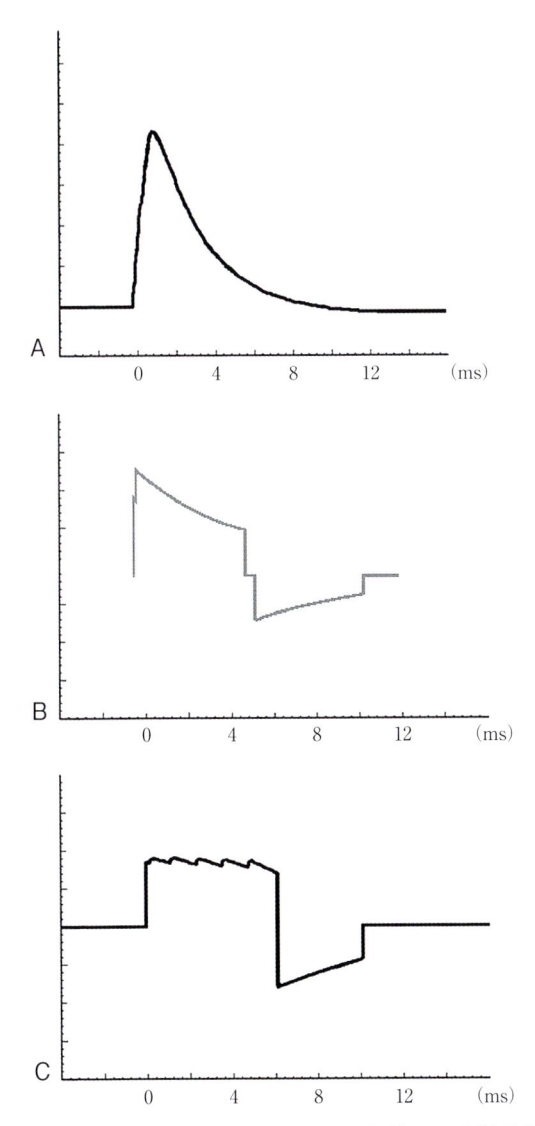

図11-5 ショックの波形。A：単相性波形（減衰正弦波）。B：断片的指数関数2相性波形。C：直交性2相性波形。

方法である．1対の電極は胸壁の前面と後面に，もう1対の電極は胸壁の前面と心尖部領域に貼付する．このアプローチでは(総エネルギー量が高いことで)より大きな電流が流れ，(電極表面領域が増加することで)胸壁インピーダンスを減少させることができる．もう1つのオプションは，電気的除細動を施行する前にIII群抗不整脈薬であるibutilide(1 mg)を経静脈的に投与する方法である．この方法はAFの除細動閾値を低下させるため，電気的除細動の成功率を上げることが報告されている．

今日では，AFに対する電気的除細動はほぼすべてが2相性(biphasic)波形の除細動器で行われるようになってきている．2相性波形の除細動器では断片的指数関数2相性波形(biphasic truncated exponential：BTE)および直交性2相性波形(rectilinear biphasic waveform)の2種類の製品が販売されている(図11-6)．いくつかの無作為化前向き研究で，AFに対する電気的除細動における単相性とこれらの2相性波形との比較評価がなされている．

Mittalらの最初の研究では，6 msの定電流第1相と4 msの断片的指数関数第2相からなる直交性2相性波形の効果について評価している．単相性波形とは異なり，この波形ではインピーダンスが相殺される．定電流第1相は，患者の胸壁インピーダンスに基づいて除細動器回路内の抵抗が自動的に調節され，ショックとして放出される初回の除細動効率は，直交性2相性の累積ショックと同様に，単相性ショックに比べて明らかに高かった(図11-5)．患者の約70%は70 Jでの直交性2相性波形によるショック1回のみで除細動に成功し，また無作為に抽出され2相性波形によるショックを受けた患者の約95%が除細動に成功した．一方，100 Jの単相性ショックを1回受けた患者では21%しか除細動に成功しておらず，累積成功率も約80%程度であった．波形ごとの除細動効率の差に基づくと，臨床でAFの電気的除細動を施行する場合，直交性2相性波形を使用することにより7人の患者ごとに1人多く除細動に成功することになる．同様な結果は，断片的指数関数2相性波形によっても得られている．このように，AFの体表からの電気的除細動において2相性ショックが一般的になった現在，洞調律への即時回復率はほぼ100%となっている．

一時的な経静脈的ペーシング

経静脈的ペーシングは，臨床の場では一時的ペーシングの方法として最も確実で信頼できる方法である．必要なときに(表11-3)，血管への穿刺部位を決め，適切なペーシングカテーテルを選択し，右房または右室(シングルチャンバー)もしくは両方(デュアルチャンバー)に挿入する．感染の頻度が

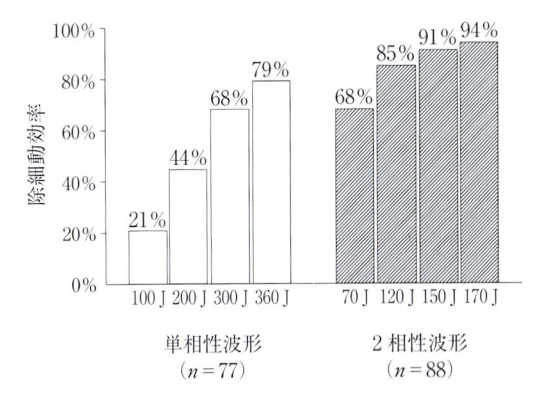

図11-6 単相性波形と直交性2相性波形による除細動の累積除細動効率。初回ショックでは，70Jの2相性波形(60/88例，成功率68%)のほうが100Jの単相性波形(16/77例，成功率21%)より除細動効率が明らかに高かった($p<0.0001$)。累積除細動効率についても同様に，2相性波形(83/88例，成功率94%)のほうが単相性波形(61/77例，成功率79%)より除細動効率が明らかに高かった($p=0.005$)。(Reproduced from Mittal S, Ayati S, Stein KM, et al. Transthoracic cardioversion of atrial fibrillation：Comparison of rectilinear biphasic versus damped sine wave monophasic shocks. Circulation 2000；101：1282-1287, with permission)

表11-3 一時的経静脈的ペーシングの適応

急性心筋梗塞に合併した徐脈
1. 心静止
2. 症候性の徐脈(高血圧に関連した洞徐脈，Mobitz I 型2度房室ブロック。アトロピンに反応しない)
3. 両脚のブロック(交代性脚ブロック，あるいは右脚ブロック＋交代性左脚前枝後枝ブロック)
4. 1度房室ブロックを伴う新規発症あるいは発症年齢不明の二束ブロック
5. Mobitz II 型2度房室ブロック

急性心筋梗塞に合併しない徐脈
1. 心静止
2. 循環動態の破綻に伴う2度・3度房室ブロック
3. 徐脈に続く心室性不整脈(torsade de pointes など)

高いため，適切な清潔操作による施行が要求される。

一般的なアクセス路となる血管は，内・外頸静脈，鎖骨下静脈，大腿静脈，上腕静脈である。正確に内頸静脈を穿刺することが，最も合併症が少なく右

室に達しやすいため推奨される。大腿静脈へのアクセスは，出血した際に圧迫止血が可能であるため，出血素因があるか凝固障害が考えられる場合に考慮される。しかし，他の部位に比べ感染のリスクが高く，患者は動くことができないため負担が大きい。

　カテーテルの挿入においては，適切なサイズのイントロデューサーとして4～7 Fr(1.5～2.3 mm)のものを使用することが推奨されている。経静脈的ペースメーカを挿入する際には，認定を受けた術者および操作に使う器具に精通した看護師が行わなければならない。ペーシングカテーテルはイントロデューサーを介して選択した部位に挿入し，心房ペーシングでは右房に，心室ペーシングでは右室心尖部に進めて，最終的に心内膜に固定する。安定した場所でペーシングを試みても適切な刺激を行うことができない場合は，リード先端の位置を変える。リードの位置を決めたら，先端の移動を防ぐため，挿入部およびループを作る位置でしっかりとリードを固定する。

　ペーシングカテーテルには様々な種類がある。堅い非フローティング型カテーテルを用いる場合はＸ線透視下で行わなくてはならないが，フローティング型カテーテル(バルーン付きカテーテルなど，血流に沿って流れていくタイプ)では，Ｘ線透視下でも心電図ガイド下でも行うことができる。バルーン付きカテーテルは操作時間を短縮し，リードをよい場所に留置することができる。肺動脈への挿入を回避するため，バルーンは心室内で脱気させるほうがよい。Ｘ線透視下の手技が不可能な場合は，心電図ガイド下で行う。しかし，このような状況では，先端にバルーンの付いたフローティング型カテーテルを用いたほうがよい。ペーシングリードを留置する際に，心エコーが用いられることがある。心エコーによる心臓の4腔の描出は，Ｘ線透視が使用できないか，その使用が望ましくない場合，例えば救急処置室内で施行する場合や妊婦に対して行うときなどに有用かもしれない。

　心電図ガイド下でカテーテルを挿入する場合，四肢誘導は患者に付けられ，前胸部誘導(V_1誘導)はバルーンの付いたカテーテルの遠位端に接続される。カテーテルが心臓へ進められると，持続的に心電図がモニタリングされる。ペーシングカテーテルの位置は，単極誘導による波形の特性から推定される。一般に心房内での位置は，高位右房であれば逆行性Ｐ波，中位心房であれば2相性Ｐ波，低位右房であれば陽性Ｐ波となる。また，カテーテルが三尖弁を通過すれば，Ｐ波高は減少し，QRS波が観察されるようになる。顕著なST上昇は右室心内膜側との接触の指標となる。さらに，心房と心室の波形が同時に記録される場合は，冠静脈洞内であることの指標となる。再び陰性Ｐ波が観察された場合は，カテーテル先端が心房レベルより上，すなわち肺動脈に進んでいることを意味する。

ティルト試験

　ティルト試験(tilt test)は神経調節性失神を疑う患者の評価に広く用いられている。現在のガイドラインでは，静かで薄暗い検査室で行うことを勧めている。患者は少なくとも検査2時間前より飲食をしないほうがよい。理想を言えば，傾斜台を立てるまでの20〜45分間は患者を仰臥位とすることが望ましい(特に静脈ラインを確保した場合)が，実際的には困難である。心拍数と血圧を連続的にモニターする。足台を備えた傾斜台は検査に必須である。患者を60〜70°に傾けるが，80°まで起こすと検査の特異度は下がる。

　残念ながら，標準化された検査プロトコールはない。現在よく用いられているプロトコールは，はじめに無投薬で検査を行い(通常20〜40分)，その後にイソプロテレノール，ニトログリセリン，あるいはアデノシンなどの薬物を用いて検査を行うことが多い。イソプロテレノールを使用する場合は，安静時の心拍数を20〜25％増加させるために経静脈的に1〜3 μg/minで投与する。ニトログリセリンの場合は，一般には舌下スプレーを用いて400 μgを投与する。我々の施設では，テストの特異度を考慮してニトログリセリン負荷のティルト試験を行っておらず，神経調節性失神の誘発を促すためにアデノシンをよく使用している。なぜなら，アデノシンはイソプロテレノールと同様，圧受容器反射および化学受容器活性を介した交感神経刺激作用を有していないからである。1段階で行うアデノシン負荷ティルト試験は，2段階で行う無投薬またはイソプロテレノール負荷のティルト試験に匹敵する精度を有する。アデノシン負荷ティルト試験の最大の特徴は，検査開始から終了までわずか3分しかかからないことである(図11-7)。

　ティルト試験の最大の問題点は，高い特異度が得られるプロトコールを使用すると，逆に感度が低くなってしまうことである。この点については，意識消失発作の評価に関する最近のAHA/ACCステートメントでも述べられている。器質的心疾患のない患者は，ティルト試験の結果にかかわらず神経調節性失神である可能性が高い。意識消失発作の原因を探るうえで最も重要なことは，徐脈性あるいは頻脈性不整脈による可能性を除外することである。対象患者が高齢であるほど，ティルト試験の感度は低くなる。また，心臓に器質的疾患のない意識消失発作患者の予後は，ティルト試験の結果とは関係がないことが前向き研究によって示されている(5章参照)。このように，臨床におけるティルト試験の役割については異論も多い。

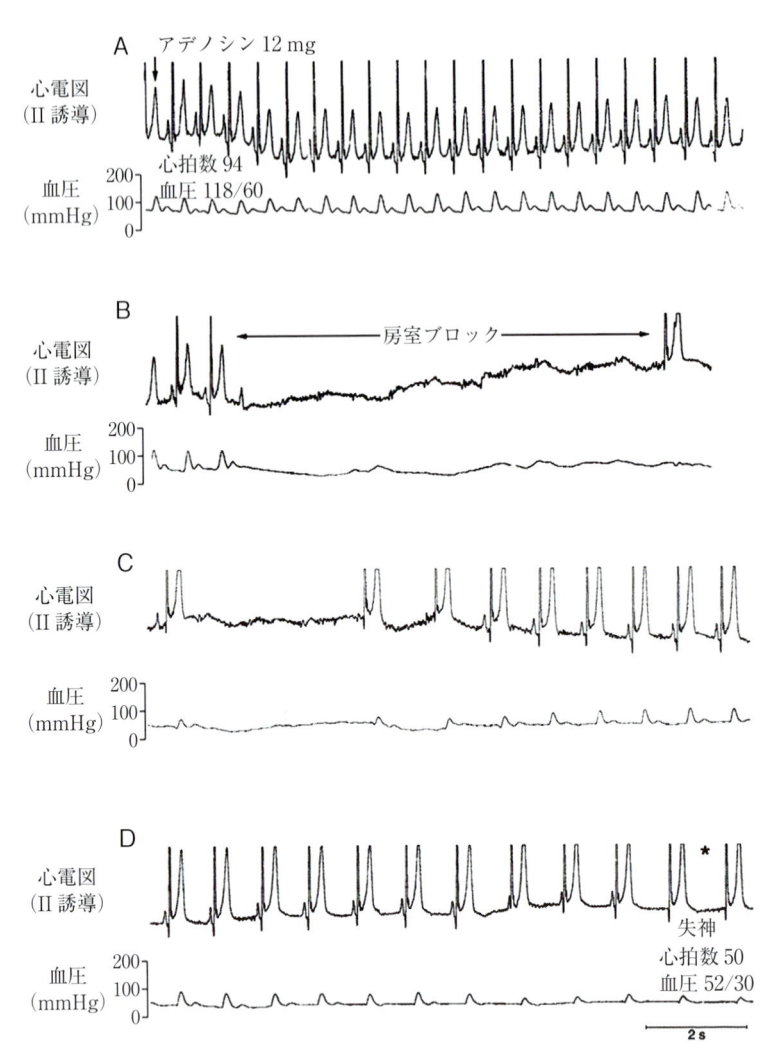

図 11-7 アデノシン負荷ティルト試験。失神発作を繰り返すためティルト試験を行った患者の実例。A～Dの各上段にはⅡ誘導の心電図，下段には血圧の変動が示されている。A：検査前には血圧は 118/60 mmHg，洞調律で心拍数 94/min。立位の状態でアデノシン 12 mg が静注された。B：血圧の低下に伴って一過性の房室ブロックが起きている。C：血圧が正常に戻ると房室ブロックは改善している。D：その後徐々に徐脈および低血圧となり，失神をきたした。＊失神時，心拍数 50/min の接合部調律を認め，そのときの血圧は 52/30 mmHg である。(Reproduced from Mittal et al. A single-stage adenosine tilt test in patients with unexplained syncope. J Cardiovasc Electrophysiol 2004；15：637-640, with permission)

Key Point

1. 心疾患を有する外来患者において,携帯型心電図モニターは AF(抗不整脈薬療法あるいはカテーテルアブレーションの効果判定)を評価するだけでなく,動悸やめまい・失神のような再現性に乏しい症状を評価するために多く利用される。
2. 心臓突然死のリスクの高い患者の評価には,様々な装置(指標)が用いられている。HRV,HRT,SAECG,MTWA などである。残念ながら現在のところ,ICD 植込みを必要とする患者の選別において確固たる有用性が示された指標はない。
3. AF 患者での体表からの電気的除細動では,2相性波形の除細動器を使用することが一般的となっている。
4. 循環器専門医は,一時的ペースメーカ挿入に関する適応と手技に精通していなければならない。
5. ティルト試験については,現在のところ標準化されたプロトコールはない。容認できる特異度(偽陽性率が低い)のプロトコールでは感度が低下する。アデノシン負荷ティルト試験は短時間(3分)で施行できる魅力的な方法である。

(阿部 敦子,池田 隆徳)

文 献
リスク層別化

Bauer A, Malik M, Schmidt G, et al. Heart rate turbulence: Standards of measurement, physiological interpretation, and clinical use: International Society for Holter and Noninvasive Electrophysiology Consensus. J Am Coll Cardiol 2008; 52: 1353-1365.

Goldberger JJ, Cain ME, Hohnloser SH, et al. American Heart Association/American College of Cardiology Foundation/Heart Rhythm Society scientific statement on non-invasive risk stratification techniques for identifying patients at risk for sudden cardiac death: A scientific statement from the American Heart Association Council on Clinical cardiology Committee on Electrocardiography and Arrhythmias and Council on Epidemiology and Prevention. Circulation 2008; 118: 1497-1518.

Hohnloser SH, Kuck KH, Dorian P, et al. for the DINAMIT investigators. Prophylactic use of an implantable cardioverter-defibrillator after acute myocardial infarction. N Engl J Med 2004; 351: 2481-2488.

Task Force of the European Society of Cardiology and the North American Society of Pacing and Electrophysiology. Heart rate variability : Standards of measurement, physiological interpretation and clinical use. Circulation 1996 ; 93 : 1043-1065.

電気的除細動

Mittal S, Ayati S, Stein KM, et al. Transthoracic cardioversion of atrial fibrillation : Comparison of rectilinear biphasic versus damped sine wave monophasic shocks. Circulation 2000 ; 101 : 1282-1287.

失神とティルト試験

Benditt DG, Ferguson DW, Grubb BP, et al. Tilt table testing for assessing syncope. J Am Coll Cardiol 1996 ; 28 : 263-275.

Brignole M, Alboni P, Benditt DG, et al. Guidelines on management (diagnosis and treatment) of syncope—Update 2004. The task force on syncope, European Society of Cardiology. Europace 2004 ; 6 : 467-537.

Mittal S, Stein KM, Markowitz SM, et al. Induction of neurally-mediated syncope with adenosine. Circulation 1999 ; 99 : 1318-1324.

Strickberger SA, Benson DW, Biaggioni I, et al. AHA/ACCF scientific statement on the evaluation of syncope : From the American Heart Association council on clinical cardiology, cardiovascular nursing, cardiovascular disease in the young, and stroke, and the quality of care and outcomes research interdisciplinary working group ; and the American College of Cardiology Foundation in collaboration with the Heart Rhythm Society. J Am Coll Cardiol 2006 ; 47 : 473-484.

Section III

ペースメーカとICD

12章 デバイスのインテロゲートと診断機能の活用

Charles J. Love

　植込み型デバイスは，固定機能，固定心拍数，プログラム機能のないペースメーカから，信じられないほど複雑な，マイクロプロセッサーを基本とする，自動化された現在の植込み型除細動器（ICD）へと進化した。筆者の友人は20年前と現在のデバイス管理を，よく自家用セスナの飛行とF-16戦闘機の飛行に例える。F-16のほうがはるかに精巧であるが，間違いを侵す危険性も同様に高い。一方，個々の治療をそれに見合っただけ改善したり，患者とその心調律に関する重要な情報を捉えて管理する能力も格段に強く要求されるようになった。

　デバイスから引き出すことのできる膨大な量の情報を管理・活用する方法を学ぶことは，経験豊かなデバイス専門家にとっても大変なことである。デバイスに完全にインテロゲートすると，パラメータ，デバイス情報，診断および心電図の印刷に何十枚もの用紙が必要になる。膨大な量のデータにアプローチする最良の方法は，部分に分けてそれを理解すること，すなわち，デバイス機能の各部分を1つずつ扱うことである。インテロゲートは以下の方法でみるとよい。

1) デバイスの機能に関する情報
2) 患者の心調律診断
3) 特異な心調律の情報
4) 観察されたデータに基づく適切なプログラミング
5) モニター可能な他のパラメータ

開　　始

　デバイスデータを解析する最初のステップは，デバイスからデータを引き出すことである。適切なプログラマーを使用するには，まず製造会社を確認しなければならない。残念ながら，デバイスを扱う我々の長年にわたる要求にもかかわらず，どの機種にも使える普遍的なプログラマーは存在しないばかりか，作られる予定もない。製造会社を知るにはいくつかの方法がある。まず最初に，大部分の患者はデバイスの製造会社，機種，製造番号を記した

IDカードを携帯している．注意しなければならないのは，患者が過去に植込みデバイスを交換しており（ペースメーカからICDへの変更を含む），以前の機種のカードを持っていた場合，間違いが起こる危険性がある．患者がIDカードを持っていなかった場合，胸部X線写真で調べることができる．多くのデバイスには透視で確認できる社名ロゴの入った識別タグが付けられている．ロゴが見つからなかったり，X線撮影ができないか不都合がある場合には，各製造会社にデバイスの登録情報を得るためのフリー・ダイヤルがあるので，電話をかけていけば患者情報をもっている会社を探すことができる．主なデバイス製造会社の電話番号を表12-1に挙げる．見てわかる通り，多くの会社の合併・統合が行われてきた！

最後に，どうしてもデバイスの機種が判明しなかった場合は，デバイスが明らかになるまで各社のプログラマーを順番に当ててインテロゲートを繰り返す．植込まれたデバイスに意図されない影響がでる可能性があり（少なくとも理論的には），この方法は一般的には好まれない．ときに，デバイスが機能していなかったり，電池が消耗していてインテロゲートできない場合もあることに注意が必要である．

適切なプログラマーが得られたら，そのスイッチを入れる．ワンド（プログラマー・ヘッドとも呼ばれる）をデバイスの上に当てるとインテロゲートが自動的に始まる機種もあるが，それ以外の機種ではインテロゲートボタンを押して開始する．もし，記録が消去されてしまうと（インテロゲートのた

表12-1　主なデバイス製造会社と電話番号

Biotronik：バイオトロニック・ジャパン 0120-810-137（03-5275-5183），日本光電 03-5996-8000
Boston Scientific：ボストン・サイエンティフィック・ジャパン 03-3343-8990
CPI：ボストン・サイエンティフィック・ジャパン
ELA：日本ライフライン 03-6711-5199
Guidant：ボストン・サイエンティフィック・ジャパン
Intermedics：ボストン・サイエンティフィック・ジャパン，日本ライフライン
Medtronic：日本メドトロニック 03-6430-2011
MEDICO：パラメディック 03-3582-5220
Pacesetter：フクダ電子 03-5684-1810，セント・ジュード・メディカル
Sorin（ELA）：日本ライフライン
St. Jude Medical：セント・ジュード・メディカル 03-6255-5750，フクダ電子
Telectrinics：センチュリー・メディカル 03-3491-1395
Ventritex：セント・ジュード・メディカル
Vitatron：日本メドトロニック

［注：原書には米国の情報が記載されているが，ここには日本の会社・電話番号を掲載した．また，日本国内では多くはフリー・ダイヤルではない］

びに自動的に行われる機種がある），データが失われ，主治医（ときにはデバイス外来看護師）に叱られることになるので，この時点で印刷できるものはすべて印刷しておくのがよいだろう。記録が消去される以外には，プログラムボタンもしくはトランスミットボタンを押さない限り，デバイス機能に関するいかなる変更もなされない。情報に接続できたら，実際に詳しく見てみよう。

デバイスの機能に関する情報

　筆者はまず，最初に基本的なデバイス情報に注目する。現在のモードと心拍数の設定はどうなっているのか？　電池の状態は大丈夫か？　リードの状態および機能が正常範囲内にあるか？　ICDでは除細動回路に問題はないか？

■ 基本的なプログラムデータ

　デバイスの機能と，それが正しく作動しているかを評価するには，多くのパラメータを調べなければならない（図12-1）。しかし，初心者ならもっと単純に考え，ペーシングの鍵となる2つのパラメータに注目するとよい。すなわち，ペーシングモードと基本ペーシング心拍数である。当然のことだが，心電図上の心拍数はデバイスにプログラムされた心拍数より少なくなるはずがない。ただし，これにはいくつかの例外がある〔レート・ヒステレシス（rate hysteresis），睡眠時ペーシング心拍数（sleep rate），レート・ドロップ反応（rate drop response）〕。しかし，ここでは最も一般的なデバイスの設定について述べる。モード設定は，ペーシングする心腔，センス（感知）する心腔，センスしたイベントに対する反応を示す3文字で表され，4文字目の"R"は心拍応答機能（例えば体動センサー）があるときに付けられる。ICDでは，デバイスが治療実行可能な状態（active）か，不作動/観察のみ（inactive/monitoring）の状態かを確認する必要があり，これは図12-2に示されるようにいくつかの方法で表示される。また，心室頻拍（VT）と心室細動（VF）を認識して治療を開始する心拍数を検討する必要がある。不必要な電気ショックを避けるために電気ショックを実行しないように再設定したり，遅いVTの心拍数がデバイスの頻拍認識心拍数以下に低下したときに認識心拍数の設定を下げる必要が生じることがときにある。

■ 電池の状態

　ほとんどのデバイスでは，電池の状態を知らせるために推定電池寿命や（自動車の燃料計のような）残量計が示される。電池の状態の表示の例を図12-3

```
            Parameter Settings Report
Modes/Rates                    Atrial Lead
Mode               DDDR        Amplitude       2 V
Mode Switch        On          Pulse Width     0.4 ms
 A. Detect Rate    140 bpm     Sensitivity     0.3 mV
Lower Rate         70 ppm      Pace Blanking   200 ms
Upper Tracking Rate 120 ppm
Upper Sensor Rate  120 ppm     Ventricular Lead
A-V Intervals                  Amplitude       2 V
                               Pulse Width     0.6 ms
Paced AV           300 ms      Sensitivity     0.3 mV
Sensed AV          300 ms      Pace Blanking   200 ms
Rate Adaptive AV   On
 Start Rate        90 bpm      Refractory
 Stop Rate         120 bpm     PVARP    310 ms
 Minimum Paced AV  100 ms      PVAB     150 ms
 Minimum Sensed AV 110 ms
                               Rate Response
Rate Therapy Features
                               Rate Response        7
Non-Competitive Atrial Pacing  On    Activity Threshold    Medium Low
 Interval          300 ms      Activity Acceleration 30 sec
V. Rate Stabilization  Off     Activity Deceleration 5 min
```

図12-1 基本的なデバイスのパラメータの印刷画面。基本モード，タイミング設定，他の治療項目が項目ごとに分けて表示される。

に示す。十分な電力が残っているかを知るのに役立つ電池電圧か残存電池寿命，もしくは両方を表示する機種もある。

■ 高出力デバイス（ICD）の充電回路の状態

ICDには3Vの電池を用いて800Vの放電を行う能力がある。そのためには，数秒以内に除細動に必要なエネルギーを充電できる1つもしくは複数のキャパシター（コンデンサー）が必要である（図12-4）。充電時間の延長はキャパシターの問題か，電池の消耗を示す。最大出力に必要な充電時間はデバイスごとに異なるが，いかなる機種でも20秒以上かかるのは異常であり，何らかの対処が必要である。

■ リードの状態

ペーシング・リードの状態には3つの主要要素がある。大部分のICDではショック・リードに多機能のリードが用いられており，センシング，ペーシング，そして高エネルギーショックを伝える能力があることに注意が必要である。

● インピーダンス（抵抗）

これはリード自体，あるいはリードとデバイスとの結合を総合的に評価す

A

Parameter Settings Report　　　　　　　　　　Page 1

Detection

	Enable	Initial	Redetect	V Interval (Rate)
VF	On	18/24	12/16	330 ms (182 bpm)
FVT	via VF			270 ms (222 bpm)
VT	Monitor	16	12	370 ms (162 bpm)

PR Logic

AFib/AFlutter	On
Sinus Tach	On
Other 1:1 SVTs	On
SVT Limit	320 ms

Other Enhancements

Stability	Off

Sensitivity

Atrial	0.3 mV
Ventricular	0.3 mV

Additional Settings

1:1 VT-ST Boundary	50 %
High Rate Timeout	Off

B

Tachy Zone Configuration

	VT-1	VT-2	VF
	400 ms 150 bpm 12 intervals	350 ms 171 bpm 12 intervals	270 ms * 222 bpm * 12 intervals
SVT Discrimination			
	Monitor Only	ATP x2 * 20.0 J / 619 V * 36.0 J / 830 V 36.0 J / 830 V x2	25.0 J / 693 V 36.0 J / 830 V 36.0 J / 830 V x4

SVT Criteria

SVT Discrimination: .... Dual Chamber
　VT-1: On　　VT-2: On
　AF/AFL (V < A Rate Branch)
　　VT Diagnosis Criteria .... If Any
　　Morphology .... On (60 %, 5 of 8)
　　Interval Stability .... On (80 ms), 12 intervals
　　　AV Association Delta .... Passive (60 ms)
　Sinus Tach (V = A) Rate Branch
　　VT Diagnosis Criteria .... If Any
　　Morphology .... On (60 %, 5 of 8)
　　Sudden Onset .... On (100 ms)
　　Template .... Active Jun 6, 2007 12:17 pm (Update every 1 day)

C

Settings
　Ventricular Tachy Settings
　　VF　200 bpm　ATP　　　　　　　　　　　　41J, 41J, 41Jx6
　　VT　170 bpm　Burst　　　Ramp　　　　　　6J, 41J, 41Jx4
　Atrial Tachy Settings
　　ATR Mode Switch　170 bpm　VDI

図 12-2　A ～ C：製造会社の異なる 3 種類のプログラマー頻拍認識と治療設定の画面を示す。すべて異なっており，デバイスが治療実行可能な状態になっているか否かを見極めるには，注意深く見る必要がある。

12章 デバイスのインテロゲートと診断機能の活用 223

A

ERT
EOL   BOL

B

Battery   OK
Approximate time to explant: 9 years
Charge Time   8.1 s
Last Capacitor Re-form   15 Oct 2008 08:37

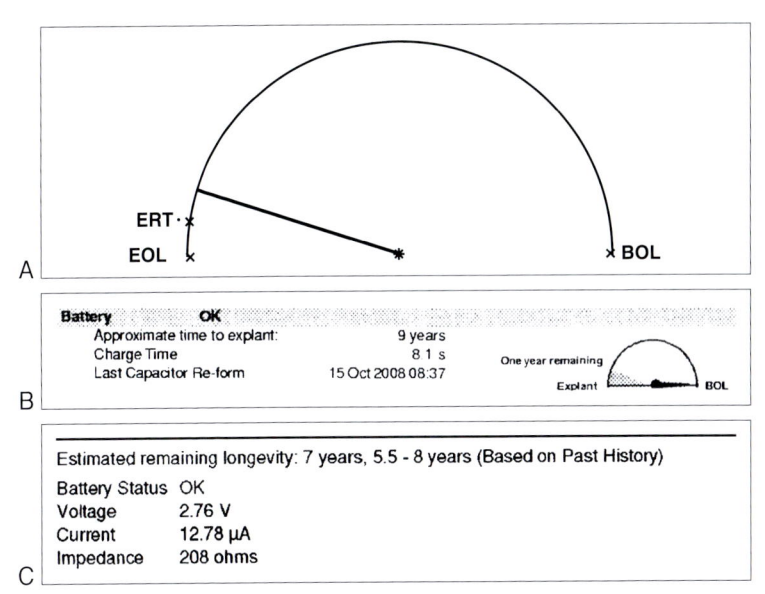

One year remaining
Explant   BOL

C

Estimated remaining longevity: 7 years, 5.5 - 8 years (Based on Past History)
Battery Status   OK
Voltage   2.76 V
Current   12.78 μA
Impedance   208 ohms

図12-3　A：電池の交換時期が近いことを示す残量計。この表示では，交換までの時間や電池の電圧・抵抗はわからない。B：電池残量が示される最近の残量計。この例では推定電池寿命も示される。C：電池の電圧・抵抗・推定寿命を示す従来のデータ表示形式。リードの測定値も示される。BOL：電池使用開始，ERT：交換時期，EOL：電池寿命終了。

ICD Status			
Battery Voltage (ERI=2.62 V)		2.99 V	Nov 24, 2008
Last Full Energy Charge		8.35 sec	Sep 23, 2008
Last Capacitor Formation (Interval = Auto)			Sep 23, 2008
Lead Performance	**Atrial**	**Ventricular**	
EGM Amplitude	3.4 mV	3.4 mV	Nov 24, 2008
Pacing Impedance	496 ohms	368 ohms	Nov 24, 2008
Defibrillation Impedance		37 ohms	Nov 24, 2008
SVC (HVX) Impedance	46 ohms		Nov 24, 2008

図12-4　この印刷画面はICDの状態とリードの状態の両方を示す。電池の電圧が交換指標(ERI)とともに示される。最新の完全充電時間と最新のキャパシターの更新時期(デバイスの試験充電)が示される。これらは同時のときもある。一般的な充電時間は7～12秒である。20秒以上は異常であり，検査が必要である。

る重要な測定項目である。ペーシングリード(もしくはICDリードのペーシング機能)のインピーダンスは300～1,000 Ωの間にある。ショックにおいてははるかに低く，通常30～80 Ωである。一時的に得られた数値よりも，長期間にわたって数値が安定していることが重要である。多くの機種はこの

数値が記録されており，インテロゲートすると表示される（図12-5）。インピーダンス高値は導線の断線，またはリードとデバイスの接続不良時に認められる。インピーダンス低値は回路のショートを示し，通常は導線の内部絶縁体不良時に認められる。

● センシング閾値

リードが置かれた心腔内局所の電位を感知する能力は，リード評価の2番目の要素である。多くの場合，センシングにはショックコイルを利用しないが，ペーシングとセンシングの陽極としてショックコイルを利用するリードもある。センシング感度が突然もしくは徐々に変化した場合は，リードの破損か患者側の器質的変化を示唆する。例えば患者が心筋梗塞を起こした場合は，心室リードのセンシングに影響を与える。また，代謝的変化や薬物投与がセンシングに影響を与えることもある（これらは通常は可逆的である）。インピーダンスと同様に，P波やR波の波高の絶対値よりも長期的変化のほうが重要である。センシング閾値の経過記録が残される機種と残されない機種がある（図12-5）。後者では得られた数値を患者デバイス記録と比較する

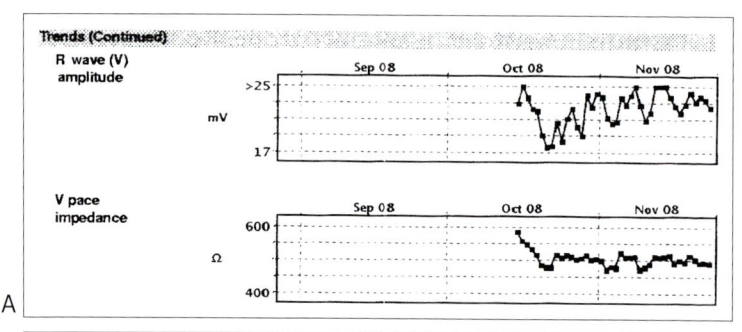

図12-5 A：リードのセンシング測定（R波）とリード抵抗測定のグラフ。状態が安定するまでに必要な初期期間の後，リード抵抗は非常に安定しており，リードの接続も安定していることを示している。R波高には多少の変動があるが，良好な範囲内に収まっている。B：この機種ではインピーダンスとR波高のグラフはないが，初期の値と最近の値の比較が示される。（続く）

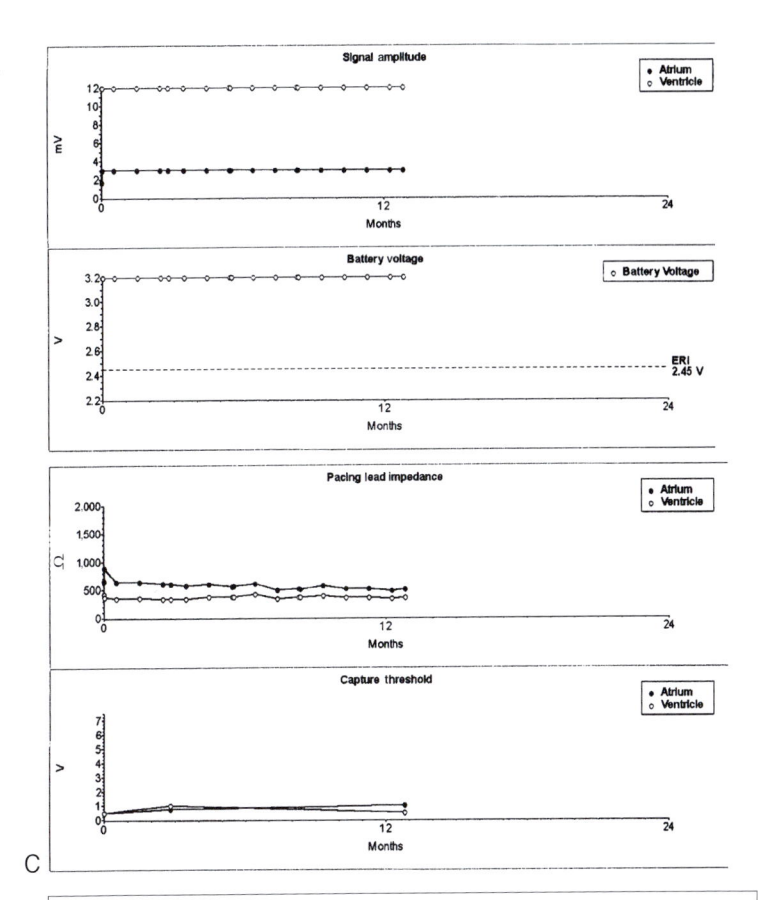

12章 デバイスのインテロゲートと診断機能の活用 225

Signal amplitude
- Atrium
- Ventricle

Battery voltage
- Battery Voltage
- ERI 2.45 V

Pacing lead impedance
- Atrium
- Ventricle

Capture threshold
- Atrium
- Ventricle

C

Pacemaker Status

Estimated remaining longevity: 3 years, 1.5 - 3.5 years (Based on Past History)
Battery Voltage/Impedance 2.71 V / 1,191 ohms

	Atrial	**Ventricular**
Amplitude/Pulse Width	2.57 V / 0.40 ms	5.37 V / 1.00 ms
Sensitivity	0.50 mV	2.80 mV
Measured Impedance	367 ohms	2,495 ohms

D

図 12-5（続き）　C：それぞれの外来受診時に計測されたデータを示すグラフ。これらは毎日自動的に計測されるものではないが，この症例では用手的に測定・記録され，グラフ化されている。D：心室リードのインピーダンスが非常に高く（2,495 Ω），リード断線に一致する所見である。

必要があるが，他院でフォローされている患者の場合は不可能である。

● **ペーシング閾値**

　リード評価の3番目の要素は，心筋をペーシングするのに必要なエネルギー量である。これは，ペーシング閾値として知られている。センシングと同様に，回路の陽極としてショックコイルを利用するICDリードもある。閾値は低いほうがよいが，安定していれば閾値が高くてもよい。急に閾値が高くなった場合はリードのトラブルを示唆する。ここでも器質的変化，代謝的変化や薬物の投与はペーシング閾値に大きな影響を与える。1つもしくは複数のリードの捕捉閾値を自動的に試験する機能をもった機種もあるが，多くの機種は用手的に測定される（図12-6）。

心調律の診断

　最近のすべてのデバイスは患者の基本調律に関する情報を保持する。最も

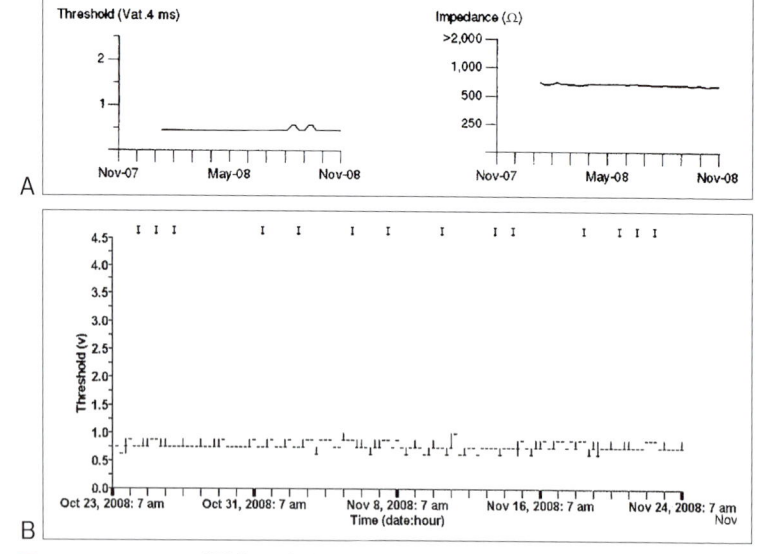

図12-6　ペーシング閾値はデバイスによりグラフ化される。A：ある会社のデバイスで毎日測定された捕捉閾値のグラフ。右はリードのインピーダンスのグラフ。両方とも安定しており，通常は良好な徴候である。B：別の会社の機種の8時間ごとに測定された閾値のグラフ。やはり安定して低い閾値を示している。

基本的なデータは各心腔におけるペーシングとセンシングの時間の割合である．これを見れば，デバイスが植込まれた疾患がひと目でわかる．デバイスが心房をペーシングする時間が多ければ洞不全症候群(sick sinus syndrome)であり，心室をペーシングする時間が大部分であれば房室ブロックを示唆する．患者によっては，房室伝導が正常でも心室ペーシングの割合が高いことがある〔例えば，心臓再同期療法(cardiac resynchronization therapy：CRT)〕．CRT 以外で不必要な心室ペーシングを減らすことを考える場合，これらのヒストグラムがプログラミングのガイドとして利用できる．

　また，デバイスから心拍数のヒストグラムと心拍数ごとのペーシングおよびセンシングの割合がわかる．このヒストグラムを評価すれば，変時性応答不全(chronotropic incompetence)(洞不全症候群)や房室ブロックの存在，そして不整脈の確認が可能になる(図 12-7)．心拍応答のない患者では，センサー指示心拍数のヒストグラムからセンサー応答が適切かどうかがわかる．センサー指示心拍数より自己心拍数のほうが速い場合にはデマンド機能が働いてペーシングは抑制されるので，一般的にはセンサー指示心拍数と自己心拍数のどちらか速いほうが実際の心拍数となる．センサー心拍数で常にペーシングをしている状態なら，このヒストグラムは心拍数の範囲を示す．

　ヒストグラムは有用であるが，患者の心拍数と調律を概観するものにすぎない．トレンドグラフは1拍ごとのペーシング，心拍数，そして調律の情報を与えてくれるが，ヒストグラムより記録期間がはるかに短い．これらのデータは持続的に記録されているが，インテロゲートが行われる直前の時間のみの記録が保存されるか，特定の時間区間のみの記録が保存されるか，あるいは特定の条件(例えば頻拍時)に一致したときのみ断片的に保存される(図 12-8)．最近のデバイスの多くは，心内心電図記録の引き出しや保存が可能である(下記参照)．

特異的な心調律の情報

　特異的な心調律に対する診断機能はますます一般的になってきている．ペースメーカでは，心房性・心室性の不整脈の頻度と持続時間を表示することができる(図 12-9)．これらのデータは内科的治療もしくはインターベンション治療の必要性と有効性を決定する際に非常に有用である．

　現在の ICD はすべて，感知され治療された不整脈の情報および心電図を保存し引き出すことのできる機能をもっている．ほとんどのデバイスは，どのくらい不整脈イベントが起こったかを様々なレベルの一覧表で示すことができる．この診断の総覧機能の最初のレベルはイベントログであり(図 12-

228 Section Ⅲ ペースメーカとICD

A

Histograms

Date of Last Reset　　　　　　01 – OCT – 2008

Atrial
□ Paced
▨ Sensed

Rates (ppm)

Ventricular
□ Paced
▨ Sensed

Rates (ppm)

B

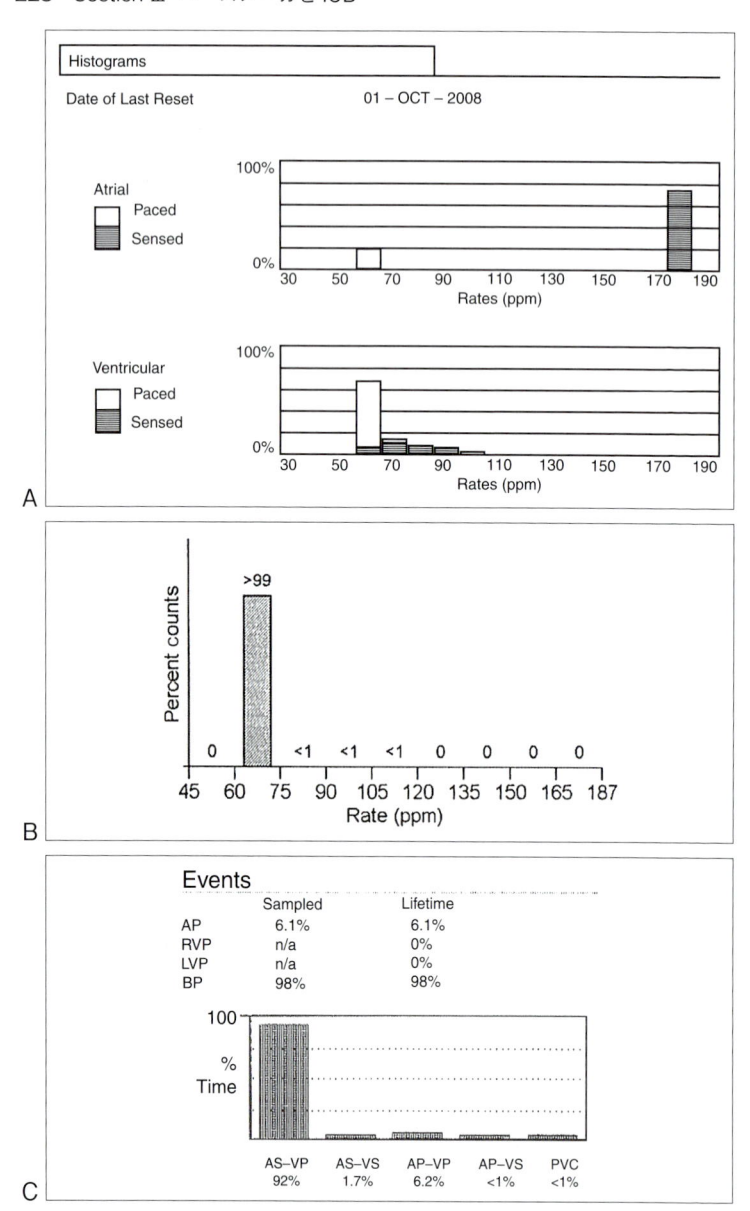

Percent counts

45	60	75	90	105	120	135	150	165	187
0	>99	<1	<1	<1	0	0	0	0	

Rate (ppm)

C

Events

	Sampled	Lifetime
AP	6.1%	6.1%
RVP	n/a	0%
LVP	n/a	0%
BP	98%	98%

% Time

AS–VP	AS–VS	AP–VP	AP–VS	PVC
92%	1.7%	6.2%	<1%	<1%

図 12-7　A：80％の時間が AF であり，心室応答が管理された状態であることを示す心房と心室ヒストグラム。B：心拍数が常に 60 〜 75/min であることを示すヒストグラム。この患者は変時性応答不全を有している。C：各心腔をペーシングしている割合を示すペーシング・ヒストグラム。この患者では，主に心房で感知されて心室をペーシング（AS/VP）しており，房室ブロックと診断されていると思われる。（続く）

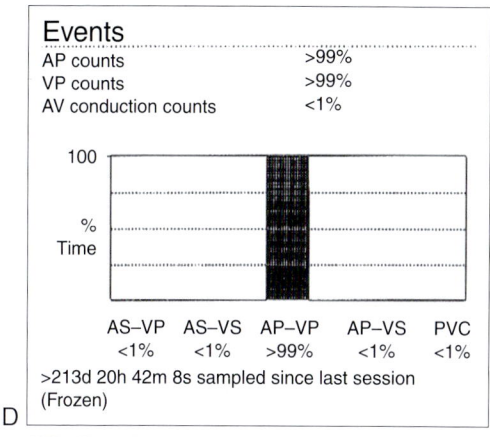

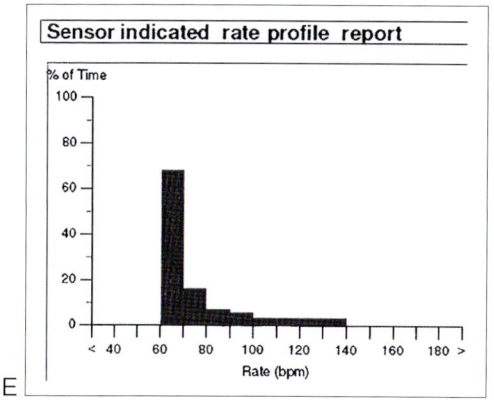

```
Events
AP counts                >99%
VP counts                >99%
AV conduction counts     <1%
```

         AS–VP   AS–VS   AP–VP   AP–VS   PVC
         <1%   <1%   >99%   <1%   <1%

>213d 20h 42m 8s sampled since last session
(Frozen)

D

Sensor indicated rate profile report

E

図 12-7（続き）　D：100% 両心腔をペーシングしていることを示すヒストグラムで，洞結節と房室結節の疾患の合併を示唆する．E：センサーが指示した心拍数のヒストグラム．もし（心房ペーシングもしくはデュアルチャンバー・ペーシングのデバイスで）100% 心房におけるペーシングであれば，あるいは（心室ペーシングのデバイス，もしくはデュアルチャンバー・ペースメーカで設定が心室ペーシングの場合）100% 心室におけるペーシングであれば，このヒストグラムは心拍数の範囲を示す．体動感知型センサーが患者の活動レベルに合わせて適切にプログラムされているかを決定するのに有用である．このヒストグラムは心拍数の分布が良好であることを示している．

10)，最近のイベントの分類と，どのように治療されたかを示す．特定のイベントに関してさらに詳しい情報を引き出すこともできる．心内心電図を引き出し評価する機能は，臨床医にとって最も有用なツールとなる．デバイスに記録されたイベントの再生,不整脈の真の原因の決定は，この情報にかかっ

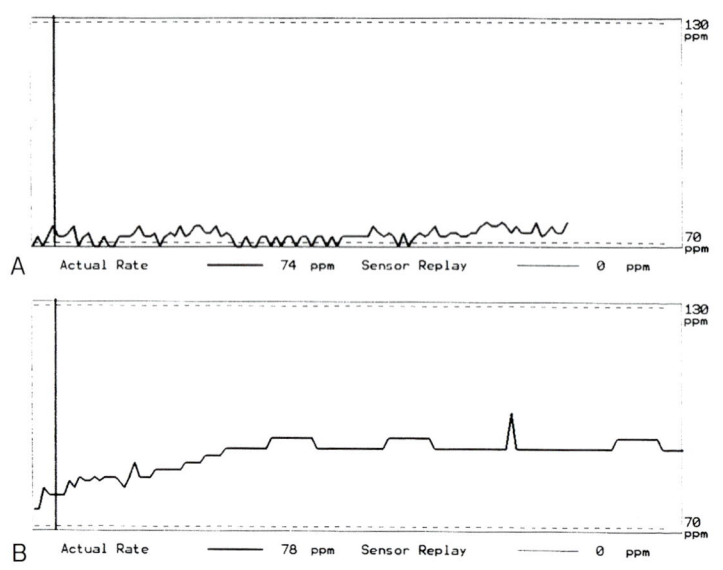

図12-8 体動感知型センサーの反応を評価するために院内で行われた運動負荷試験中の心拍数トレンドグラフ。A：デバイスの元々の設定では運動に対して心拍数の反応が少ない。B：体動感知型センサーの反応性を高めた後の心拍数のグラフ。

ている。不整脈の開始，心房と心室のイベントの関係，そしてその不整脈がどのように停止したかを評価することで，心拍数の情報のみを利用した場合に比べ，はるかに正確な診断が可能になる。不整脈と心内心電図記録の例を図12-11に示す。

観察されたデータに基づく適切なプログラミング

　デバイスのプログラミングの包括的な概観はこの章の範囲を超える。しかしながら，プログラミングの基本的な理解を身につけ，デバイスのインテロゲートで得られるデータに関係した緊急状況に対応できるようにすることは，初心者にとっても重要である。緊急にデバイスのプログラムを変更する必要がある4つの状況を以下に示す。ただし，ここに示すプログラミング変更の推奨は，緊急の一時的対応であることを認識する必要があり，どのような場合も，デバイスの十分な評価と調整のためには訓練を受けた専門家に相談しなければならない。また，一時的経静脈的ペーシングリードの留置が必要になる可能性もある。

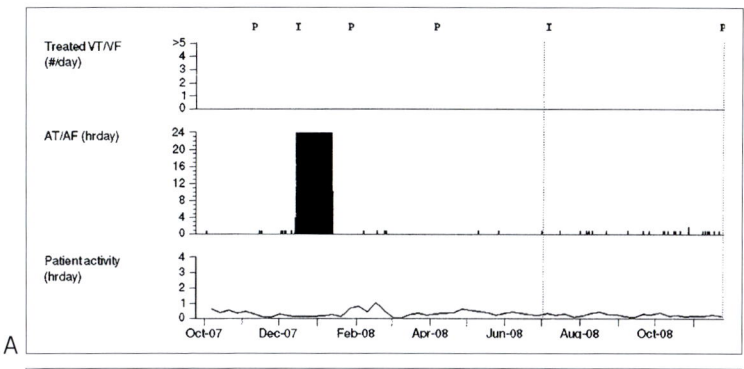

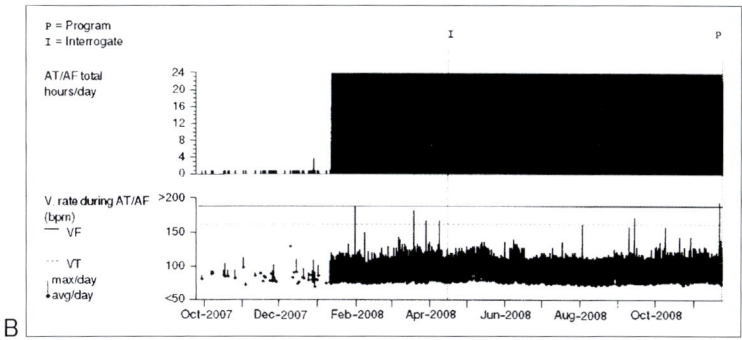

図 12-9 特殊な調律診断。A：2007 年 12 月〜 2008 年 1 月の AF の発症を示す Cardiac Compass™ (Medtronic 社) の一例。非持続性の発作が何度も生じていることに注意。B：持続性 AF を示す別の例。下のグラフは AF 中の心拍数の範囲を示している。このデータは心拍数コントロールの検討に役立つ。C：デバイスにプログラムされた診断基準に合致した不整脈の発生記録。調律診断とともに日時が記録されているので，イベント発生と患者の症状との関係がわかる。

■ 速いペーシング心拍数を伴った心房細動

房室結節を介して心室に伝導する心房細動 (AF) において，ペースメーカをプログラミングすることにより速い心室応答を遅くできるというのは，患者とそのケアをする者によくある誤解で，一般にこれは誤りである。しかし

A

Episode Query Selections
Show All Episodes

Episode	Date/Time	Type	Zone	Rate bpm A	Rate bpm V	Therapy/ Duration	V:A	Stab	AFib	Ons	A&V
8	OCT-2008 04 10:30	V Spon				Nonsustained	-	N/R	-	44%	
7	MAY-2008 11 03:48	V Spon	VT		200	ATPx1	>	23	F	53%	
6	JUN-2007 28 09:40	V Spon				Nonsustained	-	N/R	-	19%	
5	MAY-2007 07 00:29	V Spon			182	Nonsustained	≤	5	F	6%	
4	07 00:28	V Spon	VT		175	ATPx1	≤	9	F	N/R	
3	07 00:28	V Spon			197	Nonsustained	≤	22	F	19%	
2	APR-2006 15 06:12	V Spon			76	Nonsustained	≤	N/R	F	56%	
1	MAR-2005 25 17:12	V Ind	VF		276	21J	>	12	F	N/R	

B

Episode	Date/Time	Type	Zone	Rate bpm	Therapy/ Duration
109	17-NOV-2008 11:55	ATR		141	00:04 m:s
108	16-NOV-2008 15:16	ATR		161	00:05 m:s
107	06-NOV-2008 20:55	Spont		82	Nonsustained
106	11-OCT-2008 21:43	ATR		68	00:04 m:s
105	16-SEP-2008 18:19	ATR		159	00:08 m:s
104	11-SEP-2008 01:02	PMT		120	
103	27-AUG-2008 19:31	ATR		77	00:00 m:s
102	12-AUG-2008 20:20	ATR		68	00:01 m:s
101	06-AUG-2008 22:39	PMT		120	
100	24-JUL-2008 01:02	PMT		120	
99	18-JUL-2008 16:55	PMT		120	
98	10-JUL-2008 15:03	PMT		120	
97	08-JUL-2008 07:17	ATR		87	00:01 m:s
96	24-JUN-2008 17:52	Spont			Nonsustained
95	24-JUN-2008 14:51	ATR		82	00:02 m:s
94	22-JUN-2008 05:44	PMT		120	
93	21-JUN-2008 01:54	ATR		120	00:01 m:s
92	11-JUN-2008 14:16	ATR		69	00:03 m:s
91	31-MAY-2008 06:46	PMT		120	
90	22-MAY-2008 21:56	PMT		120	
89	13-MAY-2008 13:05	ATR		94	00:00 m:s
88	13-MAY-2008 12:58	Spont		87	Nonsustained
87	10-MAY-2008 23:48	Spont		83	Nonsustained
86	06-MAY-2008 14:49	ATR		152	00:04 m:s
85	06-MAY-2008 14:28	ATR		155	00:10 m:s
84	21-APR-2008 10:26	ATR		86	00:02 m:s
83	18-APR-2008 19:28	ATR		80	00:01 m:s
82	01-APR-2008 20:05	ATR		63	00:02 m:s
81	25-MAR-2008 08:45	Spont			Nonsustained
80	24-MAR-2008 10:43	ATR		142	00:05 m:s
79	08-FEB-2008 09:06	ATR		75	00:01 m:s
78	15-JAN-2008 17:05	Spont		80	Nonsustained
77	07-JAN-2008 18:18	ATR		77	00:02 m:s
76	02-JAN-2008 13:16	ATR		164	00:08 m:s
75	14-NOV-2007 02:48	ATR		62	00:03 m:s
74	07-NOV-2007 08:05	ATR		90	00:02 m:s
73	20-OCT-2007 19:28	PMT		120	
72	20-OCT-2007 11:24	ATR		88	00:03 m:s
71	15-OCT-2007 21:19	ATR		61	00:02 m:s
70	09-OCT-2007 10:00	ATR		77	00:00 m:s
69	21-SEP-2007 17:37	ATR		104	00:04 m:s
68	19-SEP-2007 18:05	ATR		76	00:02 m:s

図 12-10　イベントログ。A：図 12-12 に示された患者から得たものである。5つの非持続性イベントと2つの VT イベントに注意。イベント発生の日時が示されている。VF もあるが，これはデバイス植込み時に誘発されたものである。植込み後にカウンターが更新されたため図 12-12 のグラフには示されていない。B：別の患者のログで，心房と心室のおびただしい数の不整脈イベントが記録されている。ここでも，患者の症状と不整脈の有無の関連を見るうえで日時の記録は極めて有用である。

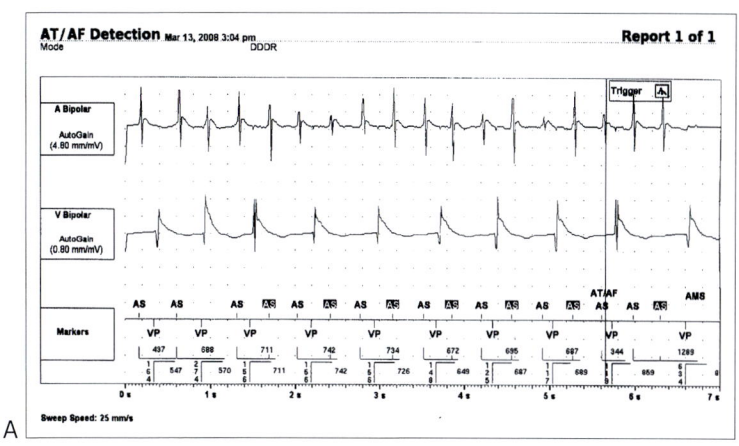

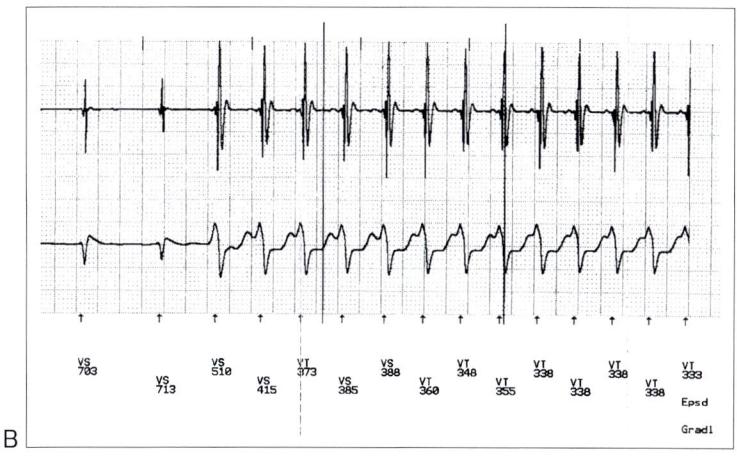

図12-11 不整脈中に自動的に記録された心内心電図記録。A：上段は心房調律の記録（心房双極記録），中央は心室調律の記録（心室双極記録）である。心房レートは明らかに心室レートより速く，概ね規則正しい。心房粗動が示唆される。B：シングルリードICDの記録である。上段は右室の双極感知の記録，下段は右室コイルとICDカンの間のファーフィールド記録である。後者は体表面心電図記録に近い。この下段の記録よりQRS幅の広い頻脈が示されており，心室頻拍が開始したことが容易にわかる。

ながら，病的心房頻拍があることが認識されていなかったり，あるいは病的心房頻拍があるのにデュアルチャンバー（dual chamber）ペースメーカやICDが誤ってプログラミングされていることがある〔これは心室シングルチャンバー（single chamber）デバイスでは問題にならない〕。このような場

合，デバイスはプログラムされた上限心拍数で心室をペーシングする可能性がある。プログラムをシングルチャンバーか心房非追随型のモード(VVIかDDI)に変更すれば，速い心室ペーシング心拍数の問題は速やかに解決される。房室結節の伝導を抑制する薬物を用いても，AFにおけるペーシングには何ら効果がないことに注意。

■ 捕捉不全

　捕捉不全によるペーシング刺激は，良好な自己調律の患者にとって不快であり，ペースメーカに依存した患者では生命を脅かす問題となる。この問題が起こる原因は，主にリード不全と捕捉閾値上昇の2つである。後者はしばしば，高カリウム血症，アシドーシス，低酸素血症などの急性の代謝異常による。この状況では，直ちに捕捉を回復させて心機能を回復させるために，出力設定(電圧とパルス幅)を上昇させる必要がある。緊急の状況では，可能な範囲で出力とパルス幅を最大に設定するのが簡単かつ賢明な方法である。もし，(autocaptureのような)捕捉管理のアルゴリズムが使用されている場合は，アルゴリズムを切るか不活化する。さらに，出力の上昇だけでは捕捉できない場合，陽極導線の不全が原因であるなら極性を単極に再プログラミングすることで捕捉可能になる。ただし，ICDでは右室リードの極性変更はできない。専門家にリードとデバイスを詳しく評価してもらう必要があるが，それは状況が落ち着いた後でよい。

■ ペーシング不全

　ペーシングパルスの出力不全は多くの因子によって起こり得る。しかし，ペーシング不全の原因はオーバーセンシングや陽極導線(後者は前者の原因にもなる)の不全による場合が多い。ペースメーカ(ICDではない)に対するオーバーセンシングの状況を診断するには，デバイスの上にマグネットを置くというのが簡単で有用な方法である。もしデバイスがペーシングし始めたら，オーバーセンシングがあるか，なんらかのアルゴリズムがペーシング出力を抑制していることがわかる。デバイスを非同期モード(VOOやDOO)へプログラミングすると，感知されたイベントに関係なく強制的にペーシングすることになる。すべてのプログラマーは"Emergency"もしくは"STAT"ボタンにより自動的に最大出力のVVIモードにプログラムされる。多くのデバイスでは，極性も単極になる。これらのプログラム変更は，AF中にペースメーカが不整脈を追随して速い心室ペーシングを行った場合にも行うことができる。

■ 不適切ショック

　ICDの頻回の作動は，患者にとって最も精神的苦痛を感じる状態の1つである。速い心室応答を伴うAFや，リード不全によるオーバーセンシングが原因であることが最も多い。緊急の対処はデバイスの上にマグネットを置いてショック機能を抑制することだが，効果はマグネットがデバイスの上に置かれている間だけである。デバイスにインテロゲートし不整脈感知を切ることが，さらなるショックを予防する確実な方法である。AFの場合，通常の薬物や除細動により患者の心拍数をコントロールすることができる。

モニター可能な他のパラメータ

　植込み型デバイスは急速に進歩し，心調律ばかりでなく他の生理的パラメータもモニターできるようになってきた。新しいものとして，肺うっ血や右室圧，さらには左房圧がある。これらのパラメータをモニターする目的は，うっ血性心不全の発症を確認し，入院が必要となる前に患者の管理を行うことである。この例が，OptiVol®システムを有するデバイスからの図12-12に示されている。この方法は，肺の電気抵抗をモニターするために胸壁の体容積計(plethysmography)を利用する。肺の組織の水分量が上昇すると電気抵抗は低下する。このパラメータをモニターし，うっ血性心不全に進展する前に治療することで入院を避けることが期待されている。右室圧をモニターすることも同様の目的によるものである(現在研究が進行中)。このパラメータを利用することで，予測肺動脈拡張期圧(estimated pulmonary artery diastolic pressure：ePAD)が得られる。通常，ePDAは左室充満圧と並行して上昇するので，早期に心不全の治療を開始できるようになると期待されて

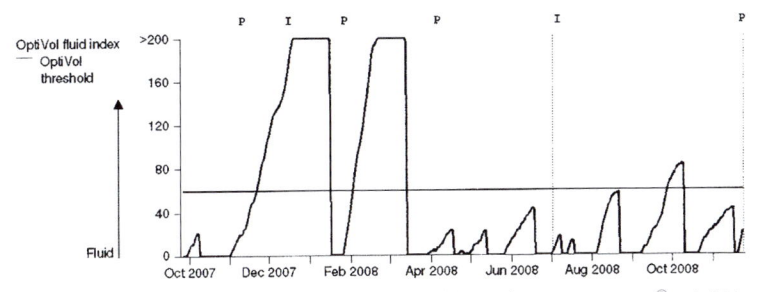

図12-12　肺うっ血のモニタリング。胸郭の抵抗を測定できるOptiVol®から得られた記録。これをもとに肺の総水分量を予測できる。2007年末と2008年上旬のエピソードは，うっ血性心不全と肺うっ血による入院の時期に一致している。

いる。左房圧を直接測定する左房圧モニター(研究中)も同様の意義をもつ。心筋虚血，血糖値，酸素飽和度などのパラメータをモニターできるデバイスも現在開発中である。

まとめ

植込み型心調律デバイスの完全な評価と適切なプログラミングを行うには訓練と経験が要求される。しかしながら，デバイスにインテロゲートしたり，デバイス機能および重要な不整脈の有無に関する基礎知識を得る最低限の訓練は可能である。デバイスのインテロゲートと緊急のプログラミング変更が適切かつ必要なこともあるが，いかなる場合も訓練を受けた専門家による最終的評価が行われることが重要である。

Key Point

1. 適切なプログラマーあるいは技術支援スタッフを活用するには，デバイスの種類(ペースメーカ，ICD，植込み型ループレコーダー)と製造会社を明確にしなければならない。
2. デバイスにインテロゲートし，評価のはじめと終わりにすべての設定を印刷しておく。これにより，元々の設定や何を変更したかを評価する必要が生じた場合のデータを得ることができる。
3. 診断データやグラフを活用すると，デバイス，リード，あるいは患者の状態を知ることができる。
4. 調律診断機能を利用することで，患者の症状とデバイスに記録された心調律との対照ができる。
5. デバイスに変更を加えるのは危機的問題を解決するために必要な場合にとどめ，その場合も評価とプログラミングについては熟練した臨床医の指導を求める。

(石川 利之)

文献

Barold SS, Stroobrandt RX. Cardiac Pacemakers Step by Step：An Illustrated Guide. Austin, TX：Futura；2004.（A good text for those that learn by visual aid. This book is heavily illustrated to help the reader understand the timing

cycles of pacemakers.)
Ellenbogen KA, Kay NE, Lau CP, et al. Clinical Cardiac Pacing, Defibrillation and Resynchronnization Therapy. 3rd Ed. Philadelphia, PA：W.B. Saunders；2006. (This is a comprehensive resource that can serve as a complete reference for those in need of a core resource text.)
Ellenbogen KA, Wood MA. Cardiac Pacing and ICDs. 5th Ed. Cambridge, MA：Blackwell Science；2008. (A somewhat more advanced text with an emphasis on ICDs and CRT devices.)
Kenny T. The Nuts and Bolts of Cardiac Pacing. Cambridge, MA：Blackwell Science；2008. (A good starter text for non-cardiologists to understand the basics of pacing.)
Love CJ. Cardiac Pacing and Defibrillators. 2nd Ed. Austin, TX：Landes Bioscience；2006. (This is an excellent basic resource for a novice to gain a good working understanding of device therapy and trouble shooting.)
Stroobrandt RX, Barold SS. Implantable Cardioverter-Defibrillators Step by Step：An Illustrated Guide. Malden, MA：Futura；2009. (This is an excellent companion book to the pacing book by the same authors.)

Section IV

知っておきたい不整脈の知識

13章 wide QRS 頻拍患者に対するアプローチ

John M. Miller, Deepak Bhakta, John A. Scherschel, and Anil V. Yadav

wide QRS 頻拍を正しく診断することは，大多数の循環器医や研修医にとって大きな悩みの種である．すでに様々な鑑別アルゴリズムが提唱されているが，そのほとんどは難解で実用的ではない．本章の目的は正しい診断を導き，初療のガイドとなる簡便な方法を見出すことにある．本章では wide QRS 頻拍を 100/min 以上の心拍数で 120 ms 以上の QRS 幅を有するものと定義し，単形性頻拍（すべての QRS 波形が同じ）と多形性頻拍（QRS 波形が変化する）に分類した．左脚ブロック（LBBB）パターンとは V_1 誘導の QRS 終末部分が陰性ベクトルを示すものとし，右脚ブロック（RBBB）パターンとは V_1 誘導の QRS 終末部分が陽性ベクトルを示すものとした．

単形性 wide QRS 頻拍―鑑別診断

wide QRS 頻拍を正しく診断するには，どのような頻拍があるかを熟知する必要がある．wide QRS 頻拍には以下のようなものがある．
1) 心室頻拍（VT）
2) 以下の状態を有する上室頻拍（SVT）
 a) 心室内変行伝導（aberrant conduction）
  i) 固定性（基本調律時にも存在）
  ii) 機能性（頻拍時のみに出現）
 b) 副伝導路を介した房室伝導（WPW 症候群）
 c) 変行伝導や心室早期興奮以外の異常 QRS 波形
  i) 基本調律時にも存在：心肥大，心筋症，先天性心疾患
  ii) 一過性：薬物中毒，電解質異常
3) 心室ペーシング
4) 心電図アーチファクト

wide QRS 頻拍はこれらのいずれかに分類される．表 13-1 にこれらの出現頻度と典型的な特徴をまとめた．心室ペーシングと心電図アーチファクトによるものは稀であるが，これらを正しく認識することは不必要な検査・治療を回避するために重要である．ほとんどの臨床研究論文において，VT が

表 13-1 wide QRS 頻拍の出現頻度と典型的な臨床状況

wide QRS 頻拍の原因	出現頻度*	典型的な臨床的特徴
VT	+++++	高齢,器質的心疾患あり,頻拍の既往なし
変行伝導を伴う SVT	++	若年,器質的心疾患なし,頻拍の既往あり
基本調律で異常 QRS を有する SVT	++	心筋症の既往,心臓手術後
心室早期興奮のある SVT	+	若年,WPW 症候群
著しい抗不整脈薬作用を伴う SVT	+	抗不整脈薬の使用歴(特に用量あるいは代謝の変化)
高カリウム血症を伴った SVT	稀	急性腎不全,横紋筋融解症
心室ペーシング調律	稀	ペースメーカの存在
心電図アーチファクト	+	無症状,患者体動

*＋の数は wide QRS 頻拍を有する典型的患者群における相対的出現頻度。

最も多い原因とされている(約75%)。したがって,診断がはっきりしない場合には,VTと考えたほうが無難である。特殊な患者群(例えば先天性心疾患の多い小児センターなど)ではその比率は異なるかもしれないが,通常は単形性 wide QRS 頻拍の一番の鑑別診断は VT と変行伝導を伴う SVT である。それらの判別法に関して以下に述べる。VT や変行伝導を伴う SVT のほとんどは規則的で周期の変化は 30 ms 以下であるため,変行伝導や心室早期興奮(WPW 症候群)を伴った心房細動(AF)とは比較的容易に区別される。したがって,それらの可能性に関してはここでは論じない。

VT と変行伝導を伴う SVT

VT の体表面心電図所見には膨大なバリエーションがあるが,変行伝導を伴う SVT の心電図の特徴ははるかに少ない。したがって,変行伝導を伴う SVT の心電図を熟知し,wide QRS 頻拍がそのいずれかのパターンに一致していればおそらく SVT であり,そうでなければ VT であろうと言えるようになる。現在まで報告されたアルゴリズムはいずれも wide QRS 頻拍の鑑別に有用である。その心電図判別法をまとめると表 13-2 のようになる。ほとんどのクライテリアにおいて,その特異度は基本調律時の心電図が正常か否かによって大きく変わる。すなわち,基本調律時の心電図が異常の場合(例えば心筋症や先天性心疾患術後など),wide QRS 頻拍の心電図診断は不正確となってしまう。

1) QRS幅:QRS幅が広いほど変行伝導を伴う SVT の可能性は低くなる(過

表 13-2 VT と SVT の心電図による鑑別

	変行伝導を伴う SVT	VT
QRS 幅	≦140 ms	>140 ms
−90°〜180°の QRS 軸	稀	ときに(20%)
前胸部誘導の concordance	稀	ときに(20%)
V_1 の QRS(左脚ブロック型)		
初期 R 波の幅	≦40 ms	>40 ms
QRS の開始から S 波最下点	≦60 ms	>60 ms
V_6 の QRS(右脚ブロック型)		
R/S 比	>1	<1
前胸部誘導で RS 波形	あり	なし(30%)
多相波誘導の V_i/V_t 比	≧1	<1
aV_R の QRS		
狭い初期 Q 波	通常	稀
高い R 波	稀	頻繁(40%)
幅広い,スラーのある Q 波	稀	ときに(20%)
心房・心室の関係		
解離	極めて稀	稀
非 1:1 の関係	ときに(30%)	頻繁(40%)

去の論文においては QRS 幅≦140 ms の場合 70% は SVT と言われていたが,最近の論文では 40% 程度と言われている)。一方,QRS 幅>140 ms では VT の可能性が高くなり,>160 ms の場合,その 75% は VT である。

2) QRS 軸:変行伝導を伴う SVT の場合,前額面電気軸は正常か,左脚前枝あるいは後枝のブロックが起こる可能性から,−90°から時計方向に 180°までの電気軸を示し,いわゆる北西軸(180°から−90°,Ⅰ・Ⅱ・Ⅲ誘導とも陰性)にはなり難い。したがって,右上方軸(北西軸)であれば,SVT の可能性は低く,VT の可能性が高いといえる。このようなタイプは VT のわずか 20% にすぎないが,その特異度は 95% と高い。

3) 前胸部誘導の極性一致:前胸部誘導がすべて陽性あるいはすべて陰性といった concordance(極性の一致)は,変行伝導を伴う SVT には稀であり,したがって VT であることが示唆される。VT の約 20% がこの concordance パターンを有しており,陽性・陰性は約半数ずつである。最近の研究では,陰性の concordance は VT には特異的ではないとされている(心不全や心室拡大をきたして基本調律でも R′波や左脚ブロックを示す患者では,SVT であっても陰性の concordance を示す)。

4) 各誘導における特殊な QRS 波形パターン(図 13-1)
   a) V_1 誘導と左脚ブロックパターン:正常の中隔脱分極は V_1 に小さな狭

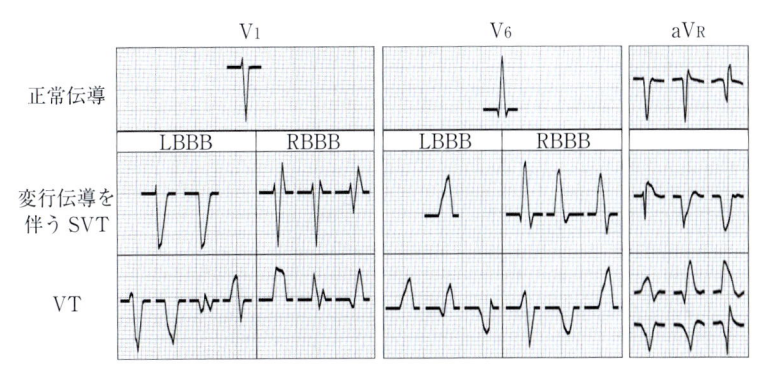

図 13-1 変行伝導を伴う SVT と VT の QRS 波形

　　いR波（≦40 ms）を作り，それは左脚ブロック型の変行伝導の際も出現する．さらに，S波最下点への下降は正常型でも左脚ブロック型でも急峻（≦60 ms）である．左脚ブロック型VTの場合は，V_1の初期R波は存在しないか，あっても40 msよりも広く，QRSの開始からS波最下点までの間隔も60 msを超えている．これらの違いは微細であるが，容易に計測できる違いでもある．

b）V_1誘導と右脚ブロックパターン：上記の正常中隔脱分極は右脚ブロック型変行伝導には影響されない．したがって，右脚ブロックを伴ったSVTはV_1誘導でrSR′型，rSr′型，あるいはrsR′型を呈する．VTではこれらのパターンは稀で，高く幅広い初期R波，Rr′型，あるいはQR型を呈することが典型的である．

c）V_6誘導と右脚ブロックパターン：右室心筋は小さいため，右脚ブロック型変行伝導で遅れた興奮はV_6誘導から遠ざかるときにqRs型波形を示す（R/S比＞1）．右脚ブロック型VTは左室起源であるため，すべての右室と左室心筋がV_6誘導の遠ざかるベクトルとして働き，rS型あるいはQS型パターンを示す（R/S比＜1）．

d）前胸部誘導におけるRS型波形：変行伝導を伴うSVTのほとんどは，前胸部誘導のいずれか（多くは中間胸部誘導）でRS型波形を有している．Brugadaら（1991）は，前胸部誘導でRS型波形が認められなければVTと診断できるとした．このアルゴリズムの全容を図13-2に示した．

e）初期成分と終末成分の速度ベクトル：上に述べたように，変行伝導においては初期QRS成分のベクトルは比較的急峻で，伝導遅延はQRSよりも遅れて生じる．しかし，VTでは伝導速度はQRSすべてを通

```
すべての前胸部誘導で RS 波形がない？
                                554 例の wide QRS 頻拍：正診率 98%
   yes           no
                  RS 幅＞100 ms？
              yes            no
                              房室解離？
                          yes           no
                                         他の VT 波形クライテリアを満たす？
                                       yes           no

  VT と診断                                                        SVT と診断
```

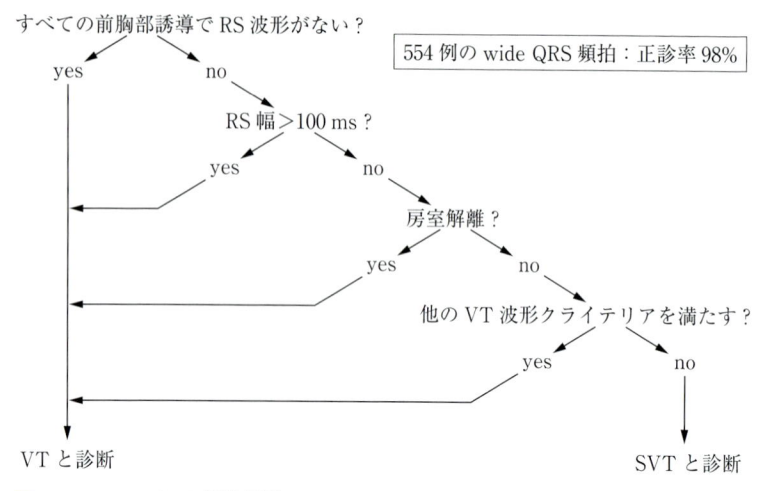

図 13-2　wide QRS 頻拍鑑別のための Brugada アルゴリズム

じて比較的遅い。多相性波形を呈する誘導の初期 40 ms 成分の電位波高を終末部 40 ms 成分の電位波高で除した比（V_i/V_t）は，この伝導速度の違いを表すのに有効である。変行伝導を伴う SVT のほとんどでは $V_i/V_t≧1$ であり，VT では $V_i/V_t<1$ となる。このクライテリアを用いたアルゴリズムを図 13-3 に示した。

　f）aV_R のパターン：通常変行伝導を伴う SVT では基本調律時と同様に aV_R 誘導は，急峻な QS 型，Qr 型，あるいは QR 型波形を呈する。一方，VT ではこれらのパターンは稀で，R 型，Rs 型，あるいはスラー（slur）のある Q 波（＞40 ms）を示すことが多い。このクライテリアを用いたアルゴリズムの全容を図 13-4 に示した。

5）心房・心室の関係：大多数の SVT において，1 つの QRS に対して少なくとも 1 つの P 波が存在している〔2：1 心房粗動（AFL）のような場合はそれ以上〕。一方，VT において房室伝導は不要であるため，房室比＜1 であることは高率に VT を示唆する所見となる。しかし，このクライテリアは，特異度は高いものの感度は低い。VT で房室解離がはっきり認識できるものは 30％ ほどであり，2：1 ブロックや Wenckebach 型逆伝導ブロックも 10％ ほどにすぎないからである。QRS 波形や T 波に隠れて P 波は判別困難になり，さらに AF や AFL のような上室性不整脈のため P 波の存在や時相が判定不可能になることもある。

　融合（fusion）波形（VT 波形と正常房室伝導波形との融合）および捕捉（cap-

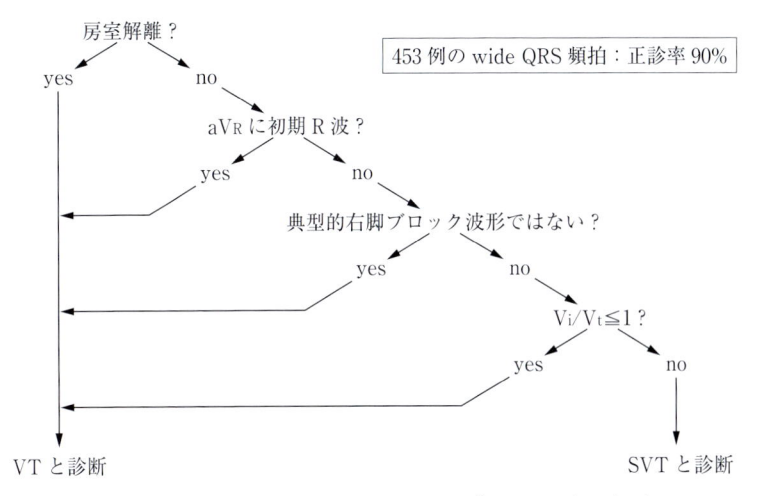

図 13-3　wide QRS 頻拍鑑別のための Vereckei の第 1 アルゴリズム（V_i/V_t アルゴリズム）

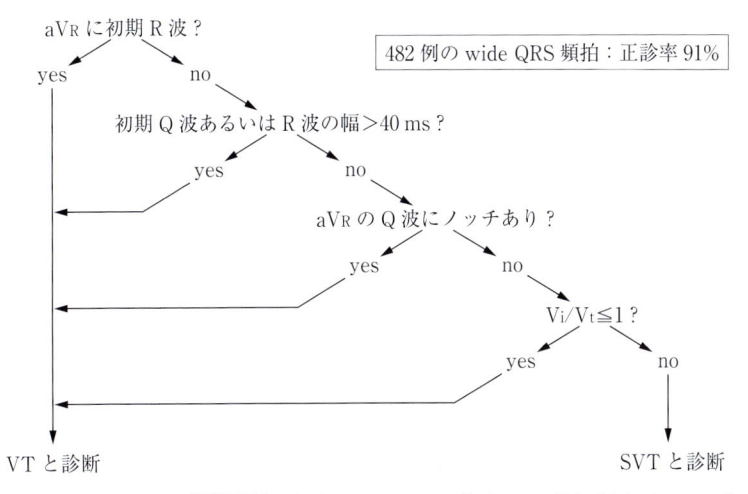

図 13-4　wide QRS 頻拍診断のための Vereckei の第 2 アルゴリズム（aV_R アルゴリズム）

ture）波形（VT 中に完全な上室調律波形が現れる）は，VT 中に偶然の時相で心房興奮が心室に伝導し，狭い QRS 波形（部分的あるいは完全に正常な QRS 波形）が生じる現象である．これは，頻拍中に非 1：1 の房室関係があ

ることと,その頻拍がVTであることを意味している。これはVTに極めて特異的な現象であるが,残念なことにP波が心室に伝導できる十分なQRS波間隔が存在する比較的遅いVT(＜160/min)において認められる稀な現象である。

図13-5にさまざまなクライテリアを満たすwide QRS頻拍(VT)を示した。

デバイス〔ペースメーカあるいは植込み型除細動器(ICD)〕が植込まれた患者においては,デバイスを用いた診断・治療が可能である。例えば,デュアルチャンバー(dual-chamber)型のデバイスが植込まれている患者にwide QRS頻拍が生じた場合,デバイスをインテロゲートし,その際の心房・心室波形を調べれば,確定診断が得られる。さらに,デバイスのオーバードライブ・ペーシング機能(ペースメーカとICD)やショック治療(ICD)を用いて頻拍を停止させることも可能である。しかし,これらの手技はさらに悪性度の高い不整脈(例えば心室細動)を引き起こす可能性もあることから,その場合の対処がすぐに行える経験豊富な不整脈医によってなされなければならない。

多形性wide QRS頻拍

多形性のwide QRS頻拍は極めて速く,血行動態的に不安定で,しばしば死亡につながる。しかし,頻繁に遭遇する頻拍ではないため,臨床医にとっ

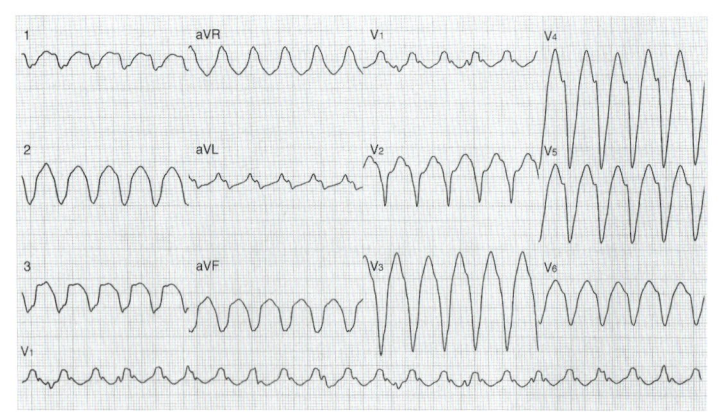

図13-5 様々なVTクライテリアを満たすVTの心電図。QRS幅210 ms,電気軸−120°,V_1でRr'型,V_6のR/S比＜1,房室解離(V_1誘導でよくわかる)。

て鑑別疾患の機会は単形性 wide QRS 頻拍ほど多くない。wide QRS 頻拍の原因には以下のようなものがある。

1) QT 間隔延長が引き起こす不整脈(先天性あるいは薬剤誘発性)(図 13-6)。
2) 心筋虚血(通常は明らかな ST 変化があり,QT 間隔は正常)(図 13-7)。
3) カテコラミン誘発性多形性 VT(catecholaminergic polymorphic VT:CPVT)
4) 短い連結期の PVC から始まる多形性 VT(short-coupled polymorphic VT)
5) 特発性心室細動
6) 複数の副伝導路による早期心室興奮を伴った AF
7) 心電図アーチファクト

　心電図アーチファクトは重要な鑑別診断の 1 つであるが,通常,多形性 wide QRS 頻拍患者の臨床状況は極めて不安定であるため,その際の患者の状態によって真の不整脈か心電図アーチファクトかの鑑別は容易である。この種の鑑別で最も重要なのは,QT 延長による不整脈と心筋虚血による不整脈である。これらを呈するほとんどの患者は可逆性の原因を有しているため,不整脈の機序を正確に把握することは重要である。さもなければこれらの不整脈のほとんどは数秒間で自然に停止するか(そして頻回に再発する),血行動態的に不安定なために直流通電が必要である。頻脈発作前の洞調律時の心電図があれば,診断に非常に有用である(QT 間隔延長,ST 変化など)。

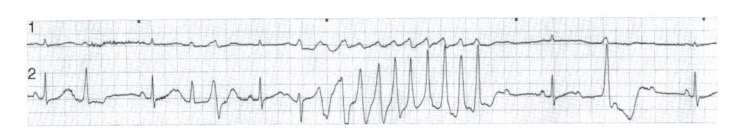

図 13-6　QT 延長と高度房室ブロック症例の心電図モニター。連続的に変化する wide QRS 波形とその前後の QT 延長を認める。

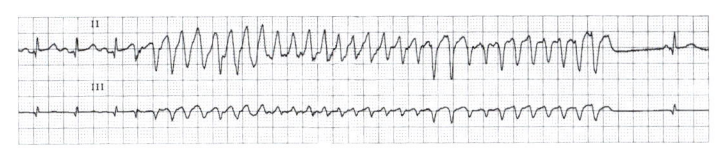

図 13-7　心筋虚血で生じた非持続性の多形性 VT。典型的特徴である非常に速く連続的に変化する QRS 波形と II 誘導における軽度 ST 上昇を認める。

wide QRS 頻拍の治療

　前述したように，wide QRS 頻拍に対する治療は的確な診断ができるかどうかにかかっている。もし誤った診断がなされると，悲惨な結果となる可能性がある。例えば，患者の状態が（通常の VT 患者よりは）良好に見えたために変行伝導を伴う SVT と診断し，ベラパミルやエスモロールを投与した場合，それが低心機能の患者であれば突然血行動態の破綻をきたすかもしれない。wide QRS 頻拍の大多数は VT であるため，変行伝導を伴う SVT と確定するまでは，VT として考えて治療にあたるべきであろう。

　頻拍症患者の初療に重要なのは，まず全身状態を把握することである。バイタルサイン，胸痛・呼吸困難・めまいの有無を評価し，次に可逆的要因を調べ，静脈ルートを確保する（図 13-8）。患者の状態が不安定な場合（低血圧，意識消失，重度の胸痛，あるいは酸素投与に反応しない呼吸困難）は，緊急同期カルディオバージョンが必要である。通常のパドル・電極位置で 150 J の 2 相性ショックを用いる。大多数の患者ではそれ以下のエネルギーで十分であるが，それ以上のエネルギーを要することもある。通電後は多くの症例で安定した調律（洞調律あるいは AF）が得られる。もし頻拍が持続していた場合には，繰り返し電気ショックを施行してもよいが，その後に抗不整脈薬（通常はアミオダロン）が必要となることが多い。頻拍が安定していれば，12 誘導心電図を記録し，いくつかのアルゴリズムに照らし合わせて正しい診断に導くべきである。たとえ診断が明らかと思われても，12 誘導心電図は頻拍発作中いつも記録するほうがよい。これは，最良の治療（特にカテーテルアブレーション）を行う際には，12 誘導心電図の特徴が重要であるからである。頻拍の原因が VT あるいは不明の場合，アミオダロン 125 mg を 10 分かけて静注する。これが無効の場合は，プロカインアミド 15 mg/kg を 20 mg/min 以下の速度で静注してもよい（低血圧では静注速度が制限される）。これも無効であるか，患者の状態が不安定になったときにはいつでも，適切な鎮静の後にカルディオバージョンを行う。

　多形性 wide QRS 頻拍は，稀に複数副伝導路による早期心室興奮を伴った AF によるものもあるが，ほとんどは多形性 VT であり，可逆性の因子によることもある（薬物による QT 延長，心筋虚血など）。急性不整脈に対する治療を行うときには，並行して原因の推定とそれに対する治療も行わなければならない。

```
                          頻拍
                           │
            ┌──────────────┴──────────────┐
            │ 患者評価                     │
            │ ・気道,呼吸,循環            │
            │ ・酸素投与                   │
            │ ・心電図モニター,血圧,オキシメトリー │
            │ ・可逆性の原因を同定し治療する │
            └──────────────┬──────────────┘
                    血行動態的に安定?
                    ┌───────┴───────┐
                   yes              no
                    │                │
            静脈ライン確保    直ちに同期カルディオバージョン
            12 誘導心電図    (2 相性波形で 150 J,できれば鎮静して)
                    │
                  QRS 幅
            ┌───────┴────────┐
          <0.12 s           ≧0.12 s
            │         ┌──────┴──────┐ (専門医にコンサルト)
   narrow QRS 頻拍の  規則的な頻拍   不規則な頻拍
   アルゴリズムへ
```

規則的な頻拍:
VT あるいは診断が不明確な場合:
・アミオダロン 125 mg 静注(10 分間で。必要に応じて 24 時間に 1.2 g まで繰り返し)
・カルディオバージョンの用意
・プロカインアミド 15 mg/kg 静注(総量 1,000 mg まで,20 mg/min 以下の速度で)

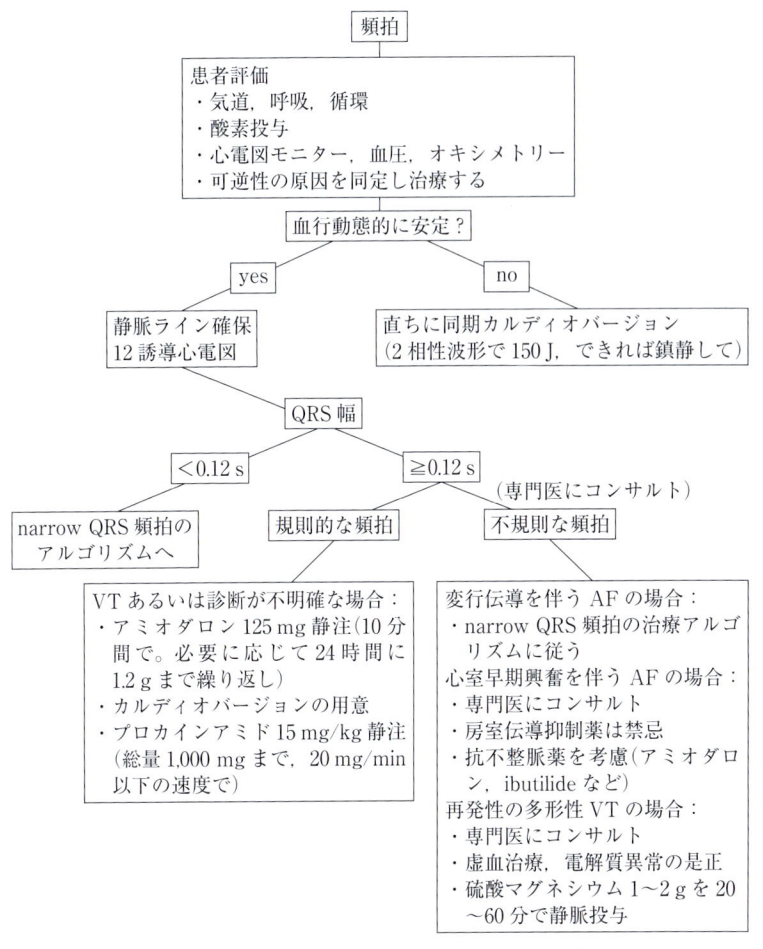

不規則な頻拍:
変行伝導を伴う AF の場合:
・narrow QRS 頻拍の治療アルゴリズムに従う
心室早期興奮を伴う AF の場合:
・専門医にコンサルト
・房室伝導抑制薬は禁忌
・抗不整脈薬を考慮(アミオダロン,ibutilide など)
再発性の多形性 VT の場合:
・専門医にコンサルト
・虚血治療,電解質異常の是正
・硫酸マグネシウム 1〜2 g を 20〜60 分で静脈投与

図 13-8 wide QRS 頻拍患者に対する治療方針アルゴリズム(2005 年 ACLS ガイドラインから改変)

まとめ

wide QRS 頻拍の鑑別診断はいまだ困難である。臨床医は正しく診断するために多くの手法を使いこなせるようになる必要があるが,いかなる診断手法やアルゴリズムにも限界があることを知っておくべきである。正しい診断を確立することは,不整脈を一刻も早く治療するうえで大きな意味をもつ。

Key Point

1. wide QRS 頻拍のほとんどは VT である。
2. 患者の状態の良否は信頼できる診断指針とはならない。
3. wide QRS 頻拍を診断するうえで大事なことは,それが既知の変行伝導のパターンに当てはまるか否かである。当てはまるなら変行伝導を伴う SVT の可能性が高く,そうでなければ VT の可能性が高い。
4. 最近の患者の状態や病勢の変化は心電図による鑑別を不正確にする。
5. 提唱されている様々なアルゴリズムは wide QRS の約 90% を分類できるにすぎない。
6. 正確な診断が明らかにならないかぎり,wide QRS 頻拍は VT として対処すべきである。

(野上 昭彦)

文献

Brugada P, Brugada J, Mont L, et al. A new approach to the differential diagnosis of a regular tachycardia with a wide QRS complex. Circulation 1991;83(5):1649-1659.

Miller JM, Das MK, Yadav AV, et al. Value of the 12-lead ECG in wide QRS tachycardia. Cardiol Clin 2006;24(3):439-451.

Vereckei A, Duray G, Szenasi G, et al. Application of a new algorithm in the differential diagnosis of wide QRS complex tachycardia. Eur Heart J 2007;28(5):589-600.

Vereckei A, Duray G, Szenasi G, et al. New algorithm using only lead aVR for differential diagnosis of wide QRS complex tachycardia. Heart Rhythm 2008;5(1):89-98.

Wellens HJJ, Bär FWHM, Lie KI. The value of the electrocardiogram in the differential diagnosis of a tachycardia with a widened QRS complex. Am J Med 1978;64:27-33.

14章 抗不整脈薬[注1]

Katia Dyrda, Paul Khairy, Stanley Nattel, Mario Talajic,
Peter G. Guerra, Bernard Thibault, Marc Dubuc,
Laurent Macle, and Denis Roy

　抗不整脈薬の最終目標は，脈を正常なリズムに戻し，重篤な頻脈性不整脈の発生を防ぐことである．すべての抗不整脈薬は，直接あるいは間接的に細胞膜の伝導性を変化させる．しかし，その効果は限定的であり，副作用は低血圧・心不全の増悪・刺激伝導系の障害といった心血管系合併症から，中枢神経障害，胃腸障害といったものまで多岐にわたる．そのため，抗不整脈薬を用いる際は注意深く選択・投与し，治療効果の判定を慎重に行う必要がある．また，抗不整脈薬に対する反応には非常に個人差があるため，その治療は一般に試行錯誤の繰り返しとなる．薬物を選択する際には，基礎心疾患の有無・血行動態の安定性・不整脈の種類・治療予定期間・合併症の状態などを考慮せねばならない．

抗不整脈薬の分類

　最も一般的に使用されている抗不整脈薬の分類法は，細胞レベルの電気生理学的な影響に基づくものである．この活動電位に基づく分類法は1970年にSinghとVaughan Williamsによって提唱された．しかしながら，抗不整脈薬の効果は，組織のタイプ・心拍数・膜電位・急性および慢性の心筋障害・年齢など様々な因子が複雑に影響し，ときには血行動態を変化させることもあれば，自律神経機能や心筋代謝を変化させることもある．したがって，抗不整脈薬を投与した場合，この分類法で特徴づけられている以上の効果を現すことがある．例えば，アミオダロンはⅢ群に分類されているが，Ⅰ群・Ⅱ群・Ⅳ群としての作用も有している．また，アデノシンやジゴキシンなどの薬物は，この分類法では分類することができない．表14-1では薬物のクラス分類とそれぞれのクラスで一般に使用される具体的な薬物を，表14-2では通常投与量と排泄経路を，それぞれ要約している．

注1：薬剤の適応に関する本書の記述は，原書が執筆された時点での米国のガイドラインに準じたものである．なお本章では，わが国で承認されている薬物の投与量は日本人に適した用量に変更して記載した．また，日本で承認されていない薬物は欧文表記としている．

表 14-1 抗不整脈薬の分類

Ⅰ群	Ⅱ群	Ⅲ群	Ⅳ群
a キニジン	アテノロール	アミオダロン[*1]	ベラパミル
プロカインアミド	ビソプロロール	ソタロール[*2]	ジルチアゼム
ジソピラミド	カルベジロール	dofetilide	
b リドカイン	エスモロール	ibutilide	
メキシレチン	ラベタロール	bretylium	
フェニトイン	メトプロロール	azimilide	
tocainide	ナドロール		
c フレカイニド	プロプラノロール		
プロパフェノン	チモロール		
moricizine			

[*1] アミオダロンはⅠ・Ⅱ・Ⅳ群作用を併せもつⅢ群薬である。
[*2] l-ソタロールはβ遮断とⅢ群の作用をもつが，d-ソタロールは純粋なⅢ群薬である。
(Source：Adapted from Bennett DH. Cardiac Arrhythmias：Practical Notes on Interpretation and Treatment. 7th Ed. London：Hodder Arnold Publishers；2006)
［注：わが国にはⅢ群薬としてニフェカラントがある。］

　Ⅰ群薬はナトリウムチャネル遮断薬と呼ばれ，活動電位第0相において，心筋細胞膜上にある膜貫通型ナトリウムチャネルを介するNa^+の流入量を減少させる働きをもつ。Ⅰ群薬は，活動電位第0相の立ち上がり速度を修飾する程度と，再分極および伝導速度に与える影響に基づいて，さらにa, b, cの3つのサブクラスに分類される。受容体に対する薬物の結合・解離の程度が様々であるため，そのメカニズムと効果の持続時間はサブクラスごとに異なる。活動電位持続時間(action potential duration：APD)はⅠa群薬で増加，Ⅰb群薬では減少するが，Ⅰc群薬にはほとんど影響を受けない。また，Ⅰ群薬はどのような細胞を標的とするかによっても分類することができる。Ⅰa群とⅠc群は心房と心室の両方に作用し，Ⅰc群は心室内の伝導速度を特に遅延させる。一方で，Ⅰb群は特に心室に作用する。

　Ⅰ群薬は，典型的には使用頻度依存性(use-dependence)の性質を示す。心拍数が速くなると，受容体から薬物が解離するための時間が少なくなり，結果として遮断するチャネルの数が増え，チャネルの遮断効果が増強される。これにより刺激の伝導速度は減少し，心電図のQRS幅は延長する。このような作用は，脱分極した組織に選択的に作用するⅠb群ではあまりみられないが，Ⅰa群やⅠc群ではよくみられることである。

　Ⅱ群薬は交感神経系の心臓への作用を抑制する働きをもち，代表的な薬物としてβ遮断薬が挙げられる(ただし，アミオダロンのようなノルアドレナ

リン分泌を減少させる薬物も II 群薬としての作用をもっている）。洞結節や房室結節のようなペースメーカ機能をもつ細胞では自動性の第 4 相脱分極がみられるが，β遮断薬はそのスロープを減少させることでペースメーカとしての発火頻度を減少させ，心拍数を減少させる。

　III 群薬は I_{Kr} のようなカリウムチャネルを主に抑制し，APD の延長，不応期の延長，QT 間隔の延長などをもたらすが，第 0 相には何ら影響を及ぼさない。

　IV 群薬は膜貫通型 L 型カルシウムチャネルを介した緩徐な内向きカルシウム電流（I_{CaL}）を減少させ，カルシウムチャネル遮断薬と呼ばれる。洞結節や房室結節の細胞では脱分極時に I_{CaL} の果たす役割が大きいため，これらの薬物に特に感受性が高い。ベラパミルやジルチアゼム，あるいはニフェジピンやフェロジピンのようなジヒドロピリジン系の薬物はすべて I_{CaL} に作用するが，治療用量における心臓と血管に対する抑制作用の比率には違いがある。ジヒドロピリジン系は心臓に対する電気生理学的な作用をほとんどもたないが，血管に対しては強い拡張作用を有する。

　抗不整脈薬治療の目的は不整脈を停止し予防することであるが，薬物を投与した結果，逆に元々の不整脈の頻度増加や持続時間の延長，新規不整脈の出現を伴うことがある。このような現象を催不整脈作用（proarrhythmic effect）と呼ぶ。催不整脈作用は I 群薬と III 群薬で最もよくみられる。III 群薬の催不整脈イベントは投与後まもなくか，投与量を変更した後に起こることが多い。ソタロール投与例では，女性や腎機能障害，治療前の QT 間隔，心不全などが有意な危険因子となる。I 群薬の催不整脈作用は急性虚血の合併時に起こるのが最も一般的である。

■ I a 群薬物：キニジン，プロカインアミド，ジソピラミド

　I a 群薬は，洞結節や房室結節以外の非結節組織における第 0 相活動電位の立ち上がりを抑制する。これらの組織は，第 0 相の大量のナトリウム電流により急峻な活動電位立ち上がりと速い伝導速度を示し，ときに fast-channel（速いチャネル）あるいは fast-response（速い応答）と呼称される。この第 0 相ナトリウム電流が減少することで脱分極と伝導の遅延が起き，心房筋・心室筋・His-Purkinje 細胞・副伝導路などの fast-response の細胞の伝導時間が延長する。薬物の結合および解離の動態は中間的な速さである（1〜5 秒）。また，カリウムチャネル（特に I_{Kr}）も抑制するため，APD を延長させ，体表面心電図上の QRS 幅と QT 間隔がそれぞれ延長する。

　I a 群薬は中等度のカリウムチャネル抑制作用を有し，再分極と APD を遅延させる。徐脈時にはナトリウム電流の使用頻度依存性抑制効果は明らか

表14-2 抗不整脈薬の投与量と維持量

薬剤	主な排泄経路	急速投与量・負荷投与量		維持量	
		静注	経口	静注	経口
アデノシン		6 mgを2秒間で投与し生理食塩水で後押し,効果がなければ1分間隔をあけて12 mg,次に18 mgを投与			
ジゴキシン	腎	0.25～0.5 mg,その後は0.25 mgを6時間ごとに2回	0.5～1.0 mg	0.0625～0.25 mgを24時間ごと	0.0625～0.25 mgを24時間ごと
ジソピラミド	腎	15分以上かけて1～2 mg/kg		1 mg/kg/hr	100～300 mgを12時間ごと
プロカインアミド	腎	0.2～0.5 mg/kg/minで6～13 mg/kg	500～1,000 mg	2～6 mg/min	250～500 mgを4～6時間ごと
キニジン	肝	0.3～0.5 mg/kg/minで6～10 mg/kg*	800～1,000 mg		200～600 mgを8時間ごと
リドカイン	肝	20～50 mg/minで1～2 mg/kg	経口薬なし	1～4 mg/min	経口薬なし
フェニトイン	肝	100 mgを5分ごと(最大量1,000 mg)	1,000 mg		100～400 mgを12～24時間ごと
メキシレチン	肝	5～10分で125 mg	400～600 mg	0.5～1.0 mg/min	100～150 mgを8～12時間ごと

(続く)

でないが,カリウムチャネル抑制によるAPD延長は増強される傾向にあり,APDとQT間隔がより延長する。この現象を逆使用頻度依存性(reverse use-dependence)と呼ぶ。リスクの高い患者において,Ⅰa群薬による徐脈に関連した過度な再分極延長効果はAPDとQT間隔を延長させ,torsade de pointesを誘発し得る。

Ⅰa群薬は,正常な洞結節や房室結節などのslow-responseの細胞にはほとんど影響を及ぼさないが,自律神経系との相互作用によって間接的な変化をもたらす。さらに,Ⅰa群薬の抗コリン作用は,洞結節の発火頻度を増加させ,房室結節伝導を増強する。

Ⅰa群薬はリエントリー性頻拍の治療に使用され,心房細動(AF)や心房

表 14-2（続き） 抗不整脈薬の投与量と維持量

薬剤	主な排泄経路	急速投与量・負荷投与量		維持量	
		静注	経口	静注	経口
フレカイニド	肝	10分以上かけて1〜2 mg/kg	100〜200 mgを12時間ごと		50 mgを8〜12時間ごと
プロパフェノン	肝	1〜2 mg/kg*	450〜900 mg		150 mgを8〜12時間ごと
dronedarone*	腎				400 mgを12時間ごと
アミオダロン	腎	10分以上かけて125 mg（10〜30分の間に繰り返し投与可能），その後1 mg/minを8時間，さらに0.5 mg/minを16時間	400 mg/日を7〜14日間		100〜200 mgを24時間ごと
ソタロール	腎	2分かけて10 mg*			40〜160 mgを12時間ごと
bretylium*	肝	1〜2 mg/kg/minで5〜10 mg/kg		0.5〜2 mg/min	4 mg/kg/日
dofetilide*	腎	2〜5 μg/kg			0.125〜0.5 mgを12時間ごと
ベラパミル	肝	30〜60秒かけて5 mg	0.005 mg/kg/min		40〜80 mgを8時間ごと

*日本では使用されていない薬物あるいは剤形。

粗動（AFL）のような心房性不整脈と，心室頻拍（VT）のような心室性不整脈も対象になる。また，WPW症候群などの副伝導路をもつ不整脈の治療にも使用される。

　プロカインアミド静注は北米の医療機関でAFの洞調律化に使用されることが多いが，その効果はIc群薬に比べて劣ると考えられる。左心機能が保たれた患者のリエントリー性VTを停止させるために投与されることもあり，この場合の成功率は80％に達する。長期間の経口投与は，吸収効率が悪いこと，半減期が短いこと，胃腸障害や無顆粒球症，ループス様症候群などの副作用から限られている。プロカインアミドの代謝産物である*N*-アセチルプロカインアミドはIII群薬と同様に作用し，Na^+電流に対する効果はほとんどもたないが，K^+電流の抑制効果をもつ。

キニジンは，消化器系副作用と催不整脈作用によるtorsade de pointesが高率に生じるため，その使用頻度はかなり減少している。QT短縮症候群の患者において，ICDの作動を減少させるというエビデンスがある。また，Brugada症候群患者でelectrical stormのコントロールに使用されることがある。

ジソピラミドは上室頻拍やVTの治療に使用され，静注と経口いずれの投与も可能である。臨床では，主に若年者のAFの治療に房室伝導抑制薬との併用で使用され，再発性の上室頻拍や症候性の心室期外収縮（PVC）の治療にも使用される。一部は腎排泄されるため，腎機能障害例では投与量調整が必要である。QT延長例ではtorsade de pointesを起こし得るため投与禁忌である。陰性変力作用を有し心不全増悪のリスクがあるため，左心機能が保たれた患者に限定して使用すべきである。重篤な低血圧をきたす可能性があるため，静注での負荷投与量は 0.5 mg/kg/min を超えないようにする。末梢への抗コリン作用のため，霧視や閉塞隅角緑内障，口渇，便秘，尿閉などの副作用がよくみられる。さらに重要な点として，AFやAFL時の心室応答を亢進させることがある。

■ Ｉｂ群薬：リドカイン，メキシレチン，フェニトイン

Ｉｂ群薬を治療用量で投与した場合，正常の状態では活動電位第0相の立ち上がりがわずかに減少するにとどまり，体表面心電図ではQT間隔がわずかに短縮する以外の変化はみられない（しかしながら，細胞障害のある状態や高カリウム血症，アシドーシスなどではその効果が増強される）。不応期やAPDは，わずかではあるが短縮される。Purkinje線維と心室筋はこれらの影響に対して特に感受性が高いが，心房筋はほとんど影響を受けない。洞結節や房室結節などのslow-responseの細胞も影響を受けず，自律神経系はわずかに影響を受ける。Ｉｂ群に関連した催不整脈イベントはほとんどない。薬物の結合・解離の動態は 500 ms 以内と速い。

Ｉｂ群薬は上室頻拍に対する治療に適応はないが，急性心筋梗塞やQT延長に起因する心室性不整脈の治療薬として使用される。慢性左心不全例の安定した単形性VTの停止には限定的な効果しかない。心筋梗塞後の予防的なリドカイン投与は予後を悪化させる可能性があるため，急性心筋梗塞での心室性不整脈に対する予防投与はもはや推奨されない。

リドカインは静注投与のみ可能なため，その使用は短期間に限定される。肝機能障害や低心拍出に伴う肝血流低下がある場合には排泄が遅延するため，投与量調整を行う必要がある。急速投与については様々な投与方法があるので，注意深く選択せねばならない。急速投与によって不整脈が停止した

場合は，持続静注による継続投与を行うべきである．至適投与量の調整は，治療域が狭いため困難である．血中濃度が低下すると不整脈が再発しやすくなるが，治療域を越える血中濃度ではしばしば中枢神経系の障害を生じる．混乱，もうろう状態，感覚異常，不随意運動などは最もよくみられる症状であり，重症例では痙攣や昏睡状態に陥る．

　メキシレチンは半減期が長いため経口投与が可能である．急性および慢性の心室性不整脈の治療に適度の効果を発揮するが，上室性不整脈には効果がない．QT延長症候群（long QT syndrome）のLQT3患者に有効である．治療域が狭い点はリドカインと類似している．副作用としては，徐脈や低血圧，嘔気・嘔吐，混乱，振戦，運動失調などが一般的なものである．肝機能障害や低心拍出状態では投与量調整が必要となる．特定の患者において，Ⅰ群薬やアミオダロンとの併用で使用されることがある．

　フェニトインは静注でも経口でも投与可能な薬物であるが，抗不整脈作用は弱く，現在では抗不整脈薬として使用されることはない．

■ Ⅰc群薬：プロパフェノン，フレカイニド

　Ⅰc群薬は，自律神経系に対する影響はないが，活動電位第0相の立ち上がりを大きく抑制し，fast-responseである組織に対して著明な伝導遅延をもたらす．一方で，再分極やAPDに対する効果はわずかである．不応期の延長作用はないが，His-Purkinje系と副伝導路の有効不応期は延長させる．Ⅰc群薬は心房と心室，副伝導路内での異常自動能やリエントリー性の伝導を強く抑制する．薬物の結合・解離の動態は緩徐である（10～20秒）．

　特徴的な心電図所見は，心室内伝導遅延に起因するQRS幅の延長と，二次的なQT間隔の延長である．この際，T波の形態変化は伴わない．また，PR間隔はわずかに延長する．

　フレカイニドは経口と静注のいずれも投与可能であるが，北米では静注投与は利用できない．発作性AF，AFL，房室結節を介するリエントリー性頻拍，早期興奮症候群，症候性PVCの治療に効果的である．典型的には器質的心疾患をもたない発作性AFの患者に使用され，50%の患者でAF再発が抑制される．陰性変力作用を有するため心不全患者への投与は避けるべきであり，心機能が保たれていても冠動脈疾患を有する場合はやはり投与を避けるべきである．治療域は狭く，QRS幅の著明な延長は治療域を越えたサインである．催不整脈作用があり，器質的心疾患の有無にかかわらず，持続性VTの既往のある患者は特にそのリスクが高い．心房筋に対して強い伝導遅延作用を有するため，AFから興奮周期がやや長いAFLに変化させることがあり，その結果として1：1の心室応答をきたすことがある．このよう

な心房性催不整脈作用のリスクがあるため，β遮断薬かカルシウムチャネル遮断薬を同時に投与して房室結節の伝導性を低下させることが推奨されている．代謝は肝臓でなされ，腎臓から排泄されるため，臓器障害に伴う投与量調整が必要になることはほとんどない．

　プロパフェノンは上室性および心室性不整脈の治療に使用される．催不整脈作用が報告されているため，左心機能障害のある患者では投与禁忌とされる．フレカイニドと同様，プロパフェノンはAFやAFLの際の心室応答を増加させることがある．したがって，プロパフェノンは元々軽度のβ遮断作用を有してはいるが，房室結節の伝導を抑制する薬物との併用投与がしばしば行われる．

　プロパフェノンは，肝臓で主にCYP2D6により代謝され，CYP1A2とCYP3A4によってもある程度代謝される．CYP2D6を抑制する薬物（パロキセチン，セルトラリン，fluoxetineなど）やCYP1A2を抑制する薬物（アミオダロンなど），CYP3A4を抑制する薬物（グレープフルーツジュースやケトコナゾールなど）は，プロパフェノンの血中濃度を増加させ得る．さらに，プロパフェノン自身もまたCYP2D6を抑制する作用をもつため，CYP2D6によって代謝される他の薬物（キニジン，ハロペリドール，venlafaxineなど）と一緒にプロパフェノンを投与すると，これらの薬物の血中濃度が上昇する可能性がある．さらに，プロパフェノンとジゴキシンの併用投与は，定常状態のジゴキシン濃度を上昇させ，ジゴキシン排泄を減少させる．したがって，プロパフェノンとジゴキシンを両方服用している患者では，血中ジゴキシン濃度をモニタリングすべきであり，投与量調整も考慮する必要がある．

■ II群薬：β遮断薬

　β遮断薬は複雑なメカニズムを介して不整脈に影響を与える．心臓のβアドレナリン受容体に結合するカテコラミンとの競合阻害が一次的な効果であり，洞結節や房室結節における正常および異常自動能を減弱させ，房室結節伝導を遅延させる．プロプラノロールのような特定の薬物を高用量で維持投与すると，APDや有効不応期の延長といった細胞膜特性の変化が起き，さらに心室細動閾値の上昇が認められる．

　心臓での交感神経系亢進に起因するすべての不整脈はβ遮断薬に反応し得る．その例として，運動・褐色細胞腫・甲状腺中毒症に関連した不整脈，心筋虚血・QT延長症候群（特にLQT1とLQT5，ときにLQT2）に関連した心室性不整脈などが挙げられる．心房あるいは心室筋レベルでの異常自動能や撃発活動によるカテコラミン誘発性頻拍もまた，β遮断薬治療に反応する可能性が高い．一般的に，房室結節を含まないリエントリー性不整脈に対して

は効果に乏しいが，リエントリーのトリガーとなる期外収縮は抑制する可能性がある．上室性不整脈に対して投与する場合，房室結節機能を抑制することで頻脈を停止させることが目標となるので，房室結節が回路に含まれていることが必須条件となる．β遮断薬は徐脈に注意して投与せねばならず，特に洞不全症候群の合併が疑われる場合は，除細動後のポーズを避けるよう注意しなければならない．そのほか，β遮断薬は陰性変力作用を有しているため，心不全を悪化させるリスクがある．しかしながら，状態の安定した患者に注意深く投与した場合は心不全の予後を改善する可能性がある．

　非選択的β遮断薬は，心臓に作用する$β_1$受容体と，気管支および血管に作用する$β_2$受容体の両者に効果をもつ．一方，選択的β遮断薬は$β_1$受容体にのみ作用する．$β_2$遮断は呼吸器疾患を増悪させることがあるため，$β_1$遮断薬が好んで用いられる．表14-3では様々なβ遮断薬の種類と投与量，選択性に関して要約している．

　いくつかのβ遮断薬は，多くの臨床試験で詳細な検討がなされている．例

表14-3　様々なβ遮断薬の特徴と通常投与量

薬剤名	α遮断作用	心選択性	投与量 経口	投与量 静注	排泄経路	ISA
アセブトロール	−	+	100〜200 mgを8時間ごと	−	腎・肝	+
アテノロール	−	++	50〜100 mgを24時間ごと	−	腎	−
ビソプロロール	−	+	2.5〜5.0 mgを24時間ごと	−	腎・肝	−
カルベジロール	+	−	1.25〜10 mgを12時間ごと	−	肝	−
エスモロール	−	++	−	1 mg/kg，その後0.015 mg/kg/min	血中エステラーゼ	−
ラベタロール	+	−	50〜150 mgを8時間ごと	20〜300 mgを12時間ごと*	肝	−
メトプロロール	−	++	20〜40 mgを8時間ごと	5〜15 mgを6〜8時間ごと*	腎	−
ナドロール	−	−	30〜60 mgを24時間ごと	−	腎	−
プロプラノロール	−	−	10 mgを8時間ごと	1〜5 mgを6〜8時間ごと	肝	−

ISA：内因性交感神経刺激作用
*日本では使用されていない剤形．

えば，メトプロロールやアテノロール，カルベジロール（α受容体遮断作用も有する）は心筋梗塞後の予後改善と突然死抑制に寄与することが示されている。β遮断薬の適切な投与は不整脈イベントの改善というII群薬としての効果をもたらすが，そのほかにも独特の多面的作用が注目されている。例えば，カルベジロールはβおよびα受容体遮断作用を有するが，同時にカルシウム，カリウム，ナトリウム電流を抑制してAPDを延長させる効果をもつため，慢性的な使用によって受容体数を逆に増加させる。

■ III群薬：アミオダロン，dronedarone, dofetilide, ibutilide, ソタロール, bretylium, vernakalant[注2]

III群薬は第0相に影響を与えることなく活動電位を延長させる効果をもち，自律神経系に様々な影響を与える。

アミオダロンは現在利用できる最も強力な抗不整脈薬であり，独特の薬物動態と副作用を併せもつ。脱分極した組織でナトリウムチャネルを遮断し，さらにカルシウムチャネルやカリウムチャネル，また非特異的にアドレナリン受容体をも阻害し得る。一般に，致死的不整脈や他の薬物治療に抵抗性の不整脈に対して用いられる。その奏功率はどのような患者，どのような不整脈に用いるかによって様々であり，不整脈を1年間完全に抑制する割合は，上室性不整脈で60～80%，心室性不整脈で40～60%と報告されている。AFに関しては，その再発を抑制する最も効果的な抗不整脈薬と考えられている。初期の臨床試験では，アミオダロンはプラセボに対して予後をより改善させたものの，低左心機能患者においてICDと比較した場合は有意な予後改善効果を認めなかった。一部の患者では，アミオダロンを用いることによりICDの適切・不適切作動のいずれも減少させることが可能であり，この点ではβ遮断薬やソタロールと比較しても優れていた。

アミオダロンの主要な電気生理学的効果は，心房筋や心室筋，Purkinje線維，副伝導路のようなfast-response細胞においてAPDや不応期を延長させることである。体表面心電図でみられる変化は洞徐脈，PR間隔延長，軽度のQRS幅拡大，QT延長である。一般的に著しいQT延長はtorsade de pointesの発生リスクを増大させるが，アミオダロンによるQT延長はtorsade de pointesを惹起することがなく，特筆すべき点といえる。

アミオダロンは経口でも静注でも投与可能である。静注投与を行う場合は，静脈炎のリスクがあるため中心静脈ラインを使用することが望ましい。消失半減期は20～100日と幅があるため，治療効果が十分評価される前に負荷

注2：このほか，わが国ではIII群の静注薬としてニフェカラントが使用可能である。

投与を行っておく必要がある。経口投与では、治療開始後2日〜1週間で効果が現れ始めることが多いが、血中濃度がピークに到達するには1〜2カ月間かかる。このような薬物動態特性があるため血中濃度を持続的に安定させやすいといえるが、その一方で、薬物の排泄に時間を要するため毒性という点では不利に働く。アミオダロンは肝臓で代謝されデスエチルアミオダロンとなり、その代謝産物自身ある程度の抗不整脈作用をもっている。アミオダロンとデスエチルアミオダロンは脂肪組織や心筋、肺、肝臓などに蓄積される。

最小投与維持量は、毒性を最小限に抑える量として設定すべきであり、実際には100 mg/日が妥当な投与量である。しかしながら、長期投与に伴う副作用のリスクが治療の妨げになるべきではなく、特にその患者の予後が不良である場合はなおさらである。長期投与を開始する前に、患者には必ず数多くの心外副作用(皮膚青色化、光線過敏症、角膜色素沈着、胃腸障害、甲状腺機能低下症あるいは亢進症、肝炎、末梢神経障害、間質性肺炎、ARDSなど)が起こり得ることを説明しておかなければならない。これらの副作用は5年間でおよそ75%の患者に認められるが、治療の中断に至るケースはその1/3にとどまる。

新しい抗不整脈薬であるdronedaroneはアミオダロンに似た電気生理学的特性をもつが、半減期がかなり短い。明らかな催不整脈作用は有さず、ヨード基を含まないため副作用はよりマイルドになっている。すなわち、アミオダロンでみられる甲状腺や肺、肝臓、皮膚に対する毒性は報告されていない。しかしながら、中等度〜重症の心不全患者においてdronedaroneは死亡率の増加と関連しているとの報告がある。また、明らかな腎機能障害をきたさないが、尿細管でのクレアチニン分泌が低下することにより血清クレアチニン濃度が上昇することも知られている。最近行われた大規模臨床試験であるATHENA試験では、心血管リスクを有するAF患者において、dronedaroneは心血管疾患による入院と死亡を抑制することが示された。現在、薬事承認を受けるための検討段階にある。

ソタロールは、低用量では主に内因性交感神経刺激作用をもたない非選択的β遮断薬として働き、高用量でIII群薬としての特性を発揮する薬物である。純粋なβ遮断薬とは異なり、ソタロールは特に高用量下において心房筋や心室筋、副伝導路の回復相に作用を及ぼす。薬物使用の適応は、上室頻拍やVT、ICD植込み後の患者などである。ソタロールは催不整脈作用をもち、特に低カリウム血症の患者やQT延長をもたらす薬物との併用で顕著となる。したがって、QT間隔のモニターは必須であり、QT延長を有する患者やQT延長症候群の家族歴を有する患者に対しては投与禁忌となる。また、

利尿薬服用や腎機能障害，高血圧，低体重，高齢，女性などではリスクが著しく上昇する。

ソタロールは逆使用頻度依存性を示し，徐脈時に再分極延長・不応期延長が明らかとなり，頻脈時にはその効果が薄れる。このことは，徐脈時にはQT延長が顕著となり，頻脈時には逆に短縮するということと同義である。

dofetilide は AF や AFL の洞調律化と予防にある程度効果がある薬物である。ただし，QT 延長の可能性があり，5% 未満の患者で torsade de pointes が起こるといわれている。したがって，投与開始後少なくとも 72 時間は持続的なモニタリングを行わなければならない。QTc 間隔が 500 ms を超える場合は投与禁忌となり，初回投与後に QT 間隔が 15% 以上増加する場合も投与量を減らさなければならない。腎機能障害例に対しては投与量を減じる必要がある。dofetilide は陰性変力作用をもたないため，その催不整脈作用にもかかわらず，低心機能の患者での死亡率を増加させない。実際，その使用と心不全入院との関連性は乏しかったとする報告がある。dofetilide を他の薬物と併用する場合，QT 延長や血中濃度上昇のおそれがあるため，投与に先だってその患者の詳細な薬物投与歴を調べておく必要がある。dofetilide は米国でのみ使用可能な薬物である。

ibutilide は静注 III 群薬であり，AF や AFL を 30〜50% の確率で洞調律へ復帰させる効果をもち，AFL では特にその効果が高いとされている。torsade de pointes が 3% の患者で生じ得る。

bretylium は独特の遅発性抗不整脈作用と自律神経作用をもつ薬物である。心血管系に対する反応は 2 相性で，投与初期には洞頻脈と血圧上昇が起こり，不整脈は逆に悪化する可能性がある。これは，投与初期における交感神経末端での薬物濃度上昇がノルエピネフリン分泌を招くことが原因であり，この反応の後，ノルエピネフリン分泌が徐々に阻害されるため，血圧低下と不整脈停止効果が得られることになる。現在，bretylium を使用する機会はほとんどなくなっている。持続性 VT に対する効果はほとんどないが，心室細動の再発を抑制する効果を有している。

vernakalant は早期活性化型カリウムチャネル遮断作用と使用頻度依存性ナトリウムチャネル遮断作用をもつ薬物であり，ナトリウムチャネル遮断作用は相対的に心房に対する選択性をもっている。静注投与の第 3 相臨床試験において，発症早期の AF を洞調律へ復帰させる効果があり，かつ安全に使用できることが証明された。一般的な副作用は，味覚障害，くしゃみ，知覚異常などである。静注 vernakalant の使用については，現在 AF 停止のための薬事承認を検討している段階である。

■ Ⅳ群薬：ベラパミル，ジルチアゼム

ベラパミルやジルチアゼムのようなカルシウムチャネル遮断薬は，洞結節や房室結節のL型カルシウム電流に主に作用し，第4相自動能の減弱，第0相脱分極の遅延，不応期と伝導時間の延長などの効果をもたらす。健常心筋にみられるような fast-response の活動電位に対しては概して影響を及ぼさない。しかしながら，心房と心室の細胞が傷害を受けた場合，カルシウムチャネル遮断薬が fast-response 活動電位の性質を変化させることがある。

体表面心電図上の変化はほとんどなく，徐脈傾向や PR 間隔の延長がわずかにみられるのみである。QRS 幅や T 波の変化はみられない。

ベラパミルは洞結節や房室結節を回路の一部とするリエントリー性頻拍の治療に静注でしばしば使用され，頻拍の突然の停止が得られる。そのような不整脈の例として，洞結節リエントリー性頻拍(sinus nodal reentrant tachycardia：SNRT)，房室結節リエントリー性頻拍(atrioventricular nodal reentrant tachycardia：AVNRT)，房室回帰性頻拍(atrioventricular reciprocating tachycardia：AVRT)などが挙げられる。心房筋に起源を有する頻拍を停止させることは難しいが，房室結節の伝導と不応期を遷延させることで心室応答をコントロールすることは可能である。また，右室流出路や脚枝に起源を有する VT がベラパミル静注により停止することがある。しかし，ベラパミルの経口投与でこれらの不整脈を予防できることはあまりない。

ベラパミルを AVRT の停止に使用することは安全とみなされているが，WPW 症候群を伴う AF や AFL に対する使用は推奨されない。副伝導路の伝導が促進されることで AF や AFL に伴う心室応答が著しく亢進し，不安定な心室リズムに陥る可能性があるためである。

ベラパミルは重篤な徐脈や低血圧を引き起こす可能性があり，すでに β 遮断薬を投与されている患者に対してベラパミル静注を行うことは相対禁忌とみなされる。また，洞結節や房室結節の機能が減弱している患者に対する投与も禁忌となる。さらに，著しい陰性変力作用を有しているため低心機能の患者に対しても禁忌となる。

ジルチアゼムはベラパミルとよく似た薬理特性をもっているが，阻害作用はそれほど強くない。ジルチアゼムはベラパミルと比べて低血圧や便秘といった副作用の頻度が低いため，一般的に長期間の経口投与を行いやすいとされる。

■ Ⅰ～Ⅳ群以外の薬物：アデノシン，ジゴキシン

アデノシンは体内のすべての細胞でみられる内因性ヌクレオチドである。血中での半減期は 10 秒程度しかなく，赤血球と内皮細胞によって速やかに

除去される．急速に大量投与された場合には一過性房室ブロックと，アデノシン感受性外向きカリウムチャネルを活性化することに伴う洞結節自動能の遅延が生じる．その薬理学的特性のため，AVNRT や AVRT に対する治療の第 1 選択薬となる．アデノシン投与後には一過性房室ブロックが数秒間認められるため頻脈は停止する．アデノシンはまた，AF・AFL の心室応答を一過性に減少させ，細動・粗動波を見やすくする．洞不全症候群患者では，洞調律へ復帰するときに一過性の洞結節機能の悪化が起こり得る．

　アデノシンは診断に有用な薬物ではあるが，その反応性が確実な診断指標になるというわけではない．例えば，右室流出路頻拍がアデノシンに反応することがある一方で，上室頻拍が停止しないこともある．アデノシンに反応しない原因として，注入速度と心臓まで到達する時間に起因する場合があり，心臓に到達するまでの時間が作用時間よりも長ければ薬物は当然効きにくくなる．また，投与量が頻脈を止めるのに十分でなかった可能性も考えられる．変行伝導を伴う上室頻拍ではアデノシンの投与により診断を確定させる可能性があるが，一般的に wide QRS 頻拍に対しては適応はない．

　重篤な気管支攣縮を起こす喘息の既往があればアデノシンは禁忌となる．そのほか，アデノシン投与に伴う顔面紅潮，胸部絞扼感，呼吸苦といった一時的な不快感は，副作用として投与前に患者に知らせておくべきである．

　ジゴキシンは，心房筋および心室筋の細胞膜と副伝導路のような特殊な伝導組織に対して直接的に作用し，活動電位と不応期の持続時間を軽度短縮する．しかしながら，迷走神経亢進作用が優位であるため，臨床的には洞結節の徐拍化と房室結節の伝導遅延が前面に現れる．そのため，AF のレートコントロールに広く使用されているが，AF を洞調律へ復帰させる作用はない．運動中のように迷走神経が抑制されている状況では，ジゴキシン単剤でのレートコントロールは無効なことが多い．

　典型的な心電図変化は，徐脈，PR 間隔の延長，QT 短縮などである．ST 部分の低下は盆状を示し，T 波が平坦化する点も特徴的と言える．

　ジゴキシン服用中の患者が，めまい，嘔気・嘔吐，下痢，食欲不振，かすみ目，黄視，混乱，衰弱，意欲低下を訴えた場合は，ジギタリス中毒を疑うべきである．その危険因子として，脱水，腎機能障害，低カリウム血症，高カルシウム血症，アミオダロンなどの薬物併用が挙げられる．ジゴキシン血中濃度は投与後 6 時間以上経過後に測定すべきであり，中毒域まで上昇させる必要はない．心電図上で，洞房ブロック，洞徐脈，房室ブロックを伴う洞頻脈および心房頻拍，接合部調律，徐脈性 AF，PVC，VT などがみられるときは中毒の徴候であると考えられる．図 14-1 はジギタリス中毒でみられる心電図である．

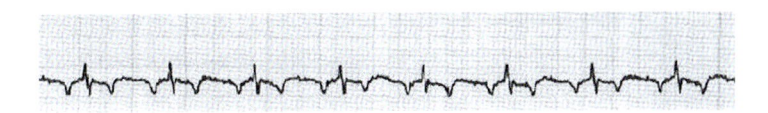

図14-1 2：1房室ブロックを伴う心房頻拍（Source：Courtesy of Dr Marc Dubuc, Montreal heart Institute）

　ジギタリス中毒の治療は，薬物の中止，電解質の補正，必要ならば一時的ペーシングによる補助などである。明らかな房室ブロックがなければ，ジゴキシン誘発性頻拍の治療薬としてはプロプラノロールが有効であり，リドカインやフェニトインもより安全な代替薬物といえる。カルディオバージョンはジギタリス中毒の状態ではときに危険であるため注意を要する。電気ショックが避けられない状況であれば，リドカイン静注投与下に最小のエネルギーで行うべきである。
　生命に関わる急性および慢性のジギタリス中毒では，ジゴキシン特異抗体（Fabフラグメント，Digibind®）の投与が考慮される。適応としては，以下のものが挙げられる。

- 血行動態が不安定な不整脈（心室性不整脈や重篤な徐脈性不整脈）
- 血清K濃度＞5 mmol/L（＝5 mEq/L）
- ジギタリス中毒に由来すると考えられる意識の変容
- 急速投与6～8時間後あるいは慢性投与下での血清ジゴキシン濃度＞12.8 nmol/L（腎機能障害例では＞3.6 nmol/L）
- ジゴキシン＞10 mgの急性期投与

抗体は経静脈的に投与され，血中を循環するジゴキシンと結合し，ジゴキシンが排泄されるまで血中にとどまる。いったん抗体が投与されると，測定された血清ジゴキシン濃度は7日間解釈困難となる点に注意しなければならない（仮に血清濃度が上昇しても，結合体は不活性化状態を維持している）。したがって，その後の治療決定は臨床判断にのみ基づいたものになる。投与したジゴキシン用量あるいは血清ジゴキシン濃度から投与すべき抗体の量を計算する公式があるが，緊急の状態でこれを思い出して計算することは困難である。単純かつ安全な経験則によれば，急性期投与では2回に分けて20バイアル（1バイアルは通常38 mg）を，慢性期投与では6バイアルを投与すべきとされている。抗体は50 mLの生理食塩水で希釈して使用する。アナフィラキシー様反応が報告されているため，喘息患者や一度抗体治療を受けたことがある患者では事前に皮内テストを施行すべきである。
　ジギタリス中毒の診断がいったんなされたとしても，中毒の危険因子を減

らしたり，投与量を減量するなどの対応をとれば，ジゴキシンによる再度の治療が絶対禁忌になるというわけではない。

妊娠中の抗不整脈薬投与

　妊娠中の血行動態の変化は，不整脈の再発および新規発症を起こしやすくする。妊娠中の頻脈性不整脈のほとんどは良性であり自然軽快するが，基礎心疾患がある場合，母児に対するリスクはより高いものになる。妊娠中の抗不整脈薬投与の安全性を支持する強いエビデンスは現在まで示されておらず，積極的な治療法が選択されることはほとんどない。表14-4は妊婦への薬物治療におけるリスクの層別化を要約したものである。

　妊娠中には薬物動態が変化するため抗不整脈薬の使用はかなり複雑になり，治療域に濃度を維持することは困難なことが多い。胃内のpH変化と胃

表14-4　FDA胎児危険度分類の定義

カテゴリー	定義
A	対照研究でリスクがないことが証明されている——適切に計画された対照研究で，妊娠中のいかなる時期においても胎児に対するリスクが証明されていないもの
B	妊婦におけるリスクのエビデンスがない——動物実験では胎児に対するリスクは証明されていないが，妊婦についての適切に計画された対照研究が存在しないもの。あるいは，動物実験ではリスクが証明されているが，妊婦については適切に計画された対照研究で妊娠中のいかなる時期においても胎児に対するリスクが証明されていないもの。すなわち，胎児へのリスクの可能性は低いが，可能性は残るもの
C	リスクを除外し得ない——動物実験では胎児に対するリスクが証明されており，妊婦についての適切に計画された対照研究が存在しないが，その潜在的なリスクを考慮しても薬物使用に伴う利益があり，妊婦への使用を正当化し得るもの
D	リスクを示すエビデンスがある——ヒトの胎児に対するリスクが証明されているが，その潜在的なリスクを考慮しても薬物使用に伴う利益があり，妊婦への使用を正当化し得るもの
X	妊娠中あるいは妊娠する可能性がある女性への投与が禁忌である——動物および妊婦における研究で胎児へのリスクが証明されており，薬物使用に伴うリスクがその利益より明らかに大きいもの

(Source：Physicians Desk Reference. 57th Ed. Montvale, NJ：Thomson PDR；2004：3539)

腸運動の減少によって薬物の吸収効率に変化が生じる。循環血漿量の増加は薬物の体内分布を変化させ，必要投与量を増加させる。血清蛋白質の減少は血中で遊離している薬物の量を増加させる。腎排泄と肝代謝の亢進は薬物排泄を促進させる。したがって，抗不整脈薬の使用は，重篤な症状や不安定な血行動態を有する妊婦に対してのみに制限するべきである。このような妊婦においても，使用する抗不整脈薬の数を制限し，血中濃度は有効治療域の最小値に保つことが妥当であろう。表14-5に，妊娠・授乳期間中における抗不整脈薬使用の適応と起こり得る副作用をまとめた。

表14-5 妊婦における抗不整脈薬の適応と副作用

薬剤名	Vaughan Williams 分類	FDA胎児リスク分類	適応	副作用	授乳中の使用	キーポイント
アデノシン	―	C	母体のSVTの停止	一過性の胎児徐脈，母体の呼吸困難	不明（おそらく安全）	上室頻拍の急性期治療における第1選択（迷走神経刺激法で停止しない場合）
ジギタリス	―	C	母体と胎児のSVT，AFのレートコントロール，うっ血性心不全	流産（母体にジギタリス中毒がある場合），早産，低出生体重	使用可能	安全性に関する長期実績あり
キニジン	Ia	C	母体と胎児の不整脈（潜在性副伝導路をもつSVTを含む），母体のマラリア	母体と胎児の血小板減少，第Ⅷ脳神経毒性，torsade de pointes	一般に使用可能（ただし注意を要する）	安全性に関する長期実績あり
プロカインアミド	Ia	C	確定診断のついていないwide QRS頻拍の急性期治療	長期使用に伴うループス様症候群，torsade de pointes	使用可能（ただし長期使用は勧められない）	安全性に関する長期実績あり。静注使用。wide QRS頻拍の急性期治療薬
ジソピラミド	Ia	C	母体と胎児の様々な不整脈（ただし使用実績は限定的）	陣痛の誘発，torsade de pointes	使用可能	使用実績は限定的。第1選択薬が使用できない場合の代用薬。避けるほうが無難

（続く）

表 14-5(続き) 妊婦における抗不整脈薬の適応と副作用

薬剤名	Vaughan Williams 分類	FDA胎児リスク分類	適応	副作用	授乳中の使用	キーポイント
リドカイン	Ib	B	母体のVT, ジギタリス中毒による不整脈	中枢神経への影響, 徐脈	使用可能	安全性に関する長期実績あり(ただし胎児仮死の症例では避けるべき)
メキシレチン	Ib	C	VT	中枢神経への影響, 徐脈, APGARスコア低値, 胎児低血糖	使用可能	限られた使用実績のみ
フェニトイン	Ib	D	ジギタリス中毒による不整脈	精神発達遅滞, 発育障害, 胎児ヒダントイン症候群, 胎児低血糖	一般に使用可能(ただし注意を要する)	第1選択薬が使用できない場合の代替薬, 避けるほうが無難
フレカイニド	Ic	C	母体と胎児のSVTとVT	心筋梗塞既往例における死亡率の増加(ただし器質的心疾患がなければ一般的には安全)	使用可能	胎児水腫症例におけるSVTに対して第1選択薬
プロパフェノン	Ic	C	母体と胎児のSVTとVT	フレカイニドと同様, 軽度のβ遮断作用	不明	限られた使用実績のみ
β遮断薬	Ⅱ	C(アテノロールはD)	母体と胎児のSVT, AF・AFLのレートコントロール, 特発性VT, 肥大型心筋症, 母体の高血圧, 甲状腺中毒症	子宮内胎児発育遅延, 胎児の徐脈, 胎児の無呼吸, 早産, 低血糖, 低カルシウム血症, 高ビリルビン血症	アテノロールは避けるべき。メトプロロールとプロプラノロールは使用可能	一般に安全とされるが可能なら妊娠初期では避けるべき。心選択性の高いものが好ましい
アミオダロン	Ⅲ	D	致死的心室性不整脈, 胎児のSVT	胎児の甲状腺機能亢進症/低下症, 未熟児, 低出生体重, 胎児の徐脈, 先天奇形, 母体と胎児のQT延長	多量に乳児に吸収されるため避けるべき	他に代替薬がない場合にのみ使用すべき。特に妊娠初期では避けるべき

(続く)

表 14-5(続き)　妊婦における抗不整脈薬の適応と副作用

薬剤名	Vaughan Williams 分類	FDA胎児リスク分類	適応	副作用	授乳中の使用	キーポイント
ソタロール	Ⅲ	B	母体と胎児のSVT, 母体のVT, 高血圧の既往	torsade de pointes, β遮断作用	一般に使用可能(ただし注意を要する)	限られた使用実績のみであるが, 効果はある
ibutilide*	Ⅲ	C	AF・AFLの停止	torsade de pointes	不明	妊娠中の使用実績はない
bretylium*	Ⅲ	C	母体の心室性不整脈	不明	不明	妊娠中の使用実績は乏しく, 推奨されない
カルシウム拮抗薬	Ⅳ	C	母体と胎児のSVT, AF・AFLのレートコントロール, 特発性VT(ベラパミル), 母体の高血圧, 早産	胎児の徐脈・房室ブロック, 母体の低血圧, 心収縮力低下, 母体の肝炎, 胎児の手指欠損	使用可能	ベラパミルは相対的に安全だが, 他のより安全な薬物を選択すべき。ジルチアゼムの使用実績は限られている

*日本では使用されていない薬物。
(Source：Adapted from Joglar JA, Page RL. Antiarrhythmic drugs in pregnancy. Curr Opin Cardiol 2001；16：40-45, with permission)

Key Point

1. 電気生理学に基づくインターベンションがさかんに行われている現在でも, 大多数の患者が薬物による治療を受けている。
2. 抗不整脈薬治療の最終目標は, 脈を正常なリズムに戻し, 重篤な頻脈性不整脈の発生を防ぐことである。一般に, 抗不整脈薬は再発予防効果より洞調律復帰効果のほうが優れている。
3. 抗不整脈薬には副作用があるため, 長期間の使用が困難な場合がある。
4. 抗不整脈薬の投与は有効最小投与量にとどめるべきである。
5. すべての抗不整脈薬は潜在的にQT延長作用を有しているため, 投与量を調整する際には心電図でQT間隔を確認することが不可欠で

ある。
6. 抗不整脈薬は，特に急性虚血や左室機能障害がある状況下で催不整脈作用を発現し得る。
7. ジギタリス中毒下でのカルディオバージョンはときに危険であり，血行動態が不安定な患者や致死的不整脈を有する患者に限定して行うべきである。
8. 抗不整脈薬に対する反応は個人差が大きいため，その治療は一般に試行錯誤の繰り返しとなる。
9. 薬物を選択する際に考慮すべき点として，その不整脈の性質，基礎心疾患の有無，血行動態の安定性，洞結節と房室結節の機能障害の有無，薬物の投与予定期間などが挙げられる。
10. β遮断薬はAFやAFLのレートコントロール，および運動や感情によって誘発される不整脈に対する第1選択薬である。
11. ソタロール，プロパフェノン，フレカイニドは，基礎心疾患をもたないAF患者の洞調律維持薬としてしばしば第1選択で使用される。
12. アデノシンは回路の必須部に房室結節を含むリエントリー性頻拍の停止に使用される。
13. アミオダロンは最も効果的な抗不整脈薬であるが，最も強い心外副作用をもつ薬物でもあり，主に致死的不整脈や他剤抵抗性の不整脈に対して使用される。
14. 妊婦の頻脈性不整脈は積極的な治療を要さない場合が多い。ジゴキシンとβ遮断薬は第1選択薬として考慮される。抗不整脈薬の使用は一般に避けるべきであり，特に妊娠初期には使用しない。

（増田　慶太）

文献

Bennett DH. Cardiac Arrhythmias：Practical Notes on Interpretation and Treatment. 7th Ed. London：Hodder Arnold Publishers；2006.

Fogoros RN. Electrophysiologic Testing. 4th Ed. Oxford：Blackwell Publishing；2006.

Kron J, Conti JB. Arrhythmias in the pregnant patient：Current concepts in evaluation and management. J Interv Card Electrophysiol 2007；19：95.

Miller JM, Zipes DP. Therapy for cardiac arrhythmias. In：Libby P, Bonow RO, Mann DL, Zipes DP, eds. Braunwald's Heart Disease：A Textbook of Cardiovascular Medicine. 8th Ed. Philadelphia, PA：Saunders Elsevier；2008, Chapter 33.

Qasqas SA, McPherson C, Frishman, et al. Cardiovascular pharmacotherapeutic considerations during lactation and pregnancy. Cardiol Rev 2004;12:201-221.

Vaughan Williams EM. Classification of antiarrhythmic drugs. In:Sandoe E, Flensted-Jansen E, Olesen KH, eds. Symposium on Cardiac Arrhythmias. Sodetalje, Sweden:AB Astra;1970:449-472.

Walsh EP, Saul JP. Cardiac arrhythmias. In:Keane JF, Lock JE, Fyler DC, eds. Nadas' Pediatric Cardiology. Philadelphia, PA:Saunders Elsevier;2006:507-511.

15章 チャネル病

Iwona Cygankiewicz and Wojciech Zareba

　この20年の間に，心疾患における心筋細胞レベルの電気生理学的活動やイオンチャネルの関与が明らかになってきた。QT延長症候群に始まる遺伝性不整脈は，心臓に発現しているイオンチャネルの異常がどのように不整脈の発症につながっていくのかを解き明かす鍵として研究されてきており，今なお注目されている。心筋細胞の活動電位の持続時間と波形は細胞膜に発現している様々なイオンチャネルの複雑な相互関係と，脱分極における主にCa^{2+}の移動に左右されている。図15-1に示すように，心房ならびに心室筋細胞の活動は様々なイオンチャネルの正常な働きに依存している。心室筋細胞の電気的バランスは，内向きのナトリウム電流・カルシウム電流と外向きのカリウム電流により維持されており，再分極相の陽イオンによる心筋細胞の過剰なチャージ（Na^+ならびにCa^{2+}による内向き電流の増加，またはK^+の減少）は不整脈源性をきたし得る。すなわちQT延長症候群（long QT syndrome：LQTS），QT短縮症候群（short QT syndrome：SQTS）あるいはBrugada症候群といった遺伝性不整脈の原因となる。また，虚血性・非虚血性心筋症に伴うカリウムチャネルの発現量の減少やCa^{2+}過負荷（overload）も不整脈をきたす。本章では器質的心疾患を有さない患者が心室性不整脈，原因不明の失神，心停止をきたしたり，家族が突然死した際に考慮すべき，LQTS，SQTS，Brugada症候群，カテコラミン誘発性多形性心室頻拍（catecholaminergic polymorphic ventricular tachycardia：CPVT）といったチャネル病について解説する。

QT延長症候群

　LQTSは，QT間隔の著明な延長とtorsade de pointesや多形性心室頻拍（VT）による失神，心停止または突然死を特徴とする遺伝子疾患である。torsade de pointesや多形性VTは自然停止する可能性もあるが，心室細動（VF）に移行することもある（図15-2）。有病率は3,000～5,000人に1人と推定されている。

　LQTSは，主にカリウムチャネルやナトリウムチャネルの遺伝子変異に

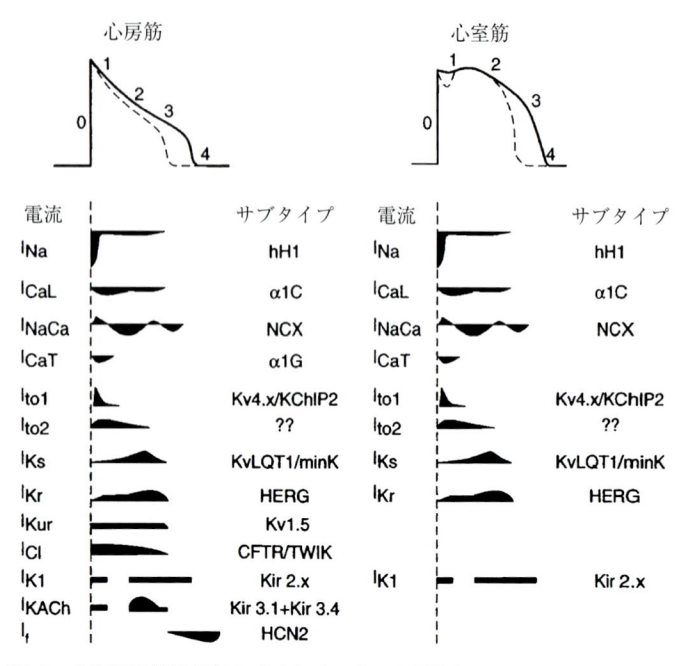

図 15-1　心室筋の活動電位とイオンチャネルの電流(Reproduced from Tomaselli G, Roden DM. Molecular and cellular basis of cardiac electrophysiology. In: Saksena S, Camm AJ, eds. Electrophysiological Disorders of the Heart. Philadelphia, PA: Elsevier Inc., 2005, with permission)

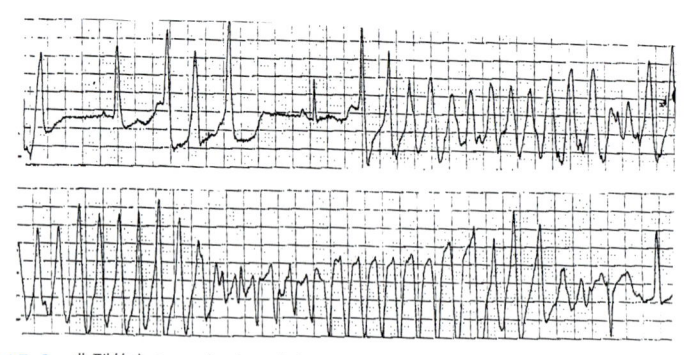

図 15-2　典型的な torsade de pointes

よって引き起こされる。これらのイオンチャネルの機能異常は，心筋細胞の陽性オーバーチャージから心筋の横断面(内膜側，中層，外膜側)や局所で再分極時間の延長を不均一に起こすことによって不整脈の発生に寄与する。

表 15-1　LQTS の遺伝型

遺伝子型	遺伝子座	変異遺伝子	チャネル蛋白	イオンチャネル	LQTS中の頻度
LQT1	11	KCNQ1(Kv7.1)	6回膜貫通型の4つのαサブユニット	↓I_{Ks}	45%
LQT2	7	KCNH2 (hERG) (Kv11.1)	6回膜貫通型の4つのαサブユニット	↓I_{Kr}	45%
LQT3	3	SCN5A (Nav1.5)	24回膜貫通型の1つのαサブユニット	↑late I_{Na}	7%
LQT4	4	Ankyrin-B (ANK2)	ナトリウムポンプ，Na/Ca交換系	I_{Na}*	<1%
LQT5	21	KCNE1(MinK)	1回膜貫通型のKCNQ1 βサブユニット	↓I_{Ks}	<1%
LQT6	21	KCNE2 (MiRP1)	1回膜貫通型のKCNH2 βサブユニット	↓I_{Kr}	<1%
LQT7	17	KCNJ2(Kir2.1)	2回膜貫通型	↓I_{K1}	<1%
LQT8	6	CACNA1C (Cav1.2)	24回膜貫通型の1つの$α_1$サブユニット	↑I_{Ca}	<1%
LQT9	3	CAV3 (Caveolin)	Nav1.5のゲート機能の変化	I_{Na}*	<1%
LQT10	11	SCN4B (NavB4)	1回膜貫通型のSCN5A βサブユニット	↑late I_{Na}	<1%
LQT11	7	AKAP9	Aキナーゼのアンカー蛋白質	↓I_{Ks}*	<1%
LQT12	20	SNTA1	ナトリウム電流(SCN5A)調節	↑I_{Na}*	<1%

*イオンチャネル関連蛋白ではあるが，チャネルを構成する蛋白ではない．

表 15-1 に LQTS に関与するイオンチャネルやその関連蛋白を示す．遺伝子診断がつく症例のうち，LQT1 と LQT2 が約 90% を占め，次いで LQT3 が 5〜8% を占める．その他の遺伝子変異による LQTS は極めて稀である．最も頻度の高い LQT1 は，緩徐活性化遅延整流カリウム電流(I_{Ks})の遺伝子で

ある KCNQ1 の変異によるカリウム電流の減少が原因である。LQT2 は急速活性化遅延整流カリウム電流(I_{Kr})の遺伝子である KCNH2 の変異によるカリウム電流の減少が，LQT3 はナトリウム電流の遺伝子である SCN5A の変異によるナトリウム電流の遅い成分(late I_{Na})の増加がそれぞれ原因である。

■ LQTS の診断

LQTS は心電図所見と臨床所見に基づいて診断され，動悸や失神，心停止といった症状と，突然死あるいは心停止の家族歴はLQTSを疑う所見である。12誘導心電図は，疑わしい症状がLQTSに関係しているか，また肥大型心筋症や催不整脈性右室心筋症，Brugada 症候群といった不整脈をきたし得る他の疾患の関与があるかを調べる最初の検査である。LQTS症例のQTc間隔は延長しているとは限らず，正常上限や正常であることもあり，これには性別と年齢が関与している(表 15-2)。QTc 間隔が 500 ms 以上の場合は通常問題なくLQTSと診断できるが，440 〜 500 ms の場合は心筋症などの心疾患や，QT 延長をきたす薬物，不適切な QT 間隔の測定といったその他の因子の除外が必要である。

QT 間隔には QRS 波形を含んではいるが，再分極過程は早期に脱分極した心筋から始まっており，QT 間隔は再分極時間を測定していると考えるべきである。QT 間隔は QRS 波形の始まりから T 波の終末部までとして計測される。T 波の終末部は T 波の下降部が基線に戻る点，ないしは T 波と U 波の間の最下点である。生理学的には QT 間隔は 12 誘導のいずれかの誘導における最も早期の QRS の始まりから，いずれかの誘導の最も遅い T 波の終末部までと考えるべきである。しかし，この方法は自動計測において稀に使われるのみであり，用手的な QT 間隔の計測ではⅡ誘導が最もよく使われる。T 波と U 波が融合していたり 2 峰性 T 波の場合は，12 誘導すべてにおける注意深い検討が有用である。T 波の 2 つめの頂点か U 波かが判然としない場合は，U 波は T 波の頂点より少なくとも 150 ms 離れており，より近

表 15-2　QT 延長の診断のための Bazett の式による QTc 間隔

分類	1 〜 15 歳(ms)	成人男性(ms)	成人女性(ms)
正常	<440	<430	<450
境界型	440 〜 460	430 〜 450	450 〜 470
延長	>460	>450	>470

(Source：Reprinted from Moss AJ, Robinson JL. Long QT syndrome. Heart Dis Stroke 1992；1：309-314, with permission)

接した振れはT波の2つ目の頂点であるという説を用いることを勧める研究者たちもいる。QT間隔は心拍数によって変化するので、心拍数60/minを基準としてQT間隔を修正する式がいくつか提唱されてきた。Bazettの式 $[QTc = QT/(RR^{1/2})]$ は最もよく使われるものであるが、特に薬物のQT間隔への影響を調べる際にFridericiaの式 $[QTc = QT/(RR^{1/3})]$ が使われることも最近増えてきている。Bazettの式は速い心拍数において再分極時間を過大に、遅い心拍数においては過小に評価してしまうという欠点がある。Fridericiaの式ではこのようなことは少ない。

　QT間隔の延長はしばしばT波形の変化を伴うため、LQTSを疑う症例ではT波形の観察が特に有用である。QT間隔の延長に加えて、平低T波や、2峰性T波、基部の幅の広いT波、2相性T波が12誘導心電図で認められることがある。図15-3にLQTSの遺伝子型ごとの特徴的な波形を示す。LQT1は幅の広いT波が特徴であり、LQT2では低くノッチの入ったT波を、LQT3では比較的長いST部分と尖った高電位のT波をそれぞれ特徴とする。

　表15-3は1993年にSchwartzらによって提唱されたLQTSの診断基準であり、心電図所見、臨床症状および家族歴に基づいてスコアリングを行う。スコアが4点以上であればLQTSの診断の可能性は高くなり、2〜3点では可能性は低い。LQTSが疑われるときには、失神や心停止の引き金となる因子にも注意が必要である。LQT1では運動中や水泳中に発作を起こすことが多い。LQT2では感情の高ぶりや突然の音が引き金となることが多く、LQT3では覚醒状態でも睡眠中でも発作を起こし得る。

　LQTSの遺伝子診断は、確定診断に至らない患者や家族歴のある患者の早期診断に特に有用である。臨床経過は遺伝子型によって異なり、β遮断薬の

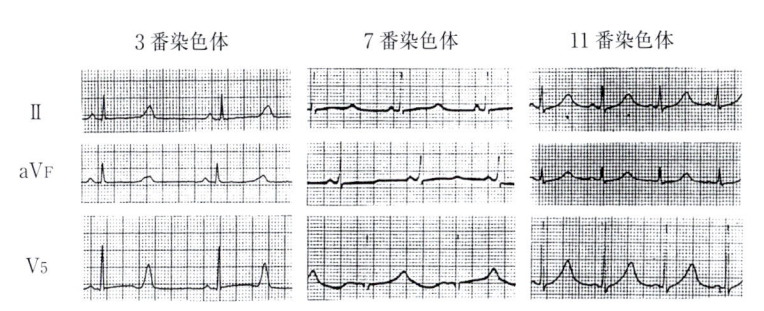

図15-3　LQT1、LQT2、LQT3の各症例のⅡ、aVF、V5誘導におけるT波形（Reproduced from Moss AJ, et al. ECG T-wave patterns in genetically distinct forms of the hereditary long QT syndrome. Circulation 1995；92：2929-2934, with permission）

表 15-3 LQTS の診断基準

所見	スコア
心電図所見[a]	
QTc(ms)	
≧480	3
460〜470	2
450(男性)	1
torsade de pointes[b]	2
T wave alternans	1
少なくとも 3 つの誘導にノッチのある T 波	1
年齢不相応な徐脈[c]	0.5
病歴	
失神[b]	
ストレスによる	2
ストレスによらない	1
先天性聾	0.5
家族歴	
確実な LQTS の家族歴あり	1

合計スコア──≦1 点：LQTS の可能性が低い，2〜3 点：可能性は中等度，≧4 点：可能性が高い。
[a] 服薬や明らかな疾患がない場合に異常所見とみなす。QTc は Bazett の式で計算。
[b] torsade de pointes と失神は同時に算定しない。
[c] 安静時の心拍数が同年齢の 2 パーセンタイルより低い。
(Source：Reprinted from Schwartz PJ, Moss AJ, Vincent GM, et al. Diagnostic criteria for the long QT syndrome: An update. Circulation 1993；88：782-784, with permission)

効果も LQT1 と LQT2 や LQT3 とでは異なる。外注検査による遺伝子診断は頻度の高い LQTS 遺伝子(LQT1, LQT2, LQT3, LQT5, LQT6)をスクリーニングできるが，非常に稀な残りの遺伝子(LQT4, LQT7〜10)はあまりスクリーニングが行われない。

■ リスク層別化と治療

　LQTS 患者のリスク層別化に際しては，QT 間隔，失神や突然死の既往，性別，年齢，家族歴と遺伝子型などを考慮する。QTc>500 ms は失神や心停止，突然死の発症リスクを 2〜3 倍増加させる。2 年以内に失神を経験している患者は心停止をきたすリスクが極めて高い。LQTS 患者の発作のリスクは性別と年齢の関係によっても影響を受ける。思春期前では男性のほうが女性より発作のリスクは高いが，その後は女性のほうがリスクが高くなる。LQT1 と LQT2 の遺伝子変異を有する患者は，LQT3 に比べて発作をきたす

リスクが高い．しかし，LQT3 は発作による致死率が高く，初回の発作で死亡するリスクは LQT1 や LQT2 の数倍といわれている．

　LQTS の治療は発作や突然死のリスクを減らすことを目標としている．発作はストレスや運動，水泳，突然の起床によって引き起こされるため，患者や家族には，目覚まし時計や電話などの騒音を起こす機器の使用を極力減らすように勧めるべきである．ディスコやジェットコースターといった騒音やストレス，競技スポーツや水泳も発作の引き金となり得るため避けるべきである．また，循環器系あるいはそれ以外の様々な治療薬により QT 延長から torsade de pointes をきたす恐れがあることを患者に伝える必要がある．発作のリスクが低い患者では，体外式自動除細動器（AED）の家庭への設置や携帯も突然死の予防手段の 1 つとなる．β 遮断薬の服薬中断は致死的な心室性不整脈発作を引き起こすリスクを急速に増大するため，患者にはコンプライアンスの重要性を特に強調する必要がある．

　β 遮断薬などによる交感神経抑制が LQTS 治療の中心である．特に LQT1 には β 遮断薬が有用であり，コンプライアンスが十分であれば植込み型除細動器（ICD）が必要になることは稀である．一般的に LQT2 でも β 遮断薬は有用であるが，β 遮断薬内服にもかかわらず不整脈発作を繰り返す高リスク症例が存在し，ICD 治療が適応となる（表 15-4）．LQT3 における β 遮断薬の有用性は結論が出ていないが，β 遮断薬を投与すべきではないという十分なデータもない．すでに β 遮断薬と ICD で治療を受けている高リスク症例においては，星状神経節（左側心臓交感神経）除去術がカテコラミンへの反応性を抑制し，突然死のリスクを減らすために有用なことがある．

　高リスクの LQTS 症例は突然死予防のため ICD の適応である．心停止後の蘇生，β 遮断薬内服下での繰り返す失神，QTc 間隔 > 500 ms で過去 2 年以内の失神などの病歴を有する場合は高リスクである．遺伝学的第 1 度近親者が突然死している患者に ICD の適応を考慮すべきであるというエビデンスはない．LQT2 や LQT3 の高リスク患者には特に ICD の効果が期待されるが，通常 LQT1 では β 遮断薬で十分に突然死を予防できる．若年者への ICD 植込みは生命を救うという利点の反面，生涯を通じて ICD の交換，機能不全や不適切作動の可能性を伴うため，得られる恩恵とリスクを理解したうえで植込みの適応を決定すべきである．

　薬物による QT 間隔の短縮は LQTS 治療の理想的なゴールであるが，LQT3 に対するフレカイニド以外では有効性は示されていない．フレカイニドは現時点で長期間の臨床研究により効果が確認されている唯一のナトリウムチャネル遮断薬である．ナトリウム電流の遅い成分をブロックする ranolazine の有用性が期待されているが，今のところ LQT3 に対する長期的投与

表 15-4 チャネル病における ICD 植込みの適応

チャネル病	一次予防	二次予防	
	クラス I A[a]	クラス II A	クラス II B
LQTS	心停止の既往	β遮断薬使用中に失神あるいは VT	高リスクの LQTS 患者[b] (QTc>500 ms, 失神, LQT2, LQT3, JLN)
SQTS[c]	心停止の既往		
Brugada 症候群	心停止の既往	自然発生の type 1 波形と失神, あるいは無症状だが VT/VF の誘発性あり 薬物誘発性 type 1 波形と失神	無症状だが薬物により type 1 波形が誘発され, 心臓突然死の家族歴があり, EPS で陽性
CPVT	心停止の既往	β遮断薬使用中に失神あるいは VT	

ACC/AHA/ESC 2006 Guidelines for Management of Patients with Ventricular Arrhythmias and the Prevention of Sudden Death, ACC/AHA/HRS 2008 Guidelines for Device-based Therapy on Cardiac Rhythm Abnormalities および Second Consensus on Brugada Syndrome HRS/EHRA による。
[a] 適切な薬物治療を受け, 予後が1年以上と推定される症例には ICD が勧められる。
[b] 詳細は表 15-3 を参照。
[c] 孤発症例がほとんどであるため, SQTS のリスク層別化はガイドラインには含まれない。
JLN：Jervell, Lange-Nielsen 症候群。

の効果は確認されていない。

■ 薬物による QT 延長と催不整脈作用のリスク

薬物性 QT 延長と torsade de pointes は, 様々な循環器系治療薬や他の薬物による副作用として知られている。大部分の薬物は I_{Kr} を直接ブロックしたり, 肝臓のチトクローム P450 代謝系に作用する他の薬物との同時投与によって QT 延長をきたす。I_{Kr} をブロックするすべての薬物が torsade de pointes をきたすわけではない。これは I_{Kr} のブロックによる QT 延長が, 心筋における貫壁性の再分極相のばらつきを増加させることが torsade de pointes の発症に必要であることを示唆している。

貫壁性の再分極相のばらつきは薬物性ならびに遺伝性 LQTS における催不整脈性に最も重要な役割を果たしていると考えられている。torsade de pointes は通常, 短い間隔の心室期外収縮(PVC)に引き続く長い代償性休止後の T 波の頂点付近に生じる PVC(R on T)といった short-long-short パ

ターンのRR間隔から生じ，このパターンは心筋の再分極相のばらつきを増加させて不整脈をきたしやすい状況を引き起こす．また，比較的ゆっくりした最初の数拍から徐々に頻拍周期が短くなるwarm-up現象を伴う．torsade de pointesはしばしば，最後の数拍の頻拍周期がゆっくりになって自然停止するが，VFへ移行することもある．

薬物誘発性QT延長とtorsade de pointesは多因子性に出現するが，不整脈の発生には複数の因子が必要であり，イオンチャネルの機能に関与する遺伝子素因が重要であると考えられている．イオンチャネルをコードする遺伝子の多型（gene polymorphism）は薬物によるI_{Kr}チャネルのブロックに対する感受性を増加させ得る．一方，薬物の代謝に関与する遺伝子多型は薬物の血中濃度を上昇させることにより過剰なI_{Kr}ブロック作用をもたらす．

薬物誘発性QT延長とtorsade de pointesのリスク上昇には上記のほかにも様々な臨床的因子が関与することが明らかになってきている．70%は女性にみられ，これには性別による再分極時間の差が関係している可能性がある．高齢，特に低心機能の心不全などの基礎心疾患，特発性ないしは薬物性の徐脈，電解質異常（低カリウム血症，低マグネシウム血症）もQT延長と催不整脈性に働く．しかし，これらの因子が単独で薬物誘発性のQT延長をきたすことは少なく，通常は多数の因子が同時に存在することでtorsade de pointesを生じる．

薬物誘発性のQT延長を予測する普遍的な指標は存在せず，各薬物の使用は個々の患者に応じて検討すべきである．QTc間隔の30 ms以上の延長には注意を払うべきで，QTc間隔の延長が60msを超えたり，特にQTc間隔>500 msとなった場合はより注意が必要である．ほぼすべてのtorsade de pointesがQTc間隔>500 msで出現しており，QT延長の程度を評価する際には実際のQTc間隔も評価する必要がある．

薬物によるQT延長とtorsade de pointesのリスクを評価するには，まず薬物投与前にQT延長をきたし得る既知の因子について調べる．次いで，心電図を記録し，遺伝的要素や基礎疾患，現在の内服薬によるベースラインのQT延長の有無について評価する．QTc間隔は自動計測と用手的な計測の両方で評価する必要がある．心電図は薬物血中濃度が最大となる時点で記録し，QT間隔をベースラインの評価時と同じ手法によって計測して比較する．QTc間隔の延長が60msを超えた場合やQTc間隔>500 msの場合は，torsade de pointesのリスクを回避するため，薬物を中止するか薬物の組み合わせを変えなければならない．例えばIII群薬であるdofetilideの投与に際しては，患者を3日間入院させQT延長の有無について評価する．QT延長やtorsade de pointesの原因となる薬物を表15-5に示す．

表 15-5 QT 延長をきたす薬物

薬物	一般名
抗ヒスタミン薬	astemizole, terfenadine
感染症治療薬	アマンタジン, クラリスロマイシン, クロロキン, エリスロマイシン, モキシフロキサシン, ペンタミジン, スパルフロキサシン, ST 合剤, grepafloxacin
抗癌剤	タモキシフェン
抗不整脈薬	キニジン, ソタロール, プロカインアミド, アミオダロン, ジソピラミド, フレカイニド, bretylium, ibutilide, moricizine, tocainide, dofetilide
脂質異常治療薬	プロブコール
カルシウム拮抗薬	ベプリジル
利尿薬	インダパミド
胃腸薬	cisapride
ホルモン製剤	フルドロコルチゾン, バソプレシン
抗うつ薬	アミトリプチリン, アモキサピン, クロミプラミン, イミプラミン, ノルトリプチリン, protriptyline
抗精神病薬	クロルプロマジン, ハロペリドール, ペルフェナジン, クエチアピン, リスペリドン, sertindole, thioridazine, ziprasidone, doxepin, methadon

詳細なリストは www.qtdrugs.org を参照。

QT 短縮症候群

　SQTS は持続的に短縮した QT 間隔(QTc≦320 ms)を特徴とし，心房細動(AF)，失神ないしは突然死を高頻度に認める．現在のところ，少数の家系といくつかの散発的な症例が報告されている．

　SQTS は臨床症状と心電図波形，電気生理学的検査(EPS)，遺伝子診断に基づいて診断される．臨床においてはまったく無症状のこともあるが，最初の症状が心停止のこともある．これまで最も多くの症例を解析した Giustettoらの研究(2006 年)によると，心停止が 31% と最も頻度の高い初発症状であり，動悸や失神がこれに続く．初発年齢は幼少期から成人まで様々である．

　安静時心電図では 320 ms 以下の短い QT 間隔(QTc≦340 ms)と胸部誘導の高く尖った T 波，極めて短い ST 部分または ST 部分の欠如を認める(図15-4)．心電図上 QT 間隔の短縮を認めたときには，まず最初に高カリウム血症，高カルシウム血症，アシドーシス，高体温，そして最も頻度の高いジギタリス使用といった QT 間隔の短縮をきたし得るすべての因子を除外しな

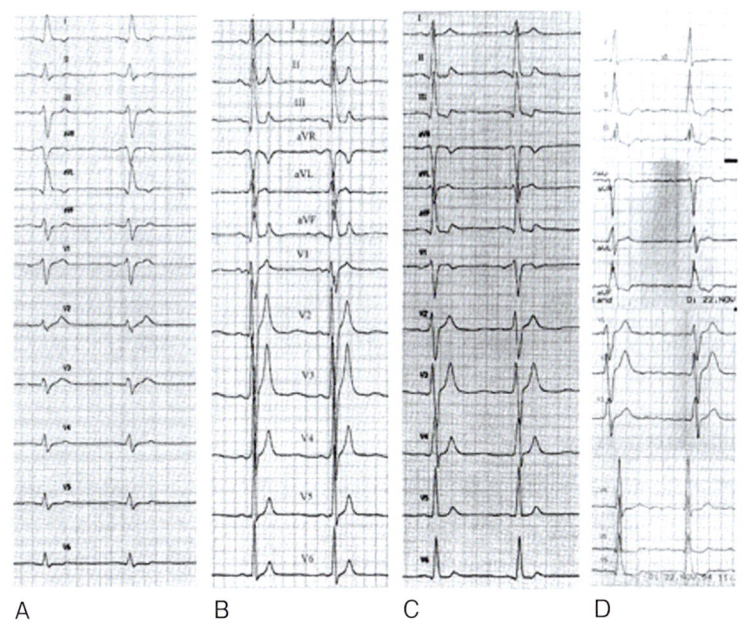

図 15-4 SQTS と診断された家系の心電図。A：洞調律，心拍数 72/min，QT 270 ms。B：洞調律，心拍数 82/min，QT 260 ms。C：洞調律，心拍数 75/min，QT 240 ms。D：突然死した症例の心電図。AF で心拍数 85/min，QT 210 ms。(Reproduced from Gaita F, Giustetto C, Bianchi F, et al. Short QT syndrome：A familial cause of sudden death. Circulation 2003：103：965-970, with permission)

ければならない。EPS 中にみられる再分極のばらつきの増大を伴った心房や心室の不応期の短縮は，SQTS における重症不整脈の基質と考えられている。SQTS ではプログラム刺激によって AF や VF が誘発され得る。

遺伝子検索によって，カリウムチャネル機能の増強をもたらす3つのカリウムチャネル遺伝子(KCNH2, KCNQ1, KCNJ2)の変異と，カルシウムチャネル機能の低下をもたらす2つのL型カルシウムチャネル遺伝子(CACN1C, CACNB2b)が SQTS の原因遺伝子として同定されている。

現時点では ICD 植込みが SQTS 患者における突然死を予防する唯一の治療である。しかし，高電位で QRS 波形に近い位置にある T 波のオーバーセンシングが，高頻度に ICD の不適切作動をもたらしたという報告もある。QT 間隔の延長が治療の効果に結びつくと考えられており様々な薬物が用いられてきたが，現在キニジンのみが QT 間隔の延長，T 波形の正常化，QT

間隔と心拍数応答の改善，心室不応期の延長，EPS における VF 誘発の抑制といった効果が証明されている。プロパフェノンは QT 間隔の正常化はもたらさないが，臨床的に AF を抑制することが報告されている。いずれにせよ現時点では，薬物療法は補助的な治療として考えられている。

Brugada 症候群

　Brugada 症候群は遺伝性のチャネル病であり，器質的な心疾患によらない右脚ブロックに似た右側胸部誘導の特徴的な ST 上昇と突然死を特徴とする。

　Brugada 症候群には 3 つのタイプの特徴的な心電図波形がある(図 15-5)。type 1 波形は V_1〜V_3 のうち 2 つ以上の誘導における coved 型の 2 mm 以上の ST 上昇と陰性 T 波として定義される。type 2 波形は saddleback 型の ST-T 波形で，陽性あるいは 2 相性の T 波を伴う。type 3 波形は coved 型

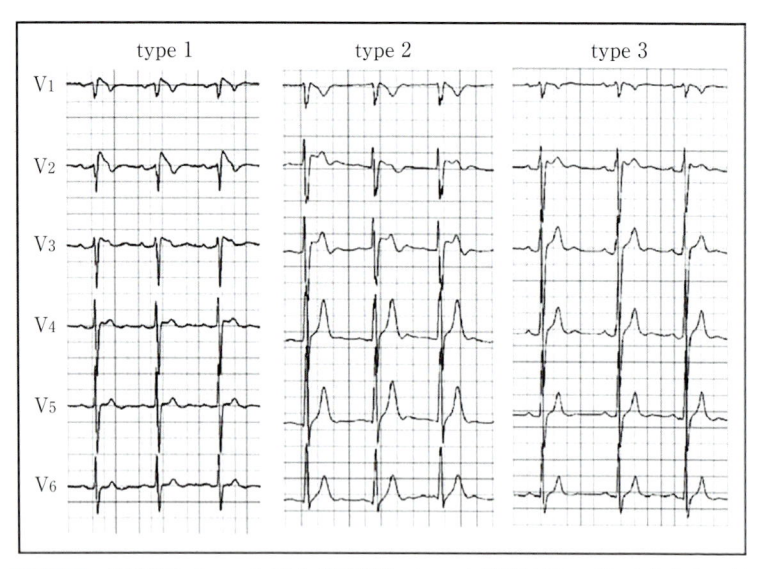

図 15-5　典型的な Brugada 型心電図波形。type 1 波形は V_1〜V_3 のうち 2 つ以上の誘導における coved 型の 2 mm 以上の ST 上昇と陰性 T 波として定義される。type 2 波形は saddleback 型の ST-T 波形で，陽性あるいは 2 相性の T 波を伴う。type 3 波形は coved 型ないしは saddleback 型であるが ST 部分の上昇は 1 mm 以下である。(Reproduced from Rossenbacker T, Priori SG. The Brugada syndrome. Current Opinion Cardiol 2007；22：163-170, with permission)

ないしはsaddleback型であるが，ST部分の上昇は1mm以下である。以上の特徴に加えて，PR間隔の延長を認めることもある。Brugada症候群の心電図波形は日差変動や日内変動が大きい。潜在性のBrugada症候群，type 2やtype 3波形のBrugada症候群は，薬物や発熱，その他の状況でtype 1波形が顕在化し得る。このためBrugada症候群が疑われる患者の心電図波形がtype 2ないしはtype 3である場合は，ナトリウムチャネル遮断薬（アジマリン，フレカイニド，プロカインアミド，ピルジカイニド）負荷試験やEPSによるVT/VF誘発が診断の確定に有用である。

　Brugada症候群の症例においては，ナトリウムチャネル機能の低下が再分極相において細胞膜を介した外向きと内向きのプラス電流の不均衡をもたらし，活動電位第2相のドームは不均一となる。これによって生じる心外膜側と貫壁性の再分極と不応期のばらつきが，活動電位第2相のリエントリー（phase 2 reentry）を引き起こし，VFをきたすと考えられている。

　Brugada症候群と診断するためには，自然に，または薬物により生じたBrugada型心電図が臨床症状を伴っていなければならない。Brugada症候群の有病率の男女比は8：1と圧倒的に男性に多い。2005年のコンセンサスレポートによると，Brugada症候群は，自然発生ないしは薬物誘発によるtype 1波形，もしくは以下の6項目のうち1項目を満たした場合に診断される。①VFないしは多形性VT，②突然死の家族歴，③type 1波形の家族，④EPSにおけるVT誘発，⑤失神，⑥夜間の呼吸苦悶。

　心停止や臨床症状を有するtype 1波形の患者は高リスク群，無症状で薬物による誘発時のみtype 1を示す患者は低リスク群と考えられている。SCN5Aの変異は診断確定には有用であるが，リスク層別化には有用ではない。

　Brugada症候群に有効な治療法であることが示されているのは，現在のところICDのみである。図15-6と表15-4にBrugada症候群におけるICD植込みの勧告を示す。ICD植込みの適応は，心停止歴のある症例における二次予防（クラスⅠ），症候性で自然発生したtype 1波形（クラスⅠ）や薬物誘発性のtype 1波形を有する症例における一次予防（クラスⅡA）である。ICDはまた，無症候例のうち，自然発生したtype 1波形を有しVT/VFが誘発された場合（クラスⅡA），薬物誘発性のtype 1波形で突然死の家族歴を有しVT/VFが誘発される場合（クラスⅡB）にも推奨される[注1]。

　薬物療法ではキニジンが最も広く研究されておりICDの代用として提唱されているが，その効果を調べた無作為化試験のデータはまだない。抗不整

注1：一部は日本循環器学会の勧告と異なる。

自然発症の type1 心電図

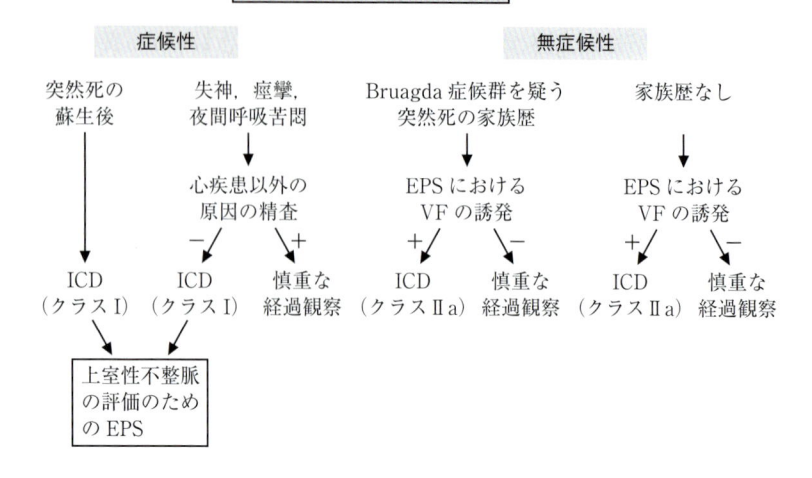

症候性

- 突然死の蘇生後 → ICD（クラス I） → 上室性不整脈の評価のための EPS
- 失神, 痙攣, 夜間呼吸苦悶 → 心疾患以外の原因の精査
  - − → ICD（クラス I） → 上室性不整脈の評価のための EPS
  - + → 慎重な経過観察

無症候性

- Bruagda 症候群を疑う突然死の家族歴 → EPS における VF の誘発
  - + → ICD（クラス IIa）
  - − → 慎重な経過観察
- 家族歴なし → EPS における VF の誘発
  - + → ICD（クラス IIa）
  - − → 慎重な経過観察

ナトリウムチャネル遮断薬で誘発された type1 心電図

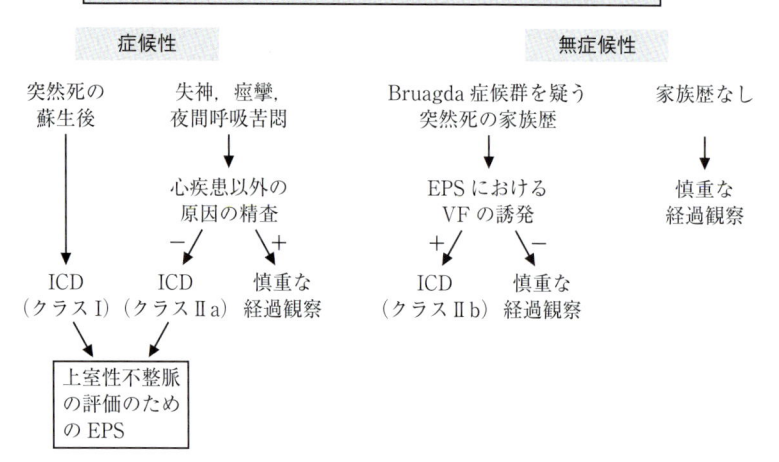

症候性

- 突然死の蘇生後 → ICD（クラス I） → 上室性不整脈の評価のための EPS
- 失神, 痙攣, 夜間呼吸苦悶 → 心疾患以外の原因の精査
  - − → ICD（クラス IIa） → 上室性不整脈の評価のための EPS
  - + → 慎重な経過観察

無症候性

- Bruagda 症候群を疑う突然死の家族歴 → EPS における VF の誘発
  - + → ICD（クラス IIb）
  - − → 慎重な経過観察
- 家族歴なし → 慎重な経過観察

図 15-6　第 2 回コンセンサス会議に基づく Brugada 症候群の ICD 適応（Reproduced from Antzelevitch C, Brugada P, Borggrefe M, et al. Brugada syndrome: Report of the second consensus conference. Heart Rhythm 2005；2：429-440, with permission）

脈薬（Ⅰa 群と Ⅰc 群のナトリウムチャネル遮断薬，カルシウム拮抗薬，β遮断薬），抗精神病薬，抗ヒスタミン薬，α作動薬，カリウムチャネル開口薬の投与は避けるべきである。

カテコラミン誘発性多形性心室頻拍

　CPVT は遺伝性チャネル病で，原因遺伝子は現在のところ，心臓リアノジン受容体（ryanodine receptor）の遺伝子である RYR2（常染色体優性遺伝）と，筋小胞体のカルシウム結合蛋白であるカルセクエストリン（calsequestrin）の遺伝子である CASQ2（常染色体劣性遺伝）の２つが明らかになっている。遺伝子変異は筋小胞体からの Ca^{2+} の異常放出をもたらし，拡張期のカルシウム過負荷を起こす。

　臨床的に CPVT は，器質的心疾患を認めずに運動や感情の高まりによって誘発される動悸や失神が特徴である。CPVT は幼少時に発症することが最も多く，平均初発年齢は 7 〜 9 歳である。AF や心室性不整脈が高頻度でみられるが，1 拍ごとに QRS の軸が 180°変化する二方向性 VT（bidirectional VT）が最も典型的な CPVT の発症様式である。交感神経活性によって誘発されるこの VT は自然停止することもあるが VF へ移行することもあり，心停止が CPVT の初発症状となることもしばしばある。

　前述した他のチャネル病とは異なり，CPVT では安静時心電図は診断には役に立たない。このため CPVT の診断に際しては，画像診断による器質的心疾患の除外と，運動やストレスと不整脈との関連についての心電図評価が行われる。Holter 心電図は日中の活動や情動的ストレス下での不整脈の評価に有用であり，運度負荷試験は負荷の増加に伴う不整脈の出現を評価することができる。VT は通常，心拍数が 110 〜 130/min 程度で出現し，心拍数の増加に伴って単発の PVC から二段脈，非持続性 VT の頻発へと数と重症度が増していき，最終的に持続性の二方向性 VT が出現し，VF に移行することも稀ではない（図 15-7）。CPVT の心室性不整脈の機序は RYR2 や CASQ2 遺伝子の変異によるカルシウムハンドリングの異常で説明される。陽イオンであるカルシウム電流の活動電位終末部における増加は，不整脈を誘発し得る遅延後脱分極を引き起こす。基礎研究では CPVT の異所性収縮は心外膜側から起こることが示された。本疾患では，VT は EPS によるプログラム刺激では誘発することはできない。

　CPVT の治療にはβ遮断薬が用いられるが，その用量は運動負荷試験にてコントロールする。ICD は心停止歴のある症例，β遮断薬で不整脈を十分に抑制できない症例に適応となる。さらに，心室性不整脈を誘発する激し

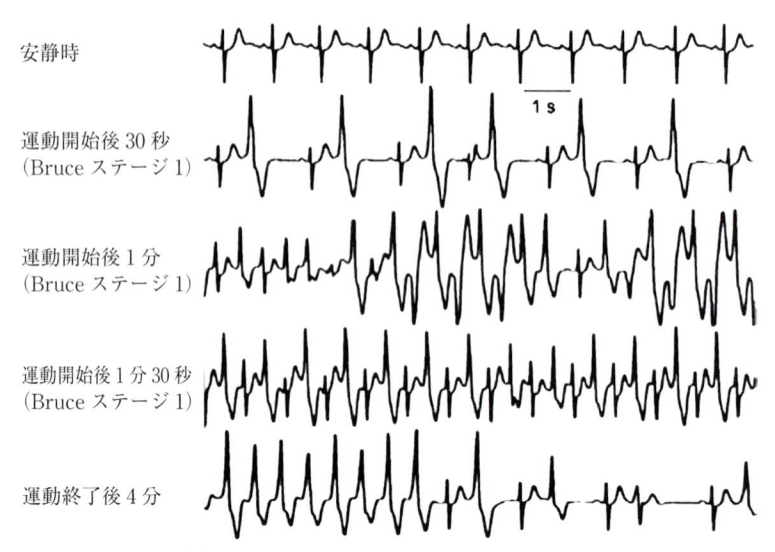

図 15-7 RYR2 遺伝子の変異による CPVT 症例の運動負荷心電図。心室性不整脈が運動とともに増悪した。運動開始後 1 分で心拍数 120/min となり，二方向性 VT が出現し，運動停止とともに速やかに消失した。(Reproduced from Liu N, Ruan Y, Priori SG. Catecholaminergic polymorphic ventricular tachycardia. Prog Cardiovasc Dis 2008；51：23-30, with permission)

い運動を避けるといった生活制限も必要である。

まとめ

　不整脈や突然死をきたし得る稀な病気の遺伝的背景が明らかになるにつれて，チャネル病に分類される疾患が今後さらに増えると考えられる。Haissaguerre らによってノッチを伴う早期再分極に関連した突然死が新たなチャネル病として報告され，カリウムチャネルの1つである $I_{K_{ATP}}$ チャネルの遺伝子 KCNJ8 が原因遺伝子として同定された。チャネル病は心室性不整脈をきたす疾患だけではなく，心房イオンチャネルの異常から心房性不整脈をきたすものもある（例えば SCN5A の変異は AF に関与する）。

　この分野の研究はまだ始まったばかりであり，今後さらに発展する可能性がある。

Key Point

1. 心室性不整脈や，原因不明の失神，心停止，突然死の家族歴を有し，器質的心疾患を伴わない症例では，チャネル病(LQTS, SQTS, Brugada症候群，CPVT)を疑う必要がある．
2. 失神歴，突然死の家族歴，心電図所見によって適切な診断が導かれる．心電図変化(特にST部分やT波といった再分極過程の波形)を注意して観察することが不可欠である．遺伝子検査はLQTSの診断が確定できない症例や，治療の選択，家族の診断に有用である．
3. 近い過去に失神を認めたチャネル病症例は不整脈イベントや突然死のリスクが高い．
4. 高リスクのチャネル病症例では，突然死の一次ないしは二次予防としてICDが用いられる．
5. QT間隔の延長をきたす薬物を投与する際には，心電図を経時的に記録しQT間隔を計測することによりtorsade de pointesの発生を予防する必要がある(詳細な薬物のリストはwww.qtdrugs.orgを参照)．

〔渡部　裕〕

文献

QT延長症候群

Antzelevitch C, Shimizu W. Cellular mechanisms underlying the long QT syndrome. Curr Opin Cardiol 2002；17：43-51.

Daubert JP, Zareba W, Rosero SZ, et al. Role of implantable cardioverter defibrillator therapy in patients with long QT syndrome. Am Heart J 2007；153(suppl)：53-58.

Goldenberg I, Moss AJ. Long QT syndrome. J Am Coll Cardiol 2008；51：2291-2300.

Moss AJ, Robinson JL. Long QT syndrome. Heart Dis Stroke 1992；1：309-314.

Moss AJ, Schwartz PJ, Crampton RS, et al. The long QT syndrome. Prospective longitudinal study of 328 families. Circulation 1991；84：1136-1144.

Moss AJ, Zareba W, Hall WJ, et al. Effectiveness and limitations of beta-blocker therapy in congenital long-QT syndrome. Circulation 2000；101：616-623.

Priori SG, Schwartz PJ, Napolitano C, et al. Risk stratification in the long-QT syndrome. N Engl J Med 2003；348：1866-1874.

Schwartz PJ, Moss AJ, Vincent GM, et al. Diagnostic criteria for the long QT syndrome：An update. Circulation 1993；88：782-784.

Schwartz PJ, Priori SG, Spazzolini C, et al. Genotype-phenotype correlation in the long-QT syndrome：Gene-specific triggers for life-threatening arrhythmias.

Circulation 2001 ; 103 : 89-95.

Zareba W. Genotype-specific patterns in long QT syndrome. J Electrocardiol 2006 ; 39 : S101-S106.

Zareba W, Cygankiewicz I. Long QT syndrome and short QT syndrome. Prog Cardiovasc Dis 2008 ; 51 : 264-278.

QT 短縮症候群

Gaita F, Giustetto C, Bianchi F, et al. Short QT syndrome : A familial cause of sudden death. Circulation 2003 ; 103 : 965-970.

Giustetto C, Di Monte F, Wolpert C, et al. Short QT syndrome : Clinical findings and diagnostic-therapeutic implications. Eur Heart J 2006 ; 27 : 2440-2447.

Schimpf R, Bauersfeld U, Gaita F, et al. Short QT syndrome : Successful prevention of sudden death in an adolescent by implantable cardioverter-defibrilator treatment for primary prophylaxis. Heart Rhythm 2005 ; 2 : 416-417.

Schimpf R, Borggrefe M, Wolpert C. Clinical and molecular genetics of the short QT syndrome. Curr Opin Cardiol 2008 ; 23 : 192-198.

Brugada 症候群

Antzelevitch C, Brugada P, Borggrefe M, et al. Brugada syndrome : Report of the second consensus conference. Heart Rhythm 2005 ; 2 : 429-440.

Benito B, Brugada R, Brugada J, et al. Brugada syndrome. Prog Cardiovasc Dis 2008 ; 51 : 1-22.

Brugada P, Brugada J. Right bundle branch block, persistent ST segment elevation and sudden cardiac death : A distinct clinical and electrocardiographic syndrome. A multicenter report. J Am Coll Cardiol 1992 ; 20 : 1391-1396.

Brugada R, Brugada P, Brugada J. Electrocardiogram interpretation and class I blocker challenge in Brugada syndrome. J Electrocardiol 2006 ; 39(4 suppl) : S115-S118.

カテコラミン誘発性多形性心室頻拍

Liu N, Ruan Y, Priori SG. Catecholaminergic polymorphic ventricular tachycardia. Prog Cardiovasc Dis 2008 ; 51 : 23-30.

Napolitano C, Priori SG. Diagnosis and treatment of catecholaminergic polymorphic ventricular tachycardia. Heart Rhythm 2007 ; 4 : 675-678.

Priori SG, Napolitano C, Memmi M, et al. Clinical and molecular characterization of patients with catecholaminergic polymorphic ventricular tachycardia. Circulation 2002 ; 106 : 69-74.

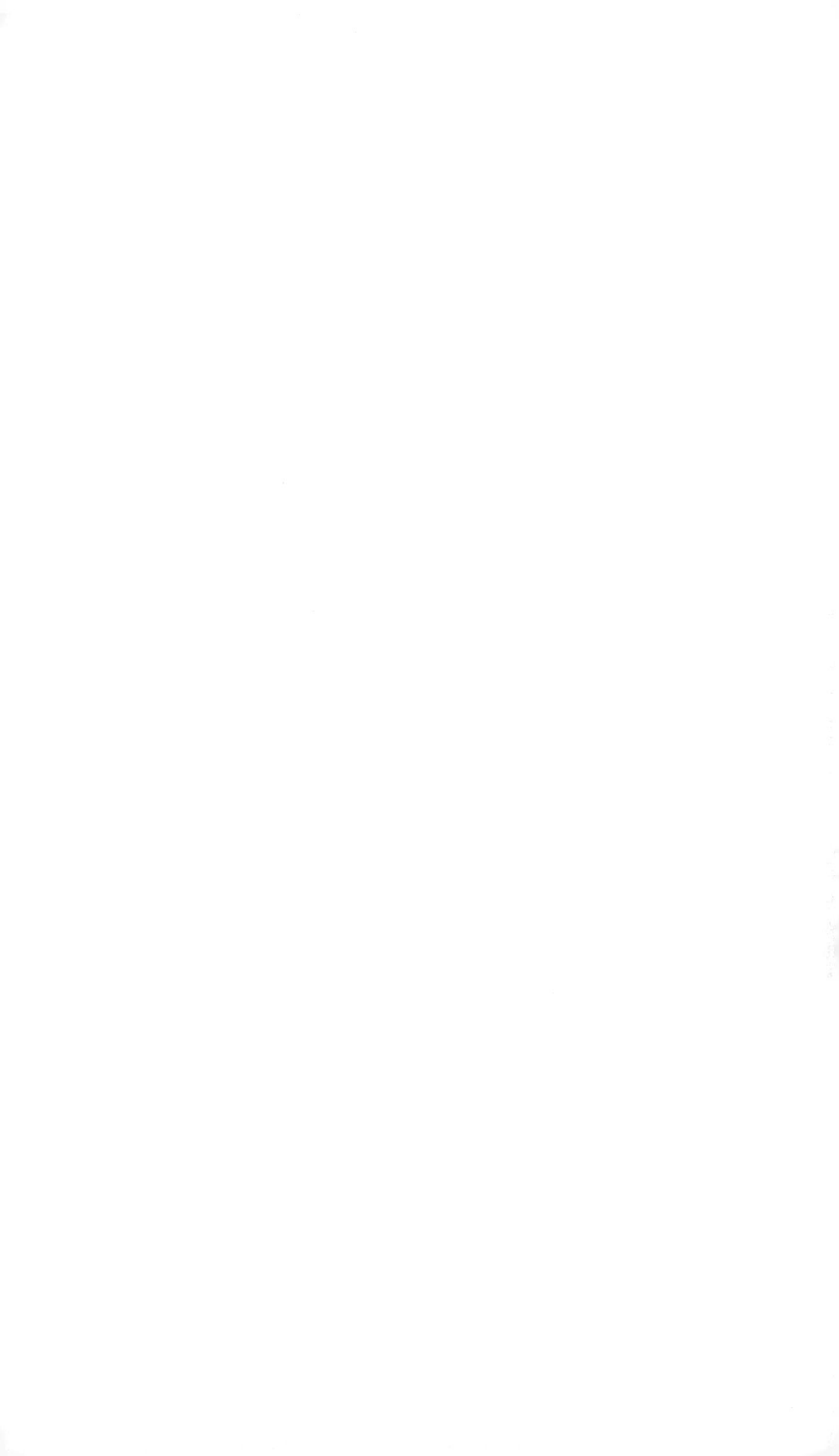

索　引

【欧文索引】

ablate & pace 治療　158
abnormal automaticity　13
action potential duration(APD)　48, 252
activation clotting time(ACT)　167
activation mapping　92, 131, 134, 159, 169
AF-CHF 試験　61
AFFIRM 試験　55, 60
arrhythmogenic right ventricular cardiomyopathy(ARVC)　107
atrial fibrillation(AF)　45
atrial flutter(AFL)　65
atrial tachycardia(AT)　73
atrioventricular block　7
atrioventricular nodal reentrant tachycardia(AVNRT)　16
atrioventricular reciprocating tachycardia(AVRT)　27
atrioventricular synchrony　51

Bachmann 束　185
Bazett の式　277
bradycardia-tachycardia syndrome　50
bretylium　262
Brugada 症候群　100, 108, 192, 284
　——ICD 適応　286
　——電気生理学的検査　150

cardiac resynchronization therapy (CRT)　194
CARTO™　131
catecholaminergic polymorphic ventricular tachycardia(CPVT)　108, 247, 273
CHADS2 スコア　55, 56, 72
channelopathy　108

contact mapping　167
corrected sinus node recovery time (CSNRT)　5, 99
cryoablation　27, 130, 165
cryomapping　27

dabigatran　59
DAVID 試験　179
DEFINITE 試験　193
delayed afterdepolarization　84
DINAMIT 試験　192
dofetilide　59, 61, 262
dronedarone　261
dual chamber pacing　178

early afterdepolarization　84
effective refractory period　38
electrical storm　159, 194
electroanatomical mapping　69, 167
electrophysiological study(EPS)　16
EnSite Velocity™ cardiac mapping system　132
entrainment mapping　69, 87, 171

fast pathway　17
focal AT　73
focal VT　169
Framingham 研究　52
Fridericia の式　277

heart rate turbulence(HRT)　207
heart rate variability(HRV)　202
His 束下ブロック　7, 186
His 束内ブロック　7
Holter 心電図　16, 103, 184, 199, 287

ibutilide　59, 262
implantable cardioverter/defibrillator (ICD)　83, 99, 217

索引　293

inappropriate sinus tachycardia　26, 76
incessant VT　91
intracardiac ultrasound(ICUS)　136

Kochの三角　17

left ventricular outflow tract(LVOT)　91
linear ablation　64
lone AF　45, 156
LVEF　109, 117, 190

MADIT Ⅱ試験　148, 179
Maze手術　63, 68
microvolt T-wave alternans(MTWA)　205
mobile cardiac outpatient telemetry monitoring system　201
Mobitz型　3, 7
MOST試験　178
multifocal AT　78
multiple wave reentry　47
MUSTT試験　149

NavX™マッピングシステム　132
NN間隔　203
noncontact mapping　132, 167

overdrive pacing　76

pace mapping　91, 126, 170
pacemaker syndrome　185
paroxysmal AF(PAF)　49
paroxysmal supraventricular tachycardia(PSVT)　13
polymorphic ventricular tachycardia　91
postpacing interval(PPI)　70, 89, 154
postural orthostatic tachycardia syndrome(POTS)　96
premature atrial contraction(PAC)　13, 51
premature ventricular contraction(PVC)　13, 83

Purkinje電位　93

QRS波形　89, 170, 242
QT延長症候群(long QT syndrome：LQTS)　100, 108, 257, 273
　――遺伝型　275
　――リスク層別化と治療　278
QT間隔　108, 253, 276, 282
QT間隔延長　108, 111, 114, 247
　――薬物誘発性　280
QT短縮症候群(short QT syndrome：SQTS)　100, 273, 282
QTc間隔　276, 282

repolarization syndrome　108
right ventricular outflow tract(RVOT)　91

SAVE PACe試験　179
SCD-HeFT試験　101, 117, 149
SELF基準　102
sick sinus syndrome(SSS)　181
signal-averaged electrocardiogram(SAECG)　112, 201
sinoatrial block　3
sinoatrial conduction time(SACT)　5
sinus nodal reentrant tachycardia(SNRT)　263
sinus node dysfunction(SND)　181
sinus node recovery time(SNRT)　5, 99
slow pathway　17
steam pop　129, 137, 164
substrate mapping　90, 173
sudden cardiac death(SCD)　99, 107, 188
supraventricular tachycardia(SVT)　52
sustained monomorphic ventricular tachycardia　83

T-wave alternans(TWA)　205
tachycardia cycle length(TCL)　89
tachycardia-bradycardia syndrome　181

tachycardia-induced cardiomyopathy 52
torsade de pointes 39, 55, 61, 108, 185, 254, 262, 273, 280
transtelephonic electrocardiographic monitoring 200
triggered activity 13

ventricular tachycardia(VT) 83
vernakalant 262
voltage mapping 90, 114, 131, 134, 174

Wenckebach 型 3, 7
wide QRS 頻拍 240
　　──Brugada アルゴリズム 244
　　──Vereckei アルゴリズム 245
　　──出現頻度と臨床状況 241
　　──多形性 246
　　──治療 247, 249
Wolff-Parkinson-White(WPW)症候群 14, 27, 52, 240
　　──AF 37
　　──アブレーション 40
　　──疫学 27
　　──症候性 28
　　──電気生理 28
　　──無症候性 27
　　──薬物療法 39
　　──リスク層別化 37

【和文索引】

あ

アデノシン 23, 29, 39, 69, 75, 97, 213, 263
アミオダロン 24, 59, 61, 116, 117, 119, 248, 260
アンジオテンシンⅡ受容体拮抗薬（ARB） 62
アンジオテンシン変換酵素（ACE）阻害薬 62, 192, 204

異常自動能 13, 68, 73, 84, 167, 257, 258
イソプロテレノール 20, 29, 97, 213
一時的ペーシング 210
一方向性ブロック 67, 85
遺伝子診断 277
イベントモニター 184
イベントログ 227
異方性伝導 174
インピーダンス 129, 221

植込み型除細動器（ICD） 83, 99, 114, 118, 149, 150, 159, 177, 202, 246, 279, 283, 287
　　──一次予防試験 191
　　──適応 121, 188
右室ペーシング 64, 178, 179
うっ血性心不全 51, 55, 235
運動負荷試験 38, 110, 152, 184

遠隔ナビゲーションシステム 138
エントレインメント 70, 89, 155

オーバードライブ・ペーシング 76, 246

か

拡張型心筋症 107, 193
加算平均心電図（SAECG） 112, 201
家族歴 278, 285
活動電位持続時間（APD） 48, 252, 260

カテコラミン誘発性多形性心室頻拍
 （CPVT） 108, 247, 273, 287
カテーテル 126
カテーテルアブレーション 163
 ――AF 63, 156
 ――AFL 71
 ――AT 76, 78
 ――AVNRT 24
 ――WPW 症候群, AVRT 40
 ――エネルギー源 129
 ――器質的心疾患に合併する VT
   87
 ――原理 164
 ――心臓突然死/心停止 119
 ――特発性 VT 91
過敏性頸動脈洞症候群 153
カルシウムチャネル遮断薬（カルシウム
 拮抗薬） 23, 40, 60, 62, 183,
 253, 263
カルディオバージョン 248
カルベジロール 260
冠動脈疾患 46, 55, 107, 192
冠静脈洞入口部 17, 25, 146

器質的心疾患 85, 192
 ――合併する VT 86
 ――突然死のリスク評価 148
キニジン 24, 256, 283, 285
逆行性伝導 18
急性冠症候群 190
急性心筋梗塞 46, 183, 187, 211,
 256
起立性低血圧 153

クライオアブレーション 27, 42,
 130, 165
クライオマッピング 27

経静脈的ペーシング 210
経食道心エコー（TEE） 52, 136
携帯型心電図 15
頸動脈洞過敏症 95, 184
撃発活動 13, 68, 73, 84, 167, 258
血塊形成 164
血管迷走神経性失神 95
血栓形成 166

恒久ペースメーカ 62, 98, 152, 183,
 186
抗凝固療法 52, 55, 64, 72, 136
高血圧 46, 55
抗コリン作用 254, 256
高周波エネルギー 26, 163
高周波カテーテルアブレーション 129
甲状腺機能亢進症 47
交代性脚ブロック 187
高度房室ブロック 153
高頻度ペーシング 116
抗不整脈薬 55, 159, 190, 194, 251
 Ⅰ群薬 252
  Ⅰa群薬 39, 253
  Ⅰb群薬 256
  Ⅰc群薬 39, 55, 61, 76, 257
 Ⅱ群薬 252, 258
 Ⅲ群薬 61, 71, 253, 260
 Ⅳ群薬 253, 263
 ――投与量と維持量 254
 ――妊娠中 266
 ――分類 251
興奮周期 48, 70, 76
孤立性心房細動 46, 156

さ

最早期興奮部位 19, 92, 167, 169
催不整脈作用 53, 253, 258, 280
催不整脈性右室心筋症（ARVC） 107,
 114, 192, 202
再分極症候群 108
左脚ブロック（LBBB） 194
左室 Purkinje 心室頻拍 93
左室機能不全（機能低下） 55, 58,
 110, 117, 148, 192
左室非同期 194
左心耳切除 59
左心耳内血栓 52, 136
左心耳閉鎖デバイス 59
左房拡大 58
三次元（3D）マッピングシステム 26,
 41, 79, 131
三尖弁輪 29, 41, 76, 146, 154

時間領域解析 203
ジギタリス中毒 264

磁気ナビゲーションシステム 139
刺激周期 143
ジゴキシン 24, 39, 183, 264
持続性単形性心室頻拍 83, 99, 190
持続的心電図モニタリング 200
ジソピラミド 24, 256
失神 15, 50, 95, 184, 273, 278
　──鑑別診断 95
　──血管迷走神経性 95
　──血管抑制型 153
　──神経調節性 95, 213
　──心臓性 95
　──非心臓性 101
　──不整脈 99
修正洞結節回復時間 5, 99
周波数領域解析 204
順行性伝導 23
上室性期外収縮 14
上室頻拍(SVT) 13@, 240
　──VTとの鑑別 242
使用頻度依存性 252
除細動 52, 59
徐脈 2, 187
徐脈頻脈症候群 50, 181
自律神経機能障害 42, 96
ジルチアゼム 24, 39
心外膜アブレーション 167
心筋虚血 53, 247
心腔内エコー(ICUS) 136, 157
シングルチャンバー・ペーシング(ペースメーカ) 178, 184
神経調節性(反射性)失神 95, 213
心室期外収縮(PVC) 13, 83, 158, 207, 256, 257, 280
心室細動(VF) 114, 116, 150, 178, 194, 247, 273, 285
心室性不整脈 107, 111, 119, 256
　──EPS, アブレーション 158
心室頻拍(VT) 83, 158, 166, 171, 178, 185, 240, 241
　──SVTとの鑑別 242
　──右脚ブロック型 86
　──器質的心疾患なし 87
　──器質的心疾患に合併 86, 87
　──機序 84
　──左脚ブロック型 86

　──左室Purkinje 93
　──持続性単形性 83, 99, 190
　──心外膜起源 87
　──心電図による部位の診断 86
　──特発性 91
　──二方向 287
　──頻発型 91, 193
　──マッピング 91
　──無脈性 116
　──誘発 285
　──流出路起源 87, 91
心室ペーシング 178, 240
心室リモデリング 194
心静止 116
心臓移植 193
心臓再同期療法(CRT) 184, 194, 204, 227
心臓性失神 95, 101
心臓突然死(SCD)/心停止 99, 107, 113, 150, 188, 201, 273, 278, 285
　──ICD植込みクラスⅠ適応 121
　──アブレーション 119
　──安静時心電図 108
　──遺伝学的検査 116
　──運動負荷試験 110
　──急性期管理 116
　──原因 107
　──検査 108, 110
　──デバイス治療 118
　──二次予防試験 189
　──薬物治療 117, 119
　──予防 117, 118
　──リスク評価 148
心電図
　──VTとSVTの鑑別 242
　──アーチファクト(ノイズ) 202, 240, 247
心内心電図 169
心内膜マッピング 78
心拍変動解析(HRV) 202
心不全 46, 53, 185, 187, 190
心房-心室の同期性 50
心房期外収縮(PAC) 13, 51
心房細動(AF) 45, 166, 207
　──WPW症候群 37

――アブレーション　63，156
――運動誘発性　48
――外科手術　63
――抗血栓療法　55
――孤立性　46，156
――症状　50
――初期評価　51
――除細動　59
――診断と疫学　45
――デバイス　231
――病態生理　47
――分類　49
　　永続性　50
　　持続性　50，61，156
　　長期間持続性　50，156
　　発作性　49，156
――薬物治療　59
――予後と合併症　52
――リズムコントロール　59
――レートコントロール　59
心房性不整脈　45，119
心房粗動（AFL）　51，65，153，166，171，257
――アブレーション　71
――疫学　65
――診断　69
――治療　71
――病態生理　67
――分類　68
――臨床像　65
心房内血栓　52，64
心房頻拍（AT）　51，73，166，233
――アブレーション　76，78
――疫学　74
――管理　75
――急性期治療　75
――局所起源　73
――多源性　78
――定義と分類　73
――マクロリエントリー　79
――慢性期薬物治療　76
――予後　75
心房ペーシング　62，179
心房リモデリング　48，54

睡眠時無呼吸　62，187

スタチン　62

生理的ペーシング　177
線状アブレーション　64，68，71

早期後脱分極（EAD）　84
早期興奮　15，27，257
僧帽弁輪　29，76，146
速伝導路　17
ソタロール　24，61，261

た

体位性起立頻脈症候群　96
多形性 wide QRS 頻拍　246
多形性心室頻拍　91，247，273，285
多源性心房頻拍　78
多チャネル記録装置　124
単形性 wide QRS 頻拍　240

遅延後脱分極（DAD）　78，84
遅延電位　201
遅伝導路　17
チャネル病　108，273，280
陳旧性心筋梗塞　192

ティルト試験　97，153，213
デバイス
――インテロゲートと診断機能　218
――機能に関する情報　220
――プログラミング　230
デュアルチャンバー・ペーシング（ペースメーカ）　178，183，233
デルタ（Δ）波　15，28，29，146
電解質異常　190，282
電気生理学的検査（EPS）　15，123
――適応と限界　143
――必要な装備　124
――リスク評価の限界　149
電気的除細動　60，71，140，154，207
――2 相性　210
――単相性（減衰正弦波）　208
伝送式心電図モニター　200
電話伝送式携帯型心電計　201

洞結節回復時間　5，99，184
洞結節機能不全　178，181，183

洞結節リエントリー性頻拍　263
洞停止　3
洞不全症候群（SSS）　99，150，181，227，259
洞房伝導時間（SACT）　5
洞房ブロック　3
特発性心室頻拍　91

な

ナトリウムチャネル遮断薬　114

二次救命処置（ACLS）　116
二重房室伝導路　19，24
二束ブロック　152，183，186
二方向性心室頻拍　287
妊婦　抗不整脈薬の適応と副作用　267

脳卒中　54，55，72

は

肺静脈隔離　63，68，130，157
瘢痕　67，86，131，159

肥大型心筋症　51，100，107
非同期電気ショック　116
頻拍周期（TCL）　89，171
頻発型心室頻拍　91，193
頻脈誘発性心筋症　52，54，67

フェニトイン　257
不応期　143，260
副伝導路　14，247
　——顕性　28，40
　——潜在性　28，40
　——潜伏性　28
　——バイスタンダー　37
　——部位同定　29
　——有効不応期　38
不整脈　239
　——関連する検査法　199
　——電気生理学的検査とアブレーション　153
不整脈基質　62，110，168，173
不適切作動　193，235，283
不適切洞頻脈　26，42，76
フレカイニド　5，10，24，257，279

プロカインアミド　24，39，40，99，248，255
プログラムデータ　220
ブロック
　——His 束下　7
　——His 束内　7
　——交代性脚　187
　——高度房室　185
　——左脚　194
　——三束　186
　——洞房　3
　——二束　152，183，186
　——房室　7，183，264
　——房室結節内　7
プロパフェノン　24，258，284
分界稜　18，67，76，146
分裂電位　174

ペーシング　181，210
　——装置　126
　——適応　183
　——モード選択に関する臨床試験　180
　——両室　185
ペーシング不全　234
ペースメーカ　10，157，177，187，217
ペースメーカ症候群　185
β遮断薬　23，39，40，60，62，98，116，119，183，192，204，252，258，279，287
　——特徴と通常投与量　259
ベラパミル　23，39，76，263
変行伝導　240
弁膜症　46，107

房室回帰性頻拍（AVRT）　13，15，27，145，171，263
　——アブレーション　40
　——疫学　27
　——逆方向性　33，39
　——順方向性　32，39
　——電気生理　28
　——薬物療法　39
　——リエントリー回路　34
房室結節内ブロック　7

房室結節リエントリー性頻拍
　（AVNRT）　13，16，130，145，
　171，257，263
　　——アブレーション　24
　　——通常型　18
　　——非通常型　18
　　——薬物療法　22
　　——リエントリー回路　20
房室接合部アブレーション　157，184
房室伝導遅延部位　186
房室同期ペーシング　178
房室ブロック　7，183，185，264
ポストペーシング・インターバル
　（PPI）　70，89，154，171
捕捉不全　234
発作性上室頻拍（PSVT）　13，52
　　——電気生理学的検査　144
発作性心房細動　49，156，178，257

ま

マイクロリエントリー　68，73，167
マクロリエントリー　67，73，79
マッピング
　　——AT　78
　　——VT　91
　　——アプローチ　166
　　——基礎　163
　　——ツール　168
　　——比較　175
　　——目標　167
慢性立位不耐症　96

無脈性心室頻拍　116
無脈性電気活動　116

迷走神経　22，48，75，202
メキシレチン　257

メトプロロール　260

モードスイッチレート　178

や

薬物誘発性 QT 延長　280
薬物療法
　　——AF　59
　　——AVNRT　22
　　——WPW 症候群，AVRT　39
　　——心臓突然死/心停止　117

有効不応期　257

予防的副伝導路アブレーション　28

ら

リエントリー　13，47，73，85，87，
　167，257，285
リズムコントロール　59，71
リード
　　——インピーダンス　221
　　——センシング閾値　224
　　——ペーシング閾値　226
リドカイン　116，256
流出路起源心室頻拍　87，91
両室ペーシング　64，185

ループレコーダー　16，99，103，152，
　177，184，200

レートコントロール　59，71，156
連続刺激　143

わ

ワーファリン　56，72

不整脈治療の The Basics
—臨床に役立つ電気生理学—　　　　定価（本体 5,000 円 + 税）

2011 年 5 月 10 日発行　第 1 版第 1 刷 ©

編　者　ジョナサン S スタインバーグ
　　　　スニート ミッタル

監訳者　山下　武志
　　　　野上　昭彦
　　　　髙橋　良英

発行者　株式会社 メディカル・サイエンス・インターナショナル
　　　　代表取締役　若松　博
　　　　東京都文京区本郷 1-28-36
　　　　郵便番号 113-0033　電話 (03) 5804-6050

印刷：アイワード／表紙装丁：トライアンス

ISBN 978-4-89592-675-1　C3047

JCOPY 〈(社)出版者著作権管理機構　委託出版物〉
本書の無断複写は著作権法上での例外を除き禁じられています。複写される場合は，そのつど事前に，(社)出版者著作権管理機構（電話 03-3513-6969，FAX 03-3513-6979，info@jcopy.or.jp）の許諾を得てください。